全国医药中等职业技术学校教材

中药鉴定技术

全国医药职业技术教育研究会　组织编写
吕　薇　主编　　潘力佳　主审

化学工业出版社
现代生物技术与医药科技出版中心
·北京·

图书在版编目(CIP)数据

中药鉴定技术/吕薇主编. —北京：化学工业出版社，2005.12（2022.1重印）

（全国医药中等职业技术学校教材）

ISBN 978-7-5025-7986-9

Ⅰ. 中… Ⅱ. 吕… Ⅲ. 中药鉴定学-专业学校-教材 Ⅳ. R282.5

中国版本图书馆CIP数据核字（2005）第148726号

责任编辑：李少华　余晓捷　孙小芳　　　　文字编辑：何　芳

责任校对：边　涛　　　　　　　　　　　　装帧设计：关　飞

出版发行：化学工业出版社　现代生物技术与医药科技出版中心

（北京市东城区青年湖南街13号　邮政编码100011）

印　　装：北京印刷集团有限责任公司

787mm×1092mm　1/16　印张15¾　字数378千字　2022年1月北京第1版第15次印刷

购书咨询：010-64518888　　　　售后服务：010-64518899

网　　址：http：//www.cip.com.cn

凡购买本书，如有缺损质量问题，本社销售中心负责调换。

定　　价：38.00元

《中药鉴定技术》编审人员

主　　编　吕薇（天津市药科中等专业学校）

副 主 编　陈世平（山东中医药高级技工学校）

主　　审　潘力佳（天津中新药业集团股份有限公司）

编写人员　（按姓氏笔画排序）

王家国（上海市医药学校）

吕　薇（天津市药科中等专业学校）

陈世平（山东中医药高级技工学校）

周　宁（广州市医药中等专业学校）

祖炬雄（湖南省医药中等专业学校）

戚秀萍（山东中医药高级技工学校）

全国医药职业技术教育研究会委员名单

会　长　苏怀德　国家食品药品监督管理局

副会长　（按姓氏笔画排序）

王书林　成都中医药大学峨眉学院

严　振　广东化工制药职业技术学院

陆国民　上海市医药学校

周晓明　山西生物应用职业技术学院

缪立德　湖北省医药学校

委　员　（按姓氏笔画排序）

马孔琛　沈阳药科大学高等职业技术学院

王吉东　江苏省徐州医药高等职业学校

王自勇　浙江医药高等专科学校

左淑芬　河南中医学院药学高职部

白　钢　苏州市医药职工中等专业学校

刘效昌　广州市医药中等专业学校

闫丽霞　天津生物工程职业技术学院

阳　欢　江西中医学院大专部

李元富　山东中医药高级技工学校

张希斌　黑龙江省医药职工中等专业学校

林锦兴　山东省医药学校

罗以密　上海医药职工大学

钱家骏　北京市中医药学校

黄跃进　江苏省连云港中医药高等职业技术学校

黄庶亮　福建食品药品职业技术学院

黄新启　江西中医学院高等职业技术学院

彭　敏　重庆市医药技工学校

彭　毅　长沙市医药中等专业学校

谭骁彧　湖南生物机电职业技术学院药学部

秘书长　（按姓氏笔画排序）

刘　佳　成都中医药大学峨眉学院

谢淑俊　北京市高新职业技术学院

全国医药中等职业技术教育教材
建设委员会委员名单

前　言

半个世纪以来，我国中等医药职业技术教育一直按中等专业教育（简称为中专）和中等技术教育（简称为中技）分别进行。自20世纪90年代起，国家教育部倡导同一层次的同类教育求同存异。因此，全国医药中等职业技术教育教材建设委员会在原各自教材建设委员会的基础上合并组建，并在全国医药职业技术教育研究会的组织领导下，专门负责医药中职教材建设工作。

鉴于几十年来全国医药中等职业技术教育一直未形成自身的规范化教材，原国家医药管理局科技教育司应各医药院校的要求，履行其指导全国药学教育、为全国药学教育服务的职责，于20世纪80年代中期开始出面组织各校联合编写中职教材。先后组织出版了全国医药中等职业技术教育系列教材60余种，基本上满足了各校对医药中职教材的需求。

为进一步推动全国教育管理体制和教学改革，使人才培养更加适应社会主义建设之需，自20世纪90年代末，中央提倡大力发展职业技术教育，包括中等职业技术教育。据此，自2000年起，全国医药职业技术教育研究会组织开展了教学改革交流研讨活动。教材建设更是其中的重要活动内容之一。

几年来，在全国医药职业技术教育研究会的组织协调下，各医药职业技术院校认真学习有关方针政策，齐心协力，已取得丰硕成果。各校一致认为，中等职业技术教育应定位于培养拥护党的基本路线，适应生产、管理、服务第一线需要的德、智、体、美各方面全面发展的技术应用型人才。专业设置必须紧密结合地方经济和社会发展需要，根据市场对各类人才的需求和学校的办学条件，有针对性地调整和设置专业。在课程体系和教学内容方面则要突出职业技术特点，注意实践技能的培养，加强针对性和实用性，基础知识和基本理论以必需够用为度，以讲清概念，强化应用为教学重点。各校先后学习了《中华人民共和国职业分类大典》及医药行业工人技术等级标准等有关职业分类、岗位群及岗位要求的具体规定，并且组织师生深入实际，广泛调研市场的需求和有关职业岗位群对各类从业人员素质、技能、知识等方面的基本要求，针对特定的职业岗位群，设立专业，确定人才培养规格和素质、技能、知识结构，建立技术考核标准、课程标准和课程体系，最后具体编制为专业教学计划以开展教学活动。教材是教学活动中必须使用的基本材料，也是各校办学的必需材料。因此研究会首先组织各学校按国家专业设置要求制订专业教学计划、技术考核标准和课程标准。在完成专业教学计划、技术考核标准和课程标准的制订后，以此作为依据，及时开展了医药中职教材建设的研讨和有组织的编写活动。由于专业教学计划、技术考核标准和课程标准都是从现实职业岗位群的实际需要中归纳出来的，因而研究会组织的教材编写活动就形成了以下特点：

1. 教材内容的范围和深度与相应职业岗位群的要求紧密挂钩，以收录现行适用、成熟规范的现代技术和管理知识为主。因此其实践性、应用性较强，突破了传统教材以理论知识为主的局限，突出了职业技能特点。

2. 教材编写人员尽量以产学结合的方式选聘，使其各展所长、互相学习，从而有效地克服了内容脱离实际工作的弊端。

3. 实行主审制，每种教材均邀请精通该专业业务的专家担任主审，以确保业务内容正确无误。

4. 按模块化组织教材体系，各教材之间相互衔接较好，且具有一定的可裁减性和可拼接性。一个专业的全套教材既可以圆满地完成专业教学任务，又可以根据不同的培养目标和地区特点，或市场需求变化供相近专业选用，甚至适应不同层次教学之需。

本套教材主要是针对医药中职教育而组织编写的，它既适用于医药中专、医药技校、职工中专等不同类型教学之需，同时因为中等职业教育主要培养技术操作型人才，所以本套教材也适合于同类岗位群的在职员工培训之用。

现已编写出版的各种医药中职教材虽然由于种种主客观因素的限制仍留有诸多遗憾，上述特点在各种教材中体现的程度也参差不齐，但与传统学科型教材相比毕竟前进了一步。紧扣社会职业需求，以实用技术为主，产学结合，这是医药教材编写上的重大转变。今后的任务是在使用中加以检验，听取各方面的意见及时修订并继续开发新教材以促进其与时俱进、臻于完善。

愿使用本系列教材的每位教师、学生、读者收获丰硕！愿全国医药事业不断发展！

全国医药职业技术教育研究会
2005 年 6 月

编写说明

本书是由全国医药职业技术教育研究会组织，结合中职、中专发展方向而编写的。本书从中药鉴定的基本知识着手，尤其注重中药鉴定的应用性与技术性。

本书由编者分别写出初稿，集体讨论审定修改，再经主编汇总修订，由主审人审阅，并会同主编定稿而成。本书在编写体例和内容上照顾到全国各地药材使用习惯和药材市场近年来变化的实际情况，并考虑到目前中职、中专的实际情况与发展方向。教材分上、下篇。上篇是“中药鉴定基础知识”，本着“必需、够用”的原则，扼要介绍从事中药性状鉴定、显微鉴定工作必备的基本常识。下篇是“常用中药鉴定技术”，记载200余种常用中药真伪优劣的鉴定方法。

本书编写分工如下：吕薇负责上篇各章及下篇第十八章、第十九章；陈世平、戚秀萍负责下篇第六章、第十四章、第十六章；祖炬雄负责下篇第七章、第十三章、第十五章；周宁负责下篇第八章、第九章、第十章、第十一章、第十二章；王家国负责下篇第十七章。本书由天津中新药业集团股份有限公司正高级工程师潘力佳女士担任主审。

本书在编写过程中得到天津市药科中等专业学校、山东中医药高级技工学校、广州市医药中等专业学校、湖南省医药中等专业学校、上海市医药学校等的大力支持，在此一并致谢。

本书难免有疏漏和不足之处，请有关教学人员和广大读者提出，以便进一步修订。

编者

2005年7月2日

目　录

上篇　中药鉴定基础知识

下篇　常用中药鉴定技术

上篇　中药鉴定基础知识

第一章　概　　述

第一节　中药鉴定的基本概念

药品：指用于预防、治疗、诊断人的疾病，有目的的调节人的生理功能，并规定有适应证或者功能主治、用法用量的物质，包括中药材、中药饮片、中成药、化学原料药及其制剂、抗生素、生化药品、放射性药物、血清、疫苗、血液制品和诊断药品等。

中药：中药一词有广义、狭义之分。广义的“中药”是指在中医药理论指导下使用的天然药物及其制品，包括中药材、中药饮片和中成药。狭义的“中药”就是中药材。

中药材：简称“药材”，一般是指仅经过产地加工（除杂质、干燥等）即可作为商品的中药。

中药鉴定：也称“中药鉴别”，是检验药材质量的技术。中药鉴定的方法一般分为基原鉴定、性状鉴定、显微鉴定、理化鉴定四类，习称“四大鉴定”。

中药性状：指药材的形状、大小、色泽、表面、质地、断面（包括折断面或切断面）特征和气味等特征。

性状鉴定：就是用眼看、手摸、鼻闻、口尝、水试、火试等十分简便的鉴定方法，来鉴别药材的外观性状。

基原鉴定：应用植（动）物的分类学知识，对中药的来源进行鉴定，确定其正确的学名；应用矿物学的基本知识，确定矿物中药的来源。

显微鉴定：就是利用显微镜来观察药材的组织构造、细胞形状以及内含物的特征，用以鉴定药材的真伪和纯度，甚至品质。

理化鉴定：利用某些物理的、化学的或仪器分析方法，鉴定中药的真实性、纯度和品质优劣程度。

第二节　中药鉴定的依据

《中华人民共和国药品管理法》（简称《药品管理法》）规定：“药品必须符合国家药品标准”。这里的“国家标准”是指国务院药品监督管理部门颁布的《中华人民共和国药典》（简称《中国药典》）和药品标准。国家药品标准记载着适合我国情况的药品及其质量要求，它对于药品的各项规定，如名称、来源、性状、成分含量、鉴别和检验方法等，都有法定的约束力，全国一切药品生产、经营、使用和检验单位都必须遵照执行，不得违反。下面简介与中药有关的药品标准。

一、《中华人民共和国药典》

《中国药典》是国家监督管理药品质量的法定技术标准。每隔5年修订再版，以公元年号作为版次标志。每当新一版药典颁布实施时，旧版药典即停止使用，但新版未收载而旧版收载的品种，则仍以旧版执行。中华人民共和国成立以来，先后颁布了1953年版、1963年版、1977年版、1985年版、1990年版、1995年版、2000年版、2005年版共八版药典。1963年版至2000年版的各版药典都分一部、二部两册，“一部”记载中药材及中药成方制剂，“二部”记载化学药品、抗生素、生化药品、放射性药品和生物制品。2005年版药典分为三部，将生物制品单列为药典三部。

《中国药典》2005年版一部收载品种1146种，其中新增154种、修订453种。正文记载药材的品名（包括中文名、汉语拼音名及拉丁名）、来源、性状、鉴别（包括性状鉴别、显微鉴别、理化鉴别、生物检定）、检查（杂质、水分、灰分、有害元素等）、含量测定、炮制、性味与归经、功能与主治、用法与用量、注意、贮藏等内容。“性状”一项是必载项目。附录载有药材取样法、药材检定通则、药材及成方制剂显微鉴别法及各种理化检验方法等内容。

二、其他与药材有关的几个药品标准

1.《中华人民共和国卫生部药品标准·中药材·第一册》（1991年12月颁布）记载101种药材，正文体例与药典相同。

2.《七十六种药材商品规格标准》由国家卫生部和原国家医药管理局联合发布，于1984年3月试行，同时附文下达实施办法24条。本标准从药典记载的药品中选取产销量大、流通面广、价值较高、具有统一管理条件的76种药材商品，分别记载其名称、来源、品别、规格、等级，规定了各规格等级的性状指标和质量要求，作为全国统一的质量标准，其余药材的规格等级由各省、自治区、直辖市自定。

3.《中华人民共和国卫生部进口药材部标准》（1987年5月1日起执行）记载31种进口药材，体例与药典相同，是对外签订进口药材合同条款及到货检验的法定依据。具体品种有丁香、大腹皮、马钱子、石决明、天竺黄、血竭、苏合香、沉香、胖大海、槟榔、熊胆、儿茶、广角、牛黄、西青果、西洋参、肉豆蔻、豆蔻、芦荟、诃子、虎骨、胡黄连、玳瑁、穿山甲、海马、羚羊角、蛤蚧、犀角、番泻叶、檀香、麝香。其中的广角、虎骨、犀角后被国务院明令禁止使用，其他品种目前仍执行此标准。

第三节 中药鉴定的内容

中药鉴定的内容是：鉴别药材商品的真伪（品种）、优劣（质量），以保证流通领域中的药材名实相符、价格合理，保证临床用药的品种准确、安全有效。

一、鉴别真伪

1. 假药的概念 《药品管理法》第四十八条规定，“有下列情形之一的，为假药：

① 药品所含成分与国家药品标准规定的成分不符；

② 以非药品冒充药品或以他种药品冒充此种药品的。”

目前中药商品中的假药大多属于上述第2种情形。

《药品管理法》还规定，“有下列情形之一的，按假药论处：

① 国务院药品监督管理部门规定禁止使用的；

② 依照本法必须批准而未批准生产、进口，或者依照本法必须检验而未经检验即销售的；

③ 变质的；

④ 被污染的；

⑤ 使用依照本法必须取得批准文号而未取得批准文号的原料药生产的；

⑥ 所标明的适应证或者功能主治超出规定范围的。”

除第⑤种外，其他情形在药材工作中都曾发现过。

2. 假药产生的原因

(1) 误采误收　由于采收者、收购者缺乏鉴定知识，误将非药用物质或非正品药材当作正品药材采集、收购。

(2) 有意作假　一些不法人员故意用非药用物质冒充正品药材或用价值低的药材冒充价值高的药材出售，这是假药产生的主要原因。有些假药经过加工，性状酷似正品，鉴定时尤需注意。

(3) 未入标准　有些药材虽然有使用习惯，但其疗效是否确切、使用是否安全，尚未得到科学的证实，因此暂时未被载入药品标准，对这类非标准药品应加强研究，将来一旦肯定其药用价值并载入药品标准，便进入正品的行列。还有些药材在此地标准收载而他地标准未收载，则常在此地为正品而在他地则认为是假药。可见有些假药的“假”是相对的、暂时的或有地方性的。

(4) 变质失效　由于加工、贮藏方法不当，使正品药材的性质发生变化，不再符合国家药品标准规定的质量要求，也就成了假药。

(5) 走私避检　《药品管理法》规定进口药品必须通过允许药品进口的口岸并进行检验。不法人员贩卖走私药材，不仅给国家造成经济损失，而且未经检验的药材有可能含有危害人体的物质。走私虎骨、犀角等国家明令禁止使用的药材，还会直接影响我国的国际声誉。

二、鉴别优劣

1. 劣药的概念　《药品管理法》第四十九条规定：“药品成分的含量不符合国家药品标准的，为劣药”。《中国药典》规定了168种药材及其制品有效成分的最低含量。如“金银花含绿原酸不得少于1.5%”，若低于1.5%就是劣药。此外药典对许多药材还规定了杂质、水分、浸出物、总灰分、吸收度等检查项目，在这些方面不符合药典规定含量的药材也应视为劣药。

《药品管理法》还规定，“有下列情形之一的，按劣药论处：

① 未标明有效成分或者更改有效期的；

② 不注明或者更改生产批号的；

③ 超过有效期的；

④ 直接接触药物的包装材料和容器未经批准的；

⑤ 擅自添加着色剂、防腐剂、香料、矫味剂及辅料的；

⑥ 其他不符合药品标准规定的。”

由于目前绝大部分药材尚未规定有效期和生产批号，故药材中按劣药论处的主要是指上述④、⑤、⑥三种情形，如用装过有害物质的容器包装药材，在药材中擅自添加染色剂，采收、加工不符合规定以致性状改变的情形，实际工作中都时有发生。

中药的优劣实际指中药质量的优劣。中药的品种明确后，必须注意检查质量，要牢记如品种虽正确但不符合药用质量要求时，同样不能入药。中药的质量受到选种、栽培、产地、采收、加工、干燥、药用部位、贮藏等多种因素的影响，特别是采收、产地影响最大。如甘草在苗期含甘草皂苷6.5%，开花前高至10%，花后期降为4.5%，可见采收时间的重要性。产地的不同也影响药材质量。如广州石牌的广藿香，气香纯，含挥发油虽较少，但广藿香酮的含量却较高；而海南省产的广藿香，气较辛浊，挥发油含量虽高，但广藿香酮的含量却甚微。

2. 劣药的产生与处理　凡采收失时，加工不当，炮制失宜，包装养护不善，都可使正品药材的质量下降，以致不符合国家药品标准规定，成为劣药。劣药起不到药品应起的医疗作用，查出后一般要全部没收销毁，有的可改作他用，如姜黄、小茴香、白矾、昆布，如成分含量不符合规定，不准药用，但可作染料、调味品或食品使用。对生产销售劣药的单位和个人要依法进行处罚，详见《药品管理法》第九章。

3. 合格药材的质量差异　排除假药、劣药后的正品药材，质量仍有高低之分，体现这种质量差别的是药材商品规格、等级。

关于规格等级的概念，《七十六种药材商品规格标准》作了说明："人为改变原生药状态的为'规格'；区别大小、好次的为'等级'"。目前只有76种药材商品有全国统一的规格等级标准，其他药材规格标准根据产地习惯各行其是。

规格的划分依据主要有：

① 与入药部位有关，如当归分为"全归"、"归头"；

② 与产地有关，如甘草分"东草"、"西草"；

③ 与加工方法有关，如浙贝母分为"元宝贝"、"珠贝"；

④ 与成熟程度有关，如连翘分"青翘"、"老翘"。

等级的划分一般是以形态、质地为依据的，主要有以下情况：

① 依单个药材的大小分等，如"南大黄"；

② 依单个药材的重量分等，如"雅黄"；

③ 依单位重量中所含药材的个数分等，如"西大黄"；

④ 依表面色泽分等，如"五味子"；

⑤ 依纯净程度分等，如"金银花"。

也有的综合以上各种指标分等。

规格、等级是药材质量的标志，也是药材商品定价的依据，目前国内外药材贸易仍是"按质论价"，规格等级还应存在。

思考与练习

1. 药品、中药、中药材、中药鉴定、性状鉴定、显微鉴定、理化鉴定、规格、等级的概念。

2. 中药鉴定的依据、内容各是什么？

3. 假药、劣药的概念及产生假药的原因。

第二章　性状鉴定的基本操作技能

中药常用的鉴定方法有基源鉴定、性状鉴定、显微鉴定、理化鉴定等方法。各种方法有其特点和适用对象，有时还需要几种方法配合进行工作，这要根据检品的具体条件和要求灵活掌握。本书重点介绍性状鉴定和显微鉴定。

第一节　性状鉴定的步骤

一、取样

1. 取样前，应注意品名、产地、规格等级及包件式样是否一致，检查包装的完整性、清洁程度以及有无水迹、霉变或其他物质污染等情况，并详细记录。凡有异常情况的包件，应单独检验。

2. 从同批药材包件中抽取供检验用样品的原则：

药材总包件数不足 5 件的，逐件取样；

5～99 件，随机抽 5 件取样；

100～1000 件，按 5%比例取样；

超过 1000 件的，超过部分按 1%比例取样；

贵重药材，不论包件多少均逐件取样。

3. 对破碎的、粉末状的或大小在 1cm 以下的药材，可用采样器（探子）抽取样品，每一包件至少在 2～3 个不同部位各取样品 1 份，包件大的应从 10cm 以下的深处在不同部位分别抽取。

每一包件的取样量：一般药材 100～500g；粉末状药材 25～50g；贵重药材 5～10g。

对包件较大或个体较大的药材，可根据实际情况抽取代表性的样品。

4. 将抽取样品混合搅匀，即为抽取样品总量。若抽取样品总量超过检验用量数倍时，可按四分法再取样，即将所有样品摊成正方形，依对角线划“×”，使分为四等份，取用对角两份；再如上操作，反复数次，直至最后剩余量足够完成所有必要的实验以及留样为止。

最终抽取的供检验用样品量，一般不得少于检验所需用量的 3 倍，即 1/3 供实验室分析用，另 1/3 供复核用，其余 1/3 留样保存。

二、观察性状

用感官接触药材样品，按顺序全面、详细地了解其各种性状特征。

三、核对文献

查阅国家药品标准中有关品种的“性状”项，将样品与标准记载逐一对照，完全相符者一般可判断为正品。若标准所述不详，可参阅其他权威性较高的文献如《中药志》（中国医学科学院药物研究所等编著）、《中药材手册》（卫生部药政管理局等主编）、《中药鉴别手册》（北京药品生物制品检定所）及各种由药检、科研单位编写的药材真伪鉴别专著。

四、核对标准样品

如手头文献资料有限，可将样品与以前曾准确鉴定过的标准品进行核对，完全相符者可判断为正品。但供核对的标准样品必须是具有药检所检验报告而又保存完好者，否则不足为凭。

五、求助专家或产地调查

以上步骤仍不能作出结论，可请教有关专家（主要是药检所专职从事药材检验人员）。如条件允许，最好能到样品原产地调查，取得完整的原植物，进行来源鉴定。

六、记录取样

鉴定后记录本次鉴定样品的来源、产地、鉴定经过、鉴定日期及鉴定人，并留下足够的样品。妥善保管这些资料，以备日后复核或再次鉴定同一品种时参考。

第二节　观察性状的顺序

观察性状总的原则是先整体后局部，局部原则是先上后下、先外后内。具体说明如下。

一、看形状

形状是指干燥药材的形态。观察时一般不需要处理，如是皱缩的全草、叶或花类，可先浸湿软化后，展平，观察。观察某些果实、种子类时，如有必要可浸软后，取下果皮或种皮，以观察内部特征。

二、量大小

大小是指药材的长短、粗细（直径）和厚度。一般应测量较多的供试品，可允许有少量高于或低于规定的数值。对细小的种子或果实类，测量时可用毫米刻度尺，将每10粒种子紧密排列成一行，测量后求其平均值。

三、看表面

表面是指药材个子货的最外层或饮片未经刀切的部分。按颜色、光泽、纹理、表面特征（毛、刺、鳞片、斑痕等）的顺序察看。细微特征可借助放大镜、解剖镜观察。叶类、皮类等药材有两个表面，按先上后下或先外后内的顺序察看。看表面有的要刷（或洗）去灰尘、泥土，并在光线较强处察看。

四、验质地

质地是指药材的软硬、虚实。一般用手折（或捏、压）的方法使其断裂、弯曲，体会断裂的难易程度，观察断裂时的变化，如声音、内部粉尘有无飞出等。特别坚硬的药材可用锤、钳等工具加压至破碎，检验其机械强度及干燥程度。

五、看断面

断面包括折断面、切断面（横切面、纵切面）和破碎面，饮片经刀切过的部分称“切面”。看断面时由外向内逐层观察各部分的颜色、纹理等特征是否相同，折断面、破碎面还要注意断处是否整齐。如折断面不易看清纹理，可削平后进行观察（坚硬的植物药润湿后再削）。如纹理不清，用稍湿的布轻轻擦一下断面，一般会显出清晰的纹理，但要注意，太湿了反而更看不清。

六、嗅气尝味

嗅气时可直接嗅闻或在折断、揉搓后立即进行。有时可用热水湿润后检查。将药材放在一侧鼻孔前 1cm 处用力抽动鼻孔深嗅两三下，移开药材，体会气味；若感觉不明显，再这样做一次；然后，用另一侧鼻孔再嗅。如感觉还不明显，可将药材碎成小块，放试管里，加热水浸过药材，马上在试管口抽动鼻孔嗅其蒸气，一般就可感觉到药材固有的气味。

尝味时，宜先用舌尖舔舐，必要时再咬下少许，用舌尖顶住在一处咀嚼，只要味道不是特别刺激的都要嚼烂，不要一觉苦就吐出，注意体会各种味道出现的次序和强度。不明确是否有毒的药材或不便直接口尝的药材，可用开水浸泡后，舔尝其浸出液。毒性药材尝时应谨慎，以防中毒。

七、水试、火试

只有少数药材需用此法鉴定。

1. 水试　是利用某些药材在水中的各种特殊变化，作为鉴定特征之一。如红花用水泡后，水变金黄色，花不退色；苏木投入热水中，呈鲜桃红色透明溶液，加酸则溶液变为黄色，加碱则溶液变红色；熊胆投入盛水杯中，即在水面旋转并呈现黄线下沉而不扩散。

2. 火试　有些药材用火烧之，能产生特殊的气味、颜色、烟雾、响声等现象。例如降香微有香气，点燃则香气浓烈，燃时有油流出，烧完留有白灰；血竭放在纸上，下面用火烤，熔化后色鲜如血而透明，无残渣；取麝香少许灼烧，初则迸裂，随即融化膨胀起泡，油点似珠，香气浓烈，灰化后呈白色或灰白色残渣，无毛、肉焦臭，无火焰或火星出现；海金沙易燃且有爆裂声及闪光等。

第三节　性状描述

作性状鉴定要用语言文字描述药材的性状。药典描述性状有一定的顺序和一套规范术语，现整理如下，供大家作性状描述时参考。

一、顺序

入药部位为单一器官的植物药材及动物、矿物药材，一般按上述性状观察的顺序描述；包括多个器官的药材如全草、带根的根茎、含种子的果实等，按植物形态学的描述顺序进行。

二、用语

性状描述用语都有特定的内涵，简介如下：

1. 形状

（1）形　比较典型的用“形”，如圆柱形、椭圆形等。

（2）状　类似的用“状”，如长卵形瓢状（大腹皮）；长圆形或纺锤形囊状（五倍子）。

（3）块　形状极不规则的用“块”，前面加修饰词，如不规则结节状拳形团块（川芎）。

2. 大小　一般写“长（或直径）×～×cm 或 mm”。

3. 色泽　是指颜色和光泽。

（1）“或”　表示同种药材不同个体颜色的变化，写“某色或某色”。将常见的、质量好的放在前面。如黄芩表面棕黄色或深黄色。

（2）“至”　表示同一个体颜色的变化，写“某色至某色”。一般把浅色放在前面，如党参表面黄棕色至灰棕色。

两种以上色调描述的，以后一种为主，如黄棕色指以棕色为主略微带黄。

（3）光泽　常用“有”、“微有”、“无”描述，有时用“某样光泽”，如石膏纵断面“具绢丝样光泽”；有时在颜色前加“暗”表示无光泽。

（4）饮片的色泽　常用“外皮某色”、“切面某色”，以免与“表面”、“断面”等术语混淆。

4. 纹理

（1）纹理　表示平坦的用“纹理”，如木通断面有“放射性纹理”。

（2）皱纹　表示凹陷较浅的用“皱纹”，如牛膝表面有“纵皱纹”。

（3）沟　表示凹陷较深的用“沟”，如百部的表面有“不规则深纵沟”。

有时纹理形容中也用某些比喻性术语，如“菊花心”、“车轮纹”等。

5. 质地

（1）重量　常用“体轻”、“体重”描述。

（2）机械强度　常用“质脆”、“质韧”或“软”、“硬”、“坚硬”描述。

（3）较厚而韧的叶　常用“近革质”、“革质”等术语。

6. 气味

（1）气的描述　用鼻嗅到的气统称为“香气”或“臭”。

① 气浓香。表示浓香的用“气浓香”。

② 气微香。表示微弱的用“气微香”。

③ 气无或无臭。用鼻嗅不到的称“气无”、“无臭”。

④ 清香、芳香。表示令人舒适的用“清香”、“芳香”。

⑤ 浊香、浊或臭。表示令人厌恶的用“浊香”、“浊”或“臭”。

（2）味的描述　一般用酸、苦、甘、辛、咸等术语，可用“微”、“极”修饰，如味微甘、味极苦；用两个以上术语修饰复合味时，一般按味觉出现的先后次序描述，如山茱萸“味酸、涩、微苦”；也有时将明显的味放在前面，如人参“味微苦、甘”。

7. 数字用法　属于名词或与名词术语有关的，用中文数字，如“二唇形”、“二至三回羽状复叶”等；描述数量的用阿拉伯数字，如“叶 3 片”、“种子 8～11 粒”等。

各种文献的性状用语不尽一致，以药典用语较为规范、准确。我们在进行性状描述时应尽量使用药典用语。

第四节　杂质的性状检查

一、杂质的概念

(1) 来源与国家药品标准规定相同，但其性状或部位与规定不符的。如山茱萸是除去果核的果肉，若果核、果梗混入山茱萸就是杂质。

(2) 来源与国家药品标准规定不同的物质，如中药材的杂草、包装物碎片等。

(3) 无机杂质，如沙石、泥块、尘土等。

杂质没有正品药材的医疗作用，有的还对人体有害，含杂质过多的药材就是劣药，所以检查杂质也是中药鉴定的重要内容之一。

二、杂质的检查方法

(一) 中药材杂质检查

1. 取样　取规定量的供试样品，摊开，用肉眼或放大镜（5×～10×）观察，将杂质拣出；个体大的药材必要时可刮开，检查有无虫蛀、霉烂或变质情况；如其中有可以筛分的杂质，则通过适当的筛，将杂质分出。

2. 称重　将各类杂质分别称重，计算其在供试品中的含量（%）。

杂质含量(%)＝杂质重量/供试样品重量×100%

3. 药材中混存的杂质如与正品相似，难以从外观鉴别时，可称取适量，进行显微鉴别、理化鉴别，证明其为杂质后，计入杂质重量中。

4. 记录　将取样量、杂质重量、计算公式、过程、结果填写在记录表内，以便备查。

(二) 中药饮片中药屑及杂质的检查

1. 取样　取供试品饮片 50～100g 或取最小单位包装，称定重量。

2. 挑拣　将供试品饮片摊开，用肉眼或放大镜（5×～10×）观察，将杂质拣出。

3. 分次置 3 号药筛内，筛动 2min，将通过药筛的沙土、药屑等合并。

4. 将拣出和筛出的杂质、药屑合并称定重量。

5. 计算　药屑杂质含量(%)＝(药屑＋杂质)重量/供试品饮片重量×100%

6. 记录　将取样量（供试品饮片重量）、杂质和药屑重量、计算公式、过程、结果填写在记录表内，以便备查。

7. 结果　符合标准判定为合格，否则判定为不合格。

思考与练习

1. 简述观察药材性状的顺序。

2. 性状描述中常见的用语有哪些？

3. 杂质的概念及检查方法。

第三章　显微鉴定的基本操作技能

第一节　显微标本片的制作

一、组织透化剂及应用

（一）定义

使细胞组织内含物溶解除去或透明清晰、色素氧化退色、皱缩细胞壁膨胀透明的试剂，称为组织透化剂。

（二）作用

1. 浸润作用　如多种油类、酚类。

2. 溶解、分解或氧化作用　如碱液、双氧水、漂白粉等。

水合氯醛溶液兼有以上两种作用。

（三）常见的透化剂

1. 水合氯醛溶液

特点：

（1）能渗入组织内，使干燥而皱缩的细胞发生膨胀；

（2）能溶解多数组织内含物。如淀粉、蛋白质、叶绿素、挥发油、树脂等；

（3）对观察草酸钙结晶极为适宜（通常与稀甘油配合使用）；

（4）不加热可立即观察菊糖（或乙醇装片）。

2. 氢氧化钾（氢氧化钠）溶液

特点：

（1）其5%水溶液为强力透化剂；

（2）能迅速溶解除去淀粉粒和蛋白质，且能使细胞壁膨胀，作用持久；

（3）对纤维素性细胞壁组织有解离作用；

（4）透化后需将其洗去；

（5）常用于解离组织标本片。

此外还有酚类（如丁香油、甲酚）、漂白粉等。透化剂一般选用水合氯醛溶液。

二、组织封藏剂及应用

1. 定义　能保持原制片要求，利于组织和细胞形状、颜色和内含物观察的溶液，称为组织封藏剂。

2. 作用　保持原制片要求。

3. 常见的封藏剂

（1）蒸馏水（或水）　加酚、苯甲酸、樟脑等防霉。

特点：

① 能保持原形、原色，对皱缩的细胞壁可恢复原状态；

② 用蒸馏水装片可观察淀粉粒；

③ 可使黏液溶解，并破坏糊粉粒。

(2) 稀甘油（1 份水＋2 份甘油）　加入酚等防霉。

特点：

① 保持 2～3 天；

② 用稀甘油装片可观察糊粉粒、淀粉粒、油滴、树脂等；

③ 可在透化后滴加，以防水合氯醛析出结晶。

(3) 甘油明胶　是制半永久性制片的常用封藏剂。

(4) 加拿大树胶　是制永久性制片的常用封藏剂。

三、显微标本片的制法

药材的显微鉴定是在显微镜下检查其内部构造特征，因此必须将药材先做成适当的显微标本片，然后才能在显微镜下进行观察。

显微标本片根据对象不同，可分为粉末标本片、表面标本片、切片（横切或纵切）标本片、解离组织标本片、磨片标本片、花粉与孢子标本片等。本书重点介绍粉末标本片、表面标本片、切片标本片、解离组织标本片的制法。

四、粉末标本片

主要用于粉末性药材的观察。

1. 暂时性粉末标本片

(1) 取粉末少许置载玻璃片中央 —[加封藏剂 1～2 滴 / 搅匀]→ 盖盖玻片 ⟶ 清洁 ⟶ 观察

封藏剂　蒸馏水或稀甘油——可观察淀粉粒。

稀甘油——可观察淀粉粒、糊粉粒。

水合氯醛溶液（装片后立即观察）——可观察菊糖。

50%甘油酒精——同稀甘油，只是透明度更强。

甘油醋酸液（斯氏液）——专用于观察淀粉粒的形态。

乙醇（装片后立即观察）——观察菊糖及橙皮苷结晶。

墨汁——可观察黏液。

(2) 取粉末少许①置载玻璃片中央 —[加水合氯醛溶液 2～3 滴 / 搅匀②、加热③]→ 透化反复三次 —[加稀甘油 2～3 滴 / 搅匀]→ 盖盖玻片④ ⟶ 清洁⑤⑥ ⟶ 观察

为防止气泡的产生，制片中应注意如下事项。

① 粉末粒细适中，用量适当。

② 搅拌不易过快。

③ 火力不能过猛，勿烧干，勿烧沸。

④ 正确的盖盖玻片方法是左手食指、拇指夹持载玻片的两侧边缘，右手食指、拇指夹持盖玻片两侧；将盖玻片左侧与液体左侧接触，使载玻片右端稍高抬起；轻轻放下，受压的液体扩展与盖玻片之间即可。

⑤ 清洁指用小滤纸条清除盖玻片周围多余的药液。

⑥ 补液指若封藏液不足而未充满盖玻片，可从有封藏液处补充。若封藏液过多而溢出盖玻片或引起盖玻片浮动，则用小滤纸条从侧面吸去过多的封藏液。

如有气泡排除方法：

① 搅拌时有气泡用针轻轻引出。

② 轻轻压盖玻片并移动。

③ 重做。

区别油珠与气泡：气泡为边缘可见一条黑圈。油珠为始终保持明亮。

2. 永久性粉末标本片

取 粉末（0.3～0.5g） 置离心管中 分加各浓度（30%、50%、70%）酒精（搅匀，每步3min）⟶离心去上清液 加番红（搅匀，30min（根、根茎等）或 10～15min（叶、花、单子叶等）） 离心去上清液⟶70%酒精洗涤离心去上清液 分加各浓度（80%、95%、100%）酒精（搅匀，每步5min）⟶离心去上清液 分加各浓度（25%、50%、70%）二甲苯乙醇液（搅匀，每步3min）⟶离心去上清液 加 100%二甲苯（搅匀，每步3min）⟶离心去上清液 加加拿大树胶 1 滴（搅匀）⟶盖盖玻片 清洁（小刀刮去） 贴 标签（标本名称、制作人、制作时间）

五、表面标本片

主要用于叶片、萼片、花瓣和雄蕊等表皮的表面特征观察。

1. 整体封藏法　适用于很薄的叶片、萼片、花瓣。

（1） 剪取 2 小片（0.5cm见方，一正一反） 置载玻片中央⟶加水合氯醛溶液 2～3 滴（加热透化）⟶反复 2～3 次至透明状⟶加稀甘油 1～2 滴⟶盖盖玻片⟶清洁⟶观察

（2）剪取材料 1cm 见方⟶放入小烧杯或试管中⟶加水合氯醛溶液 2～3mL 隔石棉网（△）⟶透明状（约 10min）⟶取出材料切开成等大的 2 片，一正一反面置载玻片上⟶加稀甘油 2～3 滴⟶盖盖玻片⟶清洁观察

2. 表皮撕离法　适用于较厚的叶片、萼片、花瓣。

将药材的表皮直接用尖头镊子撕离下来，如带有其他各组织时用解剖刀轻轻除去，表皮正面朝上置载玻片中央⟶加水合氯醛溶液 2～3 滴微透化一次⟶稀甘油 1～2 滴⟶盖盖玻片⟶清洁观察

六、切片制片法

就是将药材切成极薄的横切片或纵切片。一般厚约 10～20μm。常用的切片方法有徒手切片法和机器切片法。

1. 机器切片法　①直接机器切片法；②石蜡切片法；③碳蜡切片法；④冰冻切片法等。

2. 徒手切片法　是一种最基本也是最常用的切片方法。

（1）材料的预处理

清洁⟶ 切成适当大小的块（宽0.5～1.5cm，长不超过3cm） ⟶软化

软化的方法：①在吸湿器（放入0.5%苯酚的水溶液）中放置12～24h。②过硬，水浸或煮12h。③特硬，高压锅煮20min。④过软，浸入70%～95%乙醇中20min。

软化注意事项：①如要观察糊粉粒、黏液、菊糖等，材料不能直接接触水。②如要观察挥发油、树脂等，材料不能直接接触高浓度乙醇或其他有机溶剂。

（2）材料的分割　应具有代表性并能适宜切成较薄的切片。

（3）材料的挟持　如材料柔软，为了方便切片，需有挟持物辅助。常见的挟持物有胡萝卜、马铃薯等。

（4）徒手切片刀　一般用刮脸刀片。

① 双面刀片，用于切较柔软的材料。

② 单面刀片，用于切较硬的材料。

（5）持刀方法　右手持刀，刀身放平，刀口向切片者。用刮脸刀片时，要持着刀身，应注意防止伤手。

（6）切片　先将材料和刀口蘸上些水，切去材料上端不整齐的一段，然后再正式切。切时保持在同一水平面上，由左前外方向右内方（即向着自己）迅速拉切（即材料接触刀刃不在某一点上，而是从刀的基部开始，边切边移动到刀刃的前端，这样不但减少了对细胞的压力，也避免了对刀刃使用的不均匀），动作慢了反易厚薄不均。切时靠臂用力，才能平稳。

（7）取片　切下的片，弃去较厚的，目视合乎需要的要立即浸入水中。由于切片常粘在刀口上，故需将刀插入水里，切片遇水自动落下。也可用蓬散洁净的湿毛笔从刀上粘去，放到水中去。

（8）透化　选择好的切片置载玻片中央加水合氯醛2～3滴加热透化，反复5次。

（9）封藏　加稀甘油2～3滴，盖盖玻片。

（10）清洁观察。

七、解离组织标本片

将供试品切成长约5mm、直径约2mm的段或厚约1mm的片。如供试品中薄壁组织占大部分，木化组织少或分散存在，用氢氧化钾法。若供试品质地坚硬，木化组织较多或集成较大群束，用硝铬酸法。

1. 氢氧化钾法　将供试品置于试管中，加5%氢氧化钾溶液适量，加热至用玻璃棒挤压能离散为止，倾去碱液，加水洗涤后，取少量置载玻片上，用解剖针撕开，滴加稀甘油1～2滴，盖上盖玻片。

2. 硝铬酸法　将供试品置于试管中，加硝铬酸试液适量，放置至用玻璃棒挤压能离散为止，倾去酸液，加水洗涤后，取少量置载玻片上，用解剖针撕开，滴加稀甘油1～2滴，盖上盖玻片。

第二节　显微测量法

显微测量就是应用显微测量尺在显微镜下测量微细物体的大小，如淀粉粒的大小、纤维的长短等。显微测量尺分目镜测微尺（又称目微尺）和载物台测微尺（又称台微尺）两部分。

1. 目镜测微尺　放在目镜筒内的一种标尺，为一个直径 18～20mm 的圆形玻璃片，中央刻有精确等距离的平行线刻度，常为 50 格或100 格，见图 3-1(a)。

2. 载物台测微尺　在特制的载玻片中央粘贴一刻有精细尺度的圆形玻片，通常将长 1mm（或 2mm）精确等分成 100（或 200）小格。每小格长为 0.01mm 即 10μm，用以标定目镜测微尺，见图 3-1(b)。

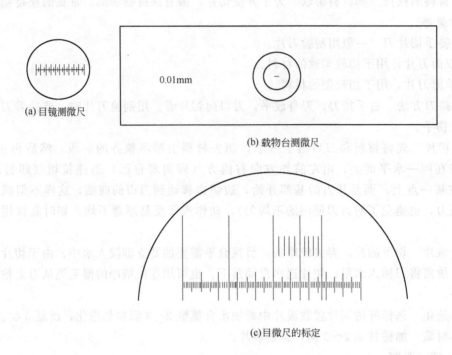

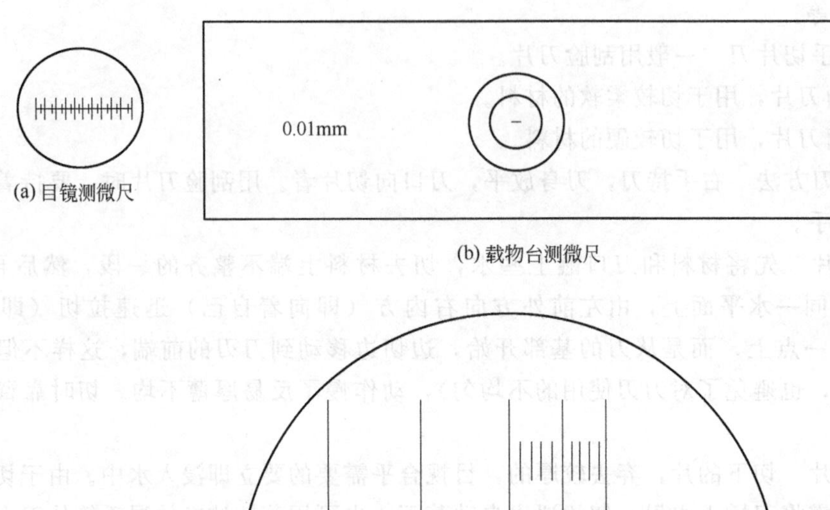

图 3-1　显微测量

3. 两尺的关系及应用　台微尺是用以标定目微尺的，不能直接用来测量显微镜下物体。其每小格 10μm，不受目镜和物镜倍数的影响，即不管使用多少倍的目镜和物镜，所观察到的台微尺的每一个格都是 10μm。

目微尺是测量尺。但是每一格的长度是不固定的，是随目镜和物镜的倍数变化而改变的，只有在放大倍数固定之后才能比量出目微尺每一格的相当长度。因此，必须借助于台微尺才能比量出目微尺每格的相当长度。标定好的目微尺才是在标定的倍数下测量物体的尺子。

4. 目微尺的标定　用以确定使用同一显微镜及特定倍数的物镜、目镜和镜筒长度时，目微尺上每一格所代表的长度。

(1) 将台微尺放置在载物台上，将目微尺（正面向上）放入目镜镜筒内。

(2) 先在低倍物镜（后高倍物镜）下，将台微尺刻度移至视野中央。

(3) 旋转目镜，使两尺平行。

(4) 移动台微尺，使目微尺零端与台微尺的某刻度线相重合。

(5) 再找两尺的第二条重合刻度线，数两条重合线间两尺的小格数，记录，见图3-1(c)。

(6) 计算出目微尺每一格在该物镜条件下相当的长度（μm）。

标定值＝台微尺小格数×10μm/目微尺小格数

当测定时要用不同的放大倍数时，应分别标定。

5. 测量方法

(1) 将需测量的目的物显微制片置显微镜载物台上。

(2) 用目微尺测量目的物的小格数，记录。

(3) 计算

$$实际长度(\mu m)=测得小格数\times标定值$$

通常是在高倍镜下测量，但欲测量较长的目的物，如纤维、导管、非腺毛等的长度时，需在低倍镜下测量。记录最大值与最小值（μm），允许有少量数值略高或略低于规定。

第三节　显微绘图法

为了记述中药材的粉末或组织的鉴定特征，必须作显微绘图。这是药品鉴定工作的基本技术之一，要求做到比较熟练的程度。

显微绘图的方法又分为“平描”和应用显微描绘器描绘。

一、平描

就是只凭肉眼描绘。这方面的技术训练在植物学中进行，这里只作简单介绍。

1. 根据观察到的实物进行绘图　要绘出符合要求的显微图来，重点在于仔细观察，掌握实物的结构特征后才能进行绘图。切勿急于求成，更不能照书描绘。

2. 绘图的要求

(1) 要排列整齐、部位适中、比例恰当（不能过大或过小）。

(2) 要做到形状、比例、倍数正确。

(3) 鉴定学绘图只能以点、线表示，不能用铅笔或墨笔涂抹。不能单纯追求美观、艺术，要做到轮廓清楚、线条清晰平滑。

(4) 图中各部分构造必须用铅笔标注名称，标注时应先以标注部分用尺引平行线，将各部分的名称横注于线之末段，所引之平行线应与图纸上下边缘平行，防止交叉混乱或歪斜不齐。亦可在图中的各部分用阿拉伯数字表示，在图下端注明标号名称。

3. 绘图用具

(1) 绘图纸　质地要坚硬、洁白、大小一致（16 开左右）。

(2) 铅笔　以 2H～4H 硬度为宜，要削尖。

4. 绘图　图的类型一般分粉末图及组织图两类，而组织图又分详图和简图。

(1) 粉末图　选取有代表性的、较为清晰的实物做对象，绘出其特征，注意长短、大小及图与图之间的比例。

(2) 组织详图　即描绘药材组织所有的细胞轮廓，分清每种组织、每个细胞的形状，注意线条的单双、粗细，如实反映出药材组织的真实情况。

(3) 组织简图　以不同的线条表示不同的细胞或组织轮廓，看起来清晰，一目了然。但每个细胞的情况反映不出来。

在实际工作中，一般以简图和详图配合共同表示某种药材的显微组织特征，多以简图表示轮廓，每部分组织再选有代表性的一部分组织绘详图。

常用的组织形态图表示方法见图 3-2。

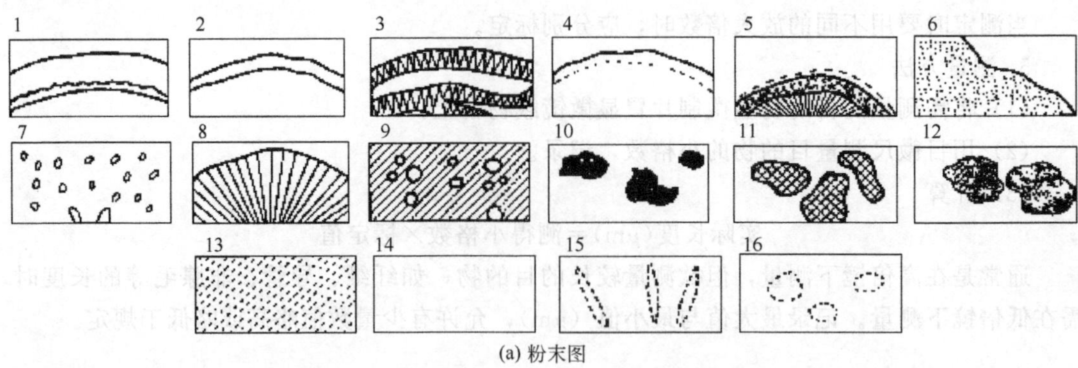

(a) 粉末图

1—表皮；2—后生表皮；3—木栓层；4—下皮层（外皮层）；5—内皮层；6—韧皮部；7—筛管群；8—木质部；9—导管；10—石细胞群；11—纤维束；12—石细胞及纤维混合束；13—厚角组织；14—薄壁组织；15—裂隙；16—分泌腔（或油室）

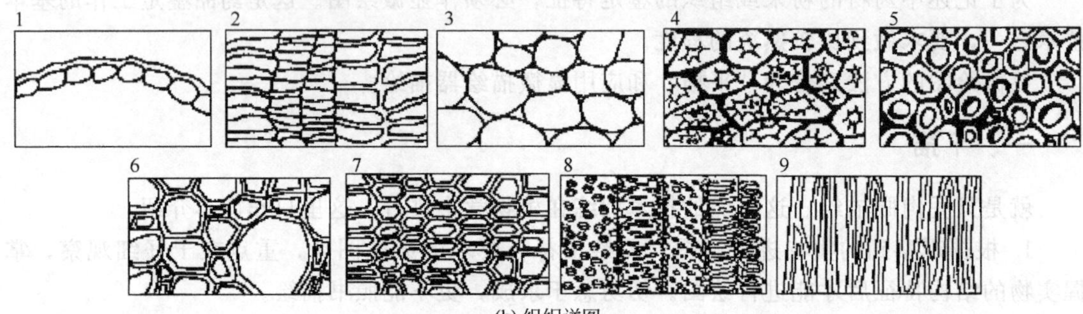

(b) 组织详图

1—表皮（外示角质层）；2—木栓层（左为单线，右为双线绘法）；3—薄壁细胞；4—石细胞群；5—纤维束；6—导管；7—木细胞；8—各类导管（纵面观）；9—纤维束（纵面观）

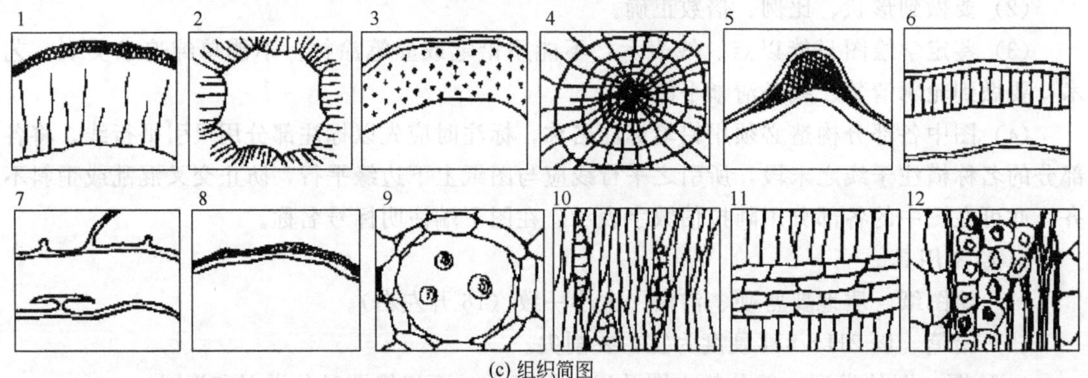

(c) 组织简图

1—韧皮射线（外为木栓层）；2—髓部，示空洞；3—绿皮层（外示表皮）；4—木质部年轮；5—厚壁组织；6—叶肉组织（上为栅栏组织，下为海绵组织）；7—表皮上的毛；8—表皮外的角质层（或蜡质层）；9—油室（详图）；10—射线（切线切面观）；11—射线（径向切面观）；12—晶纤维（纵面观，示纤维外围的薄壁细胞，内为方晶）

图 3-2 组织形态图

二、显微描绘器描绘

在对中药材进行研究、整理、出版交流时，对所绘的图要求高度正确、真实，只凭肉眼描绘就不能完全达到上述标准，必须使用显微描绘器绘制。

显微描绘器的装置可分为两大类：一类是放映装置；另一类是描绘器。这是利用安装在目镜上的直角棱镜，既能使工作者看到显微镜中的物像又能看到绘图纸的装置，直接用铅笔将实物图绘出。现在常用的是国产描绘棱镜，它的构造包括底座和装有棱镜、滤色镜的上座（套筒）两部分。使用时，先取下接目镜，在镜筒上端套上底座，拧紧固定螺丝，再放入需用倍数的目镜，然后再套上上座。上座亦可上下移动，待看到视野大小合适后，并将棱镜转向显微镜后侧方向，再拧紧固定螺丝。当在载物台上放好制片标本，并在视野中找到观察部位时，将镜臂向后倾斜成45°，这样就把物像投影在显微镜后面。此时，把绘图纸放在显微镜后侧桌面上，在接目镜的视野中，就可看到物像，同时又可看到绘图纸上的铅笔，这样，就可以用铅笔沿着物像的结构进行描绘。此种描绘器在应用时，应注意显微镜的倾斜角度必须保持45°，否则所绘图会绘成歪斜不正的图样。另外，还必须保持显微镜内外的光度基本一致。否则会出现看到物像、看不见铅笔或者只见铅笔而不见物像，必须调节光线，绘图器上的滤光片就是起这种调节作用的。草图绘好后，卸下绘图器，再如平常仔细观察实物特征作平描那样，将草图进一步详描和深描，完成底图后，再用半透明的硫酸纸，以绘图笔蘸墨汁复制出来才算完备。

第四节　常用显微化学分析

显微化学分析主要是依据细胞壁及细胞内含物的性质，根据各自的特殊化学反应，从而呈现特殊颜色或有色沉淀进行分析鉴定，一般取药材的切片或少许粉末置载玻片上，加适宜的试剂1～2滴，加盖玻片，用滤纸屑吸去多余的试液，置显微镜下观察反应结果。

一、细胞壁性质的鉴别

1. 木质化细胞壁　加间苯三酚试液1～2滴，稍放置，加盐酸1滴，因木质化程度不同，显红色或紫红色。

2. 木栓化或角质化细胞壁　加苏丹Ⅲ试液或紫草试液，稍放置或微热，显橘红色至红色或紫色。

3. 纤维素细胞壁

(1) 加氯化锌碘试液，或先加碘试液湿润后，稍放置，用滤纸条吸去多余的碘液，再加66％（体积分数）硫酸溶液，显蓝色或紫色。

(2) 加新配置的氧化铜试液，纤维素细胞壁逐渐膨胀而后溶解。

4. 硅质化细胞壁　加硫酸无变化。

二、细胞内含物性质的鉴别

1. 淀粉粒

(1) 加碘试液，显蓝色或紫色。

(2) 用甘油醋酸试液装片，置偏光显微镜下观察，未糊化的淀粉粒显偏光现象；已糊化的无偏光现象。

2. 菊糖　加10％ α-萘酚乙醇溶液，再加硫酸，显紫红色并溶解。

3. 脂肪油、挥发油、树脂

(1) 加苏丹Ⅲ试液或紫草试液，均显橘红色、红色或紫红色。

(2) 加90％乙醇，脂肪油和树脂不溶解（蓖麻油及巴豆油例外），挥发油则溶解。

4. 糊粉粒

(1) 加碘试液，显棕色或黄棕色。

(2) 加三硝基苯酚试液，显黄色。

(3) 加硝酸汞试液，显砖红色。材料中如含有多量脂肪油，应先用乙醚或石油醚脱脂后进行试验。

5. 黏液

(1) 加墨汁，黏液呈无色透明块状，而其他细胞及细胞内含物显黑色（注意切片或粉末事先不可与水接触）。

(2) 加钌红试液，显红色。

6. 草酸钙结晶

(1) 加稀醋酸不溶解，加稀盐酸溶解而无气泡发生。

(2) 加硫酸溶液（1→2）逐渐溶解，片刻后析出针状硫酸钙结晶。

7. 碳酸钙结晶（钟乳体） 加稀盐酸溶解，同时有气泡发生。

8. 硅质 加硫酸不溶解。

9. 鞣质

(1) 加三氯化铁试液显蓝色或黑绿色。

(2) 加钨酸钠试液产生黄棕色或红棕色沉淀。

第五节 常见显微试剂的配置及其用途

1. 水合氯醛溶液 取水合氯醛 50g，加水 15mL 与甘油 10mL 使溶解。可使干缩的细胞膨胀而透明，并能溶解淀粉粒、叶绿素、树脂、蛋白质及挥发油等，不能溶解草酸钙结晶。

2. 稀甘油 取甘油 33mL，加蒸馏水稀释成 100mL，再加樟脑一小块或液化苯酚 1 滴。常用为切片的暂时封藏剂。经水合氯醛醛透化的切片加稀甘油 1 滴，可防止水合氯醛析出结晶。

3. 甘油醋酸溶液（史氏试剂） 取甘油、50%醋酸、蒸馏水各等份，混合。用于封藏含淀粉的切片。使淀粉不膨胀变形，便于测量其大小。

4. 乳酸酚试液 取苯酚 20g、乳酸 20g、甘油 40g 与蒸馏水 20mL，混合。用途同史氏试液。

5. 间苯三酚试液 取间苯三酚 0.5g，加 90%乙醇使溶解成 25mL。用于检查木化细胞壁。

6. 苏丹Ⅲ试液 取苏丹Ⅲ 0.01g，加 90%乙醇 5mL 溶解后，加甘油 5mL，摇匀。需置棕色玻璃瓶内保存，在 2 个月内应用。能使木栓化、角质化的细胞壁及脂肪油、挥发油、树脂等染成红色或淡红色。

7. 甘油乙醇试液 取甘油与 50%乙醇等量混合。用以保存及软化植物药材组织切片材料。

8. 硝酸铬溶液 ①取硝酸 10mL，加入 100mL 水中，混匀。②取三氧化铬 10g，加水 100mL 使溶解。用时将二液等量混合。用于木化细胞的分离。但细胞壁经此处理后，均不显木化反应。

9. 氢氧化钾溶液 取氢氧化钾 6.5g，加水使溶解成 100mL。用于解离薄壁细胞组织。

10. 碘试液　本液为 0.1mol/L 碘液。用于淀粉的检查。

11. 氯化锌碘试液　取氯化锌 20g，加蒸馏水 10mL 使溶解，加碘化钾 2g 溶解后，再加碘使饱和。用于鉴别纤维素细胞壁和木化细胞壁。本试液能使纤维素细胞壁逐渐变成蓝色或蓝紫色；木化或木栓化细胞壁变成黄色或棕色；淀粉粒膨胀并染成蓝色。

12. 紫草试液　取紫草粗粉 10g，加 90%乙醇 100mL，浸渍 24h 后，过滤，滤液中加入等量的甘油，混合，放置 2h，滤过。需置棕色玻璃瓶内保存，在 2 个月内应用。对挥发油、脂肪油、木栓化细胞壁、角质化细胞壁及多数树脂可染成红色。

13. 氨制氧化铜试液　取氯化铜 22.5g，加蒸馏水 200mL 溶解后，加浓氨试液 100mL，摇匀。本品贮存不超过 2 周。能使纤维素细胞壁染成浅蓝色，并逐渐膨胀而溶解。

14. α-萘酚乙醇试液　取 15% α-萘酚乙醇溶液 10.5mL，缓缓加硫酸 6.5mL，混匀后再加乙醇 40.5mL 及水 4mL，混匀。为葡萄糖的定性试剂，能使葡萄糖显浓紫色。

15. 三硝基苯酚试液（苦味酸溶液）　取三硝基苯酚 1g 溶解在 95%乙醇中，此液能使蛋白质染成黄色。

16. 硝酸银试液　本液为 0.1mol/L 硝酸银溶液。

17. 硝酸汞试液（Millon 试液）　取汞 4.5g，加发烟硝酸 3mL。俟作用完毕，加等量水稀释。此试液能使蛋白质染成砖红色或玫瑰红色。

18. 三氯化铁试液　取三氯化铁 9g，加水使溶解成 100mL。本品试液能使酚类及鞣质呈绿色、蓝色或暗紫色。

19. 碱性酒石酸铜试液

（1）取硫酸铜结晶 6.93g，加蒸馏水使溶解成 100mL。

（2）取酒石酸钾钠 34.6g 与氢氧化钠 10g，加蒸馏水使溶解成 100mL。

用时将二液等量混合。常用来检查还原糖类，因其与还原糖在水浴上共热时即析出红色的氧化铜沉淀，遇某些蛋白质时，生成蓝色或红紫色的颜色反应。

20. 钨酸钠试液　取钨酸钠 25g，加蒸馏水 72mL 溶解后，加磷酸 2mL，摇匀。为检查鞣质的最好试剂之一，遇鞣质生成黄棕色沉淀。

21. 钌红试液　取 10%醋酸钠液 1～2mL，加入适量的钌红，使成酒红色，需临用时新鲜配制。能使多数树胶及黏液染成红色或粉红色。

22. 曙红溶液　取曙红 0.1g 溶解在 90%乙醇中，使成 100mL。对糊粉粒染色。

思考与练习

1. 简述水合氯醛溶液、蒸馏水、稀甘油的特点。
2. 简述粉末标本片、表面标本片、切片标本片的制作方法及制作注意事项。
3. 简述目微尺标定方法及显微测量方法。
4. 常见组织形态图的表示方法是什么？

第四章 显微特征描述方法

第一节 完整药材的描述

一、组织排列的描述

一般是由外向内依次描述。如双子叶植物根的组织排列，先描述木栓层，然后依次描述栓内层、韧皮部、形成层、木质部。射线由几列细胞组成，单凭横切面观察，有时可能得出错误的结论。要得出正确的结论，最好是通过切向纵切面的观察。在切向纵切面上，可以见到多列式射线呈双凸透镜形。中间有多列细胞而上下两端渐窄至仅有1列细胞。因此，在横切面上由于切的部位不同，可以见到射线由1列至多列细胞组成。

二、细胞形状的描述

细胞形状有两种描述方式：平面描述和立体描述。这两种描述方式各有优缺点。平面描述比较简便易行，便于核对，但不易让人得到明确的立体概念；而立体描述需要下一番综合的工夫才行，但立体概念明确，对于粉末药材的观察帮助较大。

1. 平面描述　是根据一种切片上见到的形状进行描述。如“木栓细胞横切面观扁平而切向延长；纵切面观扁平而纵向延长；表面观多角形”、“纤维横切面观多角形或小三角形；纵切面观窄长纺锤形”。

2. 立体描述　是把三个切面上见到的形状综合描述。如“木栓细胞扁平多边形”、“纤维窄长纺锤形，纵向延长，横切面观中部呈多角形，末端呈小三角形”。

三、大小和数量的描述

（1）当目的物的大小数量差异很小时，可记载一个数字，如“直径约20μm”。

（2）当目的物的大小数量有很大的差距时，可记载两个数字，即最大值与最小值，如“直径约20～40μm”。

四、颜色的描述

同性状描述中的色泽。

第二节 粉末药材的描述

粉末药材的显微制片在显微镜下观察时，具有组织碎片杂乱无章、细胞及其内含物多的特点。因此，在描述粉末药材的显微特征时，首先遇到的问题就是要决定描述这些显微特征的顺序。通常有三条原则，即“先多数后少数，先特殊后一般，先感观后测试”。这三条原则不论是对单一粉末、混合粉末及中成药显微鉴定的特征描述均可适用。

一、先多数后少数

粉末药材镜检时，总是数量较多的容易被察见，数量较少的难于察见。有些特征极为稀少，甚至在一张标本片中只能找到2～3处。所以在描述时应先描述多见的、易见的，后描述少见的、偶见的，并分别注明多见、少见、偶见等字样。如某一特征，在某一药材粉末中应是多见的，但是在观察过程中该特征确是少见或偶见，这时可考虑有下列五种可能。

(1) 操作上的问题　如取样不匀、操作不当等。

(2) 粉碎过筛的问题　如粉碎不完全等。

(3) 药用部位上的差异　如青翘带有多量的种皮组织，而老翘则少。

(4) 掺杂上的问题　粉末中掺有其他物质，便可使原有物质的数量比例相应减少。如果是单味药材的粉末发现这种情况，便可能是掺伪所致；如果是混合粉末或中成药，则这种现象可能是正常情况。

(5) 真伪上的问题　即检品与药品标准不相符合。凡发现上述情况，应分析原因，根据不同情况采取解决措施。

二、先特殊后一般

各类药材粉末都具有一些本类药材粉末所共有的组织和细胞。例如叶类粉末的海绵组织、细小的螺纹导管，种子类的胚和胚乳薄壁组织等。这些共性成分有的虽表明有某类粉末存在（如胚和胚乳组织的检出表明有种子类粉末的存在），但就大多数来说，对于具体药材的鉴定没有多大用处。所以一般只是在最后简单地提一句。描述时应先着重描述比较特殊的组织、细胞和内含物，应力求详尽，因为它们才具有鉴定上的重要意义。如甘草中的晶纤维与具缘纹孔导管；小茴香的镶嵌细胞与胚乳糊粉粒中的草酸钙簇晶等。

此外，如果某类药材应具有的组织和细胞在检品中未被检出，也应注明。因为这也是一种特殊情况，有助于鉴定的推断。例如皮类药材，但不具有木栓细胞，则可以推断检品不带木栓层。

三、先感观后测试

在对每一种细胞或细胞内含物进行描述时，应当先从感官入手，就是将一眼就能看出的特点先进行描述。例如细胞或细胞内含物的名称、形状、色泽等，然后再测量并描述大小、长短、细胞壁的厚度以及经试验后是否木化及木化程度等。当然，上述顺序并不是绝对的，可根据具体情况的不同作必要的变动。

第三节　显微特征的描述要点及举例

一、淀粉粒

先描写单粒，后描写复粒。

1. 大小　等径性或近等径性的。如球形、类圆形、多角形的颗粒，只用直径表示其大小。异径性的，如圆形、卵圆形、椭圆形、棒槌形的颗粒，宜分别写出其长径与短径。

2. 脐点和层纹　要写明脐点的形状（如点状、裂缝状、V字形、星形等）及所在的位置（如中心，大端或小端）。

层纹有“明显”、“隐约可见”和“不明显”三种情况，宜分别写明（观察层纹时，光圈应缩小使视野逐渐变暗，以利辨认）。如未写出层纹，则表示层纹不明显。

半复粒是在复粒外围又具有共同的层纹。因此层纹必然明显，可以不加以描述。

3. 崩裂或糊化 若药材经过加热处理，则淀粉粒可能崩裂或糊化，应当说明。糊化与否，应用偏光观察加以确证。有特殊偏光现象的，可以说明，观察时应当防止显微试剂和制片操作引起的淀粉粒变形、崩裂或糊化。

4. 复粒 除特殊者外，一般为圆球形或椭圆形。故通常对其形状多不描写。但必须写明组成复粒的分粒数，分粒数较多的复粒，由于多呈类球形聚合，在显微镜下不易数清，此时可写成“由××粒以上组成”或量取其直径表示也可，举例如下。

淀粉粒众多（或颇多或稀少）；单粒类圆形，直径 25～50μm；脐点 V 字形，层纹隐约可见；复粒由 2～4 粒组成，半复粒少见（或偶见或多见）。

二、保护组织与毛茸

如为表皮组织，则应描述其形状，尤应注重表面观的垂周壁情况（平直、弯曲或串珠状增厚等）。平周壁有无角质纹理，气孔类型等。垂周壁平直的，可写明细胞大小，垂周壁强烈弯曲的，不便测量，可不写明细胞大小。描述非腺毛时，需注意其组成细胞数、列数、长度、直径、表面情况等。如为叠生星状毛，则需说明轮数、每轮的分枝数、主轴的直径与长度。描述腺毛时，需先写头部的形状，组成的细胞数、大小，再写柄部的组成细胞数、列数（如为单列，则可不写）、长度。

如为木栓组织，则写明其颜色、形状、大小。如胞壁增厚或胞腔内有特殊的内含物均应说明，举例如下。

①表皮细胞垂周壁波浪形弯曲，有串珠状增厚，平周壁有细密的角质纹理，气孔不等式，非腺毛 3～5 个细胞组成，长锥形、末端尖锐，长 100～200μm，基部直径约 10μm，壁稍厚，表面有细疣状突起，腺毛头部类球形，有 2～4 个细胞组成，直径约 20μm，柄部4～6 个细胞，排成 2 列，长 30～50μm。②木栓细胞棕红色，扁平多角形或类长方形。直径 32～64μm。有的垂周壁呈细波状弯曲或略呈串珠状增厚，胞腔内大多充满棕红色物质，并显不规则纹理。

三、草酸钙结晶

首先写明其晶形。如棱晶（方晶）、柱晶、针晶、簇晶、砂晶等。再写明其大小，等径性或近等径性的可写直径，长形的可写长径及短径，极微细的针晶可不写直径，砂晶可不写大小，而记载含砂晶细胞的直径、结晶存在的部位及稀密情况也应说明，举例如下。

①草酸钙簇晶甚大，直径 80～190μm（大黄）。②草酸钙针晶束长 80～160～240μm，存在于黏液细胞中（山药）。③草酸钙结晶甚多，大多呈类双锥形，或呈多面形或板状，短径约 20μm，长径达 33μm（葛根）。

四、厚壁组织

通常分为纤维与石细胞两类。但形状不典型时，则可称为厚壁细胞，首先要写明其名称，如中柱鞘纤维、韧皮纤维、木纤维、分隔纤维、晶纤维、皮层石细胞、内果皮石细胞、中果皮厚壁细胞等。然后描述其形状，宽度（或短径，测中间处最宽处），长度（或长径），细胞壁的增厚情况（有时需要测量胞壁的厚度），是否木化，纹孔与孔沟的形状特点等，举例如下。

①韧皮纤维淡黄色短棱状，宽 9～33μm，长 50～100～200μm，壁木化（黄芩）。②内果皮纤维众多，多成束，有时上下层纵横交错，成短棱状，稍弯曲，末端稍尖或钝圆，宽 24～32μm，长 80～150μm，壁厚 6～10μm，壁木化，纹孔少，孔沟可察见（连翘）。③石细胞存在于下表皮组织中，多单个散离或少数成群，绿黄色，呈类多角形、长圆形或长多角形。宽 24～35～61μm，长 88～160μm，壁厚 8～16μm。纹孔细小而较密（延胡索）。④含晶厚壁细胞呈类方形或长方形。宽约 5μm，长至 72μm。壁厚，于角隅处特厚。木化，层纹隐约可见。纹孔不明显。胞腔内含有草酸钙棱晶（檀香）。

五、分泌组织

首先要写明它所属的类别，如油室、油管、树脂道、乳管或分泌细胞（包括油细胞、黏液细胞）。然后描述其形状、大小、颜色等特征。腺毛与间隙腺毛也属于分泌组织的范畴（见前）。在粉末药材中，分泌组织除少数分泌细胞外，通常均已成为碎片，不易见到其完整形状。此时可描述其组成的分泌细胞形状、大小和颜色等，以利鉴别，举例如下。

①分泌细胞较多，呈类圆形或短圆形。直径 35～72μm。壁薄，胞腔内含淡黄棕色或红棕色分泌物，其周围有 7～8 个薄壁细胞呈放射状排列（香附）。②树脂道，纵断面与横断面碎片均易见。内径 34～60～110μm。稀有更大的腔道中含金黄色至黄棕色块状分泌物，周围分泌细胞中含有颗粒状物或油滴（人参）。

六、输导组织

输导组织在皮类、茎木类和一些双子叶的根与根茎类药材的鉴定上比较重要。在叶类、花类、果实种子类、全草类和大多数单子叶的根和根茎类中缺少鉴定上的重要性。

在描述导管时，除写明其类型、直径外，还需注意其端壁的穿孔形状。导管分子的长度、侧壁上纹孔的排列情况也往往有鉴别上的意义，需要注意。在描述筛管时，要重点写明其筛域的分布与形状，有木类药材的纤维管胞也必须描写清楚，举例如下。

①筛管分子，端壁倾斜，有复筛板，由十数个筛域呈梯状排列；在侧壁上也可见到多数筛域，呈网状排列（核桃楸）。②导管，多为网纹导管，也有具缘纹孔及环纹导管。直径 24～72μm。导管分子较短，有的长仅 56μm。末端常延长成尾状（黄芩）。

七、薄壁组织

薄壁组织普遍存在于各类植物器官中，一般没有鉴定上的重要性，但如果形状上有特点或有某种特殊的内含物（如草酸钙结晶、淀粉粒、糊粉粒等），则需加以描述。而薄壁细胞本身的形状如无特点，则不必详细描述，举例如下。

薄壁组织碎片甚多，棕色。细胞多皱缩。形状较不规则，细胞中含有深色类圆形或椭圆形的核状物（玄参）。

八、其他

如射线、内皮层细胞、胚乳细胞和某些细胞内含物，如菊糖、色素块等。可根据其鉴定上的重要性，酌情详尽或简略地描述。

思考与练习

1. 完整药材在描述中需注意哪几个问题？
2. 粉末药材描述中的三条基本原则是什么？
3. 简述常见显微特征的描述方法。

第五章　理化鉴定的基本操作技能

第一节　微量升华法

中药材的某些化学成分可以采用升华的方法分离出来，然后进行化学鉴定或显微鉴定。当试样量很少的时候，可以采用微量升华的装置来进行。微量升华的装置可以有多种形式，现将较常用的装置及操作方法叙述如下。

1. 取铜板或铅板（亦可以载玻片代替）、金属圈、石棉网、铁三角架、酒精灯。将所取铜板放在铁三角架上面的石棉网上，在铜板的中心放一个金属圈（可用其他类似物代替），金属圈高约 1cm，直径约 1cm，将药材粉末（约 0.1～0.2g）均匀装入金属圈中成一薄层，再在金属圈上盖一载玻片。用酒精灯在石棉网下小心加热，逐渐升高温度。当有水汽冷凝或出现升华物时，随即换一张载玻片，需准备 3～4 张载玻片。为了加强冷凝作用可在载玻片上面放一滴冷水。从金属圈上换下的带有升华物的载玻片应在无尘处放凉，然后直接在显微镜下观察，不要加封藏剂或盖玻片，以免损坏结晶。有的结晶析出较慢，可放置过夜后再观察。

为了保护载玻片上的升华物，可以取一个软木塞，中心打一个适当大小的孔，然后切下一薄片，将这薄片软木塞放在载玻片上，用加拿大树胶或甘油明胶粘住，再粘上盖玻片即得。

2. 将药材粉末少许置微量升华器内，于石棉网上加热，注意温度缓慢上升，并以温度计的水银头部置升华器的铜片或铁片上。当温度上升至120℃时即换一载玻片，带有升华物的玻片应倒扣在一空的烧杯口上，以免升华物的挥散。待冷却后始可镜检，观察其晶体的形状，绘图后取下。

例如，茶叶中的咖啡因升华后析出针状结晶；大黄中的蒽醌类升华后析出黄色菱状针晶，温度高时转化呈羽状结晶，加碱液可溶解，并显红色；胡黄连升华后则可见针状、针簇状、棒状和板状结晶。

第二节　水分测定法

一、水分对药材质量的影响

药材除大部分矿物药外，几乎所有的动物药材、植物药材因其细胞、组织都含有大量的水分，在采制加工干燥过程中，要求除去过多的水分，而保留合理的存留水分，使之干而不枯。药材常因干燥不足或外来水分及湿气的浸入而形成不合理水分。过多水分的存在，不仅在重量上影响商品价格和处方用量，而且可能引起发霉、水解等多种变质现象的产生。但完全失水，不仅可以产生因长时间干燥或过热造成的挥发性成分的损失，而且干而枯的药材不易保持其体形和结构，如花、叶、全草类极易碎烂。实际上，因空气中湿度的存在，处于空气中的药材也不可能绝对无水。因此一般药材水分含量在 10％～15％，均属合理水分。

二、水分测定方法

1. 烘干法　适用于不含或少含挥发性成分的药材。先将供试药材破碎成直径不超过

3mm 的颗粒或碎片（长或直径已不到 3mm 的细小药材可不再破碎），称取 2～5g，平铺于干燥至恒重的扁形瓶中，药末厚度不超过 5mm，疏松者不超过 10mm，精密称定，打开瓶盖，在 100～105℃烘 5h，将瓶盖盖好，移至干燥器中，冷却 30min，精密称定，再在上述温度烘 1h，冷却，称重，至连续两次称重的差异不超过 5mg 为止，根据减失的重量，计算供试药材中所含水分的量（%）。

2. 甲苯法 适用于含挥发性成分的药材。本法利用规定的水分测定仪，将甲苯和药材一起蒸馏，药材水分连同甲苯被蒸馏出来，经冷凝后，读取刻度管中沉于甲苯水层的体积(mL)，再计算含水量（%）。具体操作和仪器装置见《中国药典》。

3. 减压干燥法 适用于含挥发性成分的贵重药材如麝香等。先在培养皿中装适量新鲜 P_2O_5 干燥剂，放入减压干燥器中。称取供试品粉末（过 2 号筛）2～4g，混匀，分取 0.5～1.0g 置已在相同条件下干燥并称重的称量瓶中，精密称定，打开瓶盖，放入上述减压干燥器中，减压至 2.67kPa（20mmHg）以下持续半小时，温室放置 24h，在减压干燥器出口连接新鲜无水氯化钙干燥管，打开活塞，待内外压一致，关闭活塞，打开干燥器，盖上瓶盖，取出称量瓶迅速精密称重，计算供试药材中的含水量（%）。

第三节 灰分测定法

一、灰分与质量的关系

灰分是指药材经高温（500～600℃）炽灼，使有机物经炭化进而灰化，而药材混存的无机杂质及药材自身存在的草酸钙、碳酸钙形成的灰状残渣，因为这种灰分包括了杂质灰分，也包括了生理灰分（药材组织中的无机成分），故称为总灰分。若将总灰分用盐酸处理，将生理灰分分出去，所留残渣称为酸不溶性的砂石、泥土等硅酸盐无机杂质灰分，则更直接地反映药材纯度。

二、灰分测定法

1. 总灰分测定 称供试药材粉（过 2 号筛），混匀后取 2～3g（如测酸不溶性灰分，应取 3～5g），置炽灼至恒重的坩埚中，称重（精确至 0.01g），缓缓炽热，至完全炭化时，逐渐升温至 500～600℃，使完全炭化至恒重。根据残渣重量计算总灰分量（%）。

2. 酸不溶性灰分 在上述总灰分中加稀盐酸约 10mL，用表面皿覆盖坩埚，置水浴上加热 10min，表面皿内壁附着物用热水洗入坩埚中，用无灰滤纸滤过，残渣用水洗于滤纸上，并水洗至洗液不显氯化物反应为止。滤渣连同滤纸移至同一坩埚内，干燥，炽灼至恒重。根据残渣重量计算酸不溶性灰分量（%）。

第四节 浸出物测定法

一、浸出物与药材质量的关系

药材化学成分复杂，众多的药材中，仅一部分研究明确何为有效成分。大部分的药材有效成分不明，无法针对与质量关系密切的化学成分进行含量测定，故以药材水溶性或醇溶性总成分含量与药材质量相关的关系，设计了水溶性或醇溶性浸出物含量测定的方法来作为衡量有效成分不明或尚无定量方法的药材质量。

二、水溶性浸出物测定

1. 冷浸法　取供试药材粉（过2号筛）约4g，称重（精确至0.01g），置250～300mL锥形瓶中，精密加入水100mL，塞紧，冷浸，前6h内时时振摇，再静置18h，滤过，精密量取20mL，置已干燥至恒重的蒸发皿中，水浴蒸干，150℃烘3h，移至干燥器中，冷却30min，迅速精密称重，以干燥品计算供试药材中含水溶性浸出物的量（%）。

2. 热浸法　基本方法与上同。称样2～4g，置100～250mL锥形瓶中，精密加入水50～100mL，称重后静置1h，再加热回流保持微沸1h，冷后称重，用水补足减失重量，摇匀，滤过，精密称重，以干燥品计算供试药材中含水溶性浸出物的量（%）。

3. 醇溶性浸出物测定法　照水溶性浸出物测定法测定（如用热浸法，需在水浴上加热）。以适当浓度的乙醇或甲醇代替水为溶剂。溶剂及其溶度的选择，应以对有效成分溶解度尽可能大、对非有效成分或杂质溶解度尽可能小为原则；对成分尚不清楚的药材，可结合传统经验或实际操作经验恰当选择。

思考与练习

1. 简述微量升华法。
2. 简述水分测定法。
3. 简述灰分测定法。
4. 简述浸出物测定法。

（吕　薇）

实验一　显微制片法
（暂时性粉末标本片、切片标本片的制法）

一、目的要求

1. 掌握粉末标本片、切片标本片的制法。
2. 了解生物显微镜的构造、使用方法。

二、材料及试剂

半夏粉末、麦冬。

显微镜、载玻片、盖玻片、切片刀、酒精、火柴、牙签、纱布、滤纸条、培养皿、水合氯醛溶液、稀甘油、蒸馏水。

三、内容及方法

1. 取半夏粉末少许置载玻璃片中央 $\xrightarrow[\text{搅匀、加热}]{\text{加水合氯醛溶液2～3滴}}$ 透化反复三次 $\xrightarrow[\text{搅匀}]{\text{加稀甘油2～3滴}}$

盖盖玻片──→清洁──→观察（观察草酸钙针晶、导管等）

2. 取半夏粉末少许置载玻璃片中央$\xrightarrow[\text{搅匀}]{\text{加蒸馏水 1～2 滴}}$盖盖玻片──→清洁──→观察（观察淀粉粒）

3. 取药材麦冬清洁──→软化（提前 12h 温水浸泡）──→切片（制作麦冬横切标本片）──→取片──→透化──→封藏──→清洁──→观察。

四、作业

1. 简述暂时性粉末标本片制片法。
2. 简述切片标本片的制片法。

（吕 薇）

实验二 显微测量法

一、目的要求

1. 熟悉生物显微镜的使用和保护方法。
2. 掌握目微尺的标定和显微测量法。
3. 熟练掌握暂时性粉末标本片制片法。

二、材料及试剂

半夏粉末、大黄粉末。

显微镜、载玻片、盖玻片、台微尺、目微尺、水合氯醛溶液、稀甘油、蒸馏水。

三、内容及方法

1. 目微尺的标定

(1) 将台微尺放置在载物台上，将目微尺（正面向上）放入目镜镜筒内。

(2) 先低倍物镜（后高倍物镜）下，将台微尺刻度移至视野中央。

(3) 旋转目镜，使两尺平行。

(4) 移动台微尺，使目微尺零端与台微尺的某刻度线相重合。

(5) 再找两尺的第二条重合刻度线，数两条重合线间两尺的小格数，记录。

(6) 计算出目微尺每一格在该物镜条件下相当的长度（μm）。

$$\text{标定值}=\text{台微尺小格数}\times 10\mu\text{m}/\text{目微尺小格数}$$

当测定要用不同的放大倍数时，应分别标定。

2. 测量方法

(1) 将需测量的目的物显微制片置显微镜载物台上。

(2) 用目微尺测量目的物的小格数，记录。

(3) 计算

$$\text{实际长度}(\mu\text{m})=\text{测得小格数}\times\text{标定值}$$

3. 测量大黄的草酸钙簇晶、半夏的草酸钙针晶

四、实验报告

1. 记录显微镜低倍和高倍镜下目微尺标定值。
2. 测量大黄的草酸钙簇晶、半夏的草酸钙针晶。

（吕　薇）

实验三　微量升华法

一、目的要求

1. 掌握组织内所含化学成分的检定方法。
2. 掌握微量升华的操作方法。

二、材料及试剂

大黄、茶叶。

微量升华器、石棉网、三角架、酒精灯、火柴、显微镜、温度计、载玻片、5%氢氧化钠溶液、50mL 烧杯。

三、内容及方法

1. 取铜板或铅板（亦可以载玻片代替）、金属圈、石棉网、铁三角架、酒精灯。将取铜板放在铁三角架上面的石棉网上，在铜板的中心放一个金属圈（可用其他类似物代替），金属圈高约 1cm，直径约 1cm，将药材粉末（约 0.1～0.2g）均匀装入金属圈中成一薄层，再在金属圈上盖一载玻片。用酒精灯在石棉网下小心加热，逐渐升高温度。当有水汽冷凝或出现升华物时，随即换一张载玻片，需准备 3～4 张载玻片。为了加强冷凝作用可在载玻片上面放一滴冷水。从金属圈上换下的带有升华物的载玻片应在无尘处放凉，然后直接在显微镜下观察，不要加封藏剂或盖玻片，以免损坏结晶。有的结晶析出较慢，可放置过夜后再观察。

为了保护载玻片上的升华物，可以取一个软木塞，中心打一个适当大小的孔，然后切下一薄片，将这薄片软木塞放在载玻片上，用加拿大树胶或甘油明胶粘住，再粘上盖玻片即得。

2. 取大黄粉末少许置微量升华器内，于石棉网上加热，注意温度缓慢上升，并以温度计的水银头部置升华器的铜片或铁片上。当温度上升至 120℃时即换一载玻片，带有升华物的玻片应倒扣在一空的烧杯口上，以免升华物的挥散。待冷却后始可镜检，观察其晶体的形状，绘图后取下，滴加氢氧化钾液 1 滴，呈何颜色？依上方法分别取 180℃及 220℃时的升华物镜检，观察其结晶形状有何不同，加碱后呈色怎样？

四、实验报告

绘制大黄、茶叶结晶图。

（吕　薇）

下篇　常用中药鉴定技术

第六章　根类药材

概　　述

一、性状鉴别

根类药材是指用根或以根为主带有部分根茎作为药用的药材。根本身没有节、节间和叶，根的形状通常为圆柱形或长圆锥形，有的为块根，或呈圆锥形、纺锤形等。双子叶植物的根一般主根明显，多有分枝；少数根细长，集生根茎上，如龙胆、威灵仙等。根的表面多有纹理，偶可见皮孔；有的顶端有根茎或茎基，俗称“芦头”，具有茎痕。根的质地和断面特征多因品种而异，质重坚实或体轻松泡；折断时显粉性或呈纤维性及角质状。鉴别时应注意根的断面组织中有无分泌物存在，如伞形科植物白芷、当归、羌活等含有黄棕色油点。

一般而言，单子叶植物根的横断面有一圈环纹状的内皮层，中柱较小，中央有髓，无射线状纹理，外表面无木栓层，偶有较薄的栓化组织。双子叶植物根的横断面一般有一圈环纹状的形成层，环内木质部较大，中央无髓，具有射线纹理，外表面多有栓皮。

二、显微鉴别

（一）单子叶植物根

一般具初生构造。

1. 表皮　多为一列表皮细胞，无木栓层和角质层，有的细胞分化为根毛，偶有表皮细胞分裂为多层细胞，形成根被，如麦冬、百部等。

2. 皮层　一般皮层宽厚，内皮层和凯氏点明显。

3. 中柱　与皮层的界限清晰，直径较小。

4. 维管束　木质部与韧皮部相间排列，辐射状，无形成层。

5. 髓　中央有髓明显。

（二）双子叶植物根

一般具次生构造。

1. 周皮由木栓层、木栓形成层及栓内层组成。少数无周皮而有表皮，如龙胆；也有的表皮死亡脱落后由微木栓化的外皮层细胞起保护作用，称为后生表皮，如细辛；也有的由皮层的外部木化细胞木栓化起保护作用，如川乌。

2. 皮层　周皮形成后，原有的表皮和皮层细胞已死亡脱落。有的栓内层比较发达，为数列细胞，称为次生皮层。

3. 维管束　多为无限外韧型，由初生韧皮部和次生韧皮部、初生木质部和次生木质部、形成层组成。

4. 髓　一般无髓。

5. 异常构造

(1) 多环性同心环维管束，如怀牛膝、商陆等。

(2) 外韧型维管束，如何首乌等。

(3) 内涵韧皮部，如华山参等。

三、显微观察注意点

(一) 组织观察注意点

首先根据维管束的类型及有无形成层等特点，区分是单子叶植物根还是双子叶植物根。

1. 维管束　单子叶植物的维管束是木质部与韧皮部相间排列，辐射型；双子叶植物多为无限外韧型维管束，有时可见异生维管束。

2. 形成层　单子叶植物无形成层；双子叶植物有形成层。

(二) 粉末观察注意点

1. 乳管　如桔梗、党参等。
2. 树脂道　如人参、三七等。
3. 油室　如当归、木香等。
4. 草酸钙结晶　如人参有簇晶，甘草有方晶，怀牛膝有砂晶，麦冬有针晶等。
5. 淀粉粒　如葛根（甘葛藤）等。
6. 菊糖　如桔梗等。
7. 厚壁组织　如韧皮纤维或木纤维等。
8. 石细胞　少见。

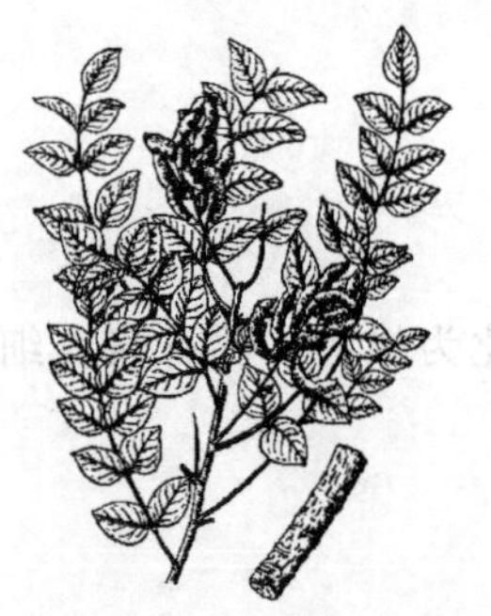
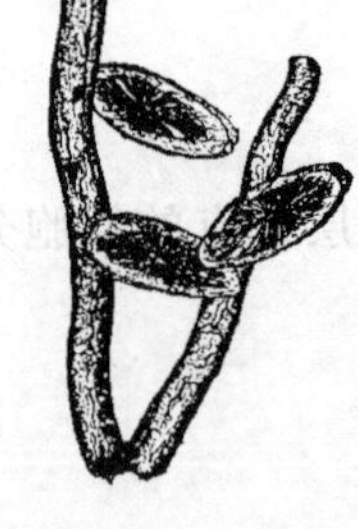

图 6-1　甘草药材图

甘　草

豆科植物甘草 *Glycyrrhiza uralensis* Fisch.、胀果甘草 *Glycyrrhiza inflata* Bat. 或光果甘草 *Glycyrrhiza glabra* L. 的干燥根及根茎。春、秋二季采挖，除去须根，晒干。主产于内蒙古、甘肃、新疆，内蒙古为优质主产地。甘草商品分“西草”、“东草”两类，各分若干等级。

【性状鉴别】甘草药材图见图 6-1。

项　目	正品甘草性状
形态	根呈圆柱形，长 25～100cm，直径 0.6～3.5cm，外皮松紧不一
表面	表面红棕色、灰棕色或灰褐色，具显著的纵皱纹、沟纹、皮孔及稀疏的细根痕，偶见芽痕（光果甘草外皮不粗糙，多灰棕色）
质地	质坚实，不易折断
断面	断面显纤维性，黄白色，粉性强（胀果甘草粉性小，纤维性强）；形成层环明显，有放射状纹理或裂隙。根茎断面中部有髓
气味	气微，味极甜而特殊

【显微鉴别】根横切面（图 6-2）

（1）木栓层　为数列红棕色木栓细胞。

（2）栓内层　数列薄壁细胞，狭窄。

（3）韧皮部　由筛管群、韧皮薄壁细胞、韧皮纤维构成，宽阔，交错排列；射线弯曲，有裂隙（性状鉴别中：放射状纹理或裂隙）。

（4）形成层　可见（性状鉴别中：明显环纹），束间形成层不明显。

（5）木质部　由导管、木薄壁细胞和木纤维构成，宽阔；导管常单个或2～3个成群。

（6）射线　明显。

韧皮部、木质部的纤维束（性状鉴别中：略显纤维性）周围薄壁细胞中常含草酸钙方晶，形成晶鞘纤维。薄壁细胞含淀粉粒（性状鉴别中：粉性足）。

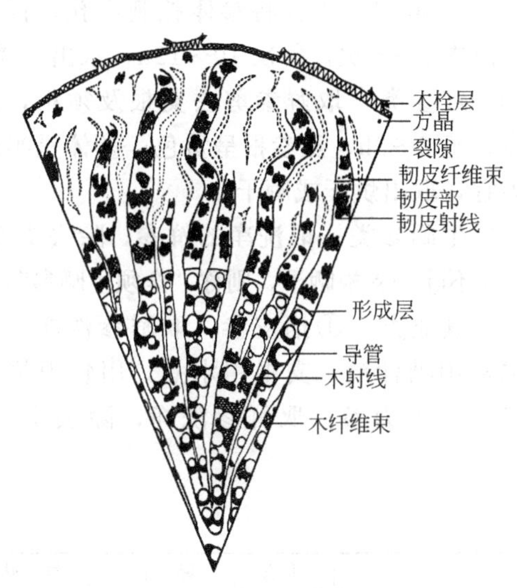

图 6-2　甘草根横切面简图

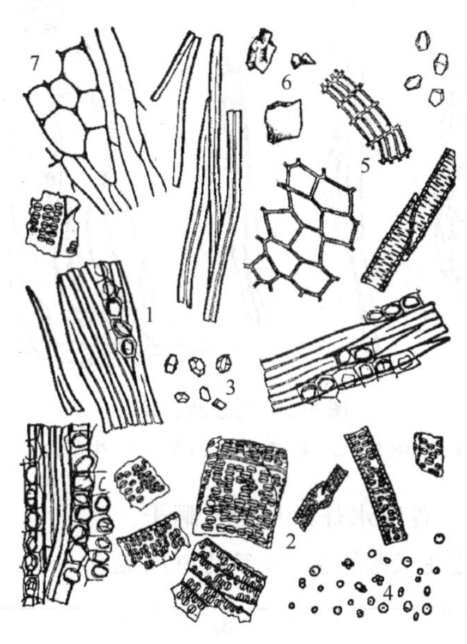

图 6-3　甘草粉末图

1—晶鞘纤维及纤维；2—导管；3—草酸钙方晶；4—淀粉粒；5—木栓细胞；6—色素块；7—射线薄壁细胞

粉末（图 6-3）淡棕黄色，味极甜。

（1）木栓细胞（多）红棕色，多角形（多）、长方形（少）。

（2）纤维（多）成束，无色或微黄色，直径 8～14μm，壁厚，孔沟不明显。

（3）草酸钙方晶　灰褐色，双锥形、长方形或类方形，大至 30μm。

（4）晶鞘纤维　易察见。

（5）具缘纹孔导管（多）　较大，直径至 160μm。稀有螺纹导管、网纹导管。

（6）淀粉粒（多但小）　多为单粒，卵圆形或椭圆形，脐点点状。

【成分】甘草根及根茎含甘草甜素（为甘草的甜味成分）、甘草次酸；此外尚含多种黄酮成分。

【理化鉴别】1. 取粗粉 0.5g，加 50%乙醇回流提取 2h，滤过，滤液浓缩至少量，供点样用。吸附剂用硅胶 G 板，展开剂为丁醇-乙醇-氨水（5∶1∶2）。展距 17.5cm。显色剂为 50%硫酸、1%香兰醛乙醇溶液，喷雾后 100℃烤 5min，甘草甜素显蓝色斑点。

2.《中国药典》规定，甘草含甘草酸不得少于 2.0%。

人 参

五加科植物人参 *Panax ginseng* C. A. Mey. 的干燥根。栽培者为“园参”，野生者为“山参”。园参，栽种 5～6 年后，于秋季（白露至秋分）打挖，除去茎叶及泥土，分别加工成不同规格的商品。野山参，7 月下旬至 9 月间果熟变红时易于发现，挖取时不使支根及须根受伤，保持完整，加工成全须生晒参或白参。野生分布于黑龙江、吉林、辽宁和河北北部深山中。辽宁和吉林有大量栽培。生于山地的针叶、阔叶混交林或杂木林下。人参商品种类如下。

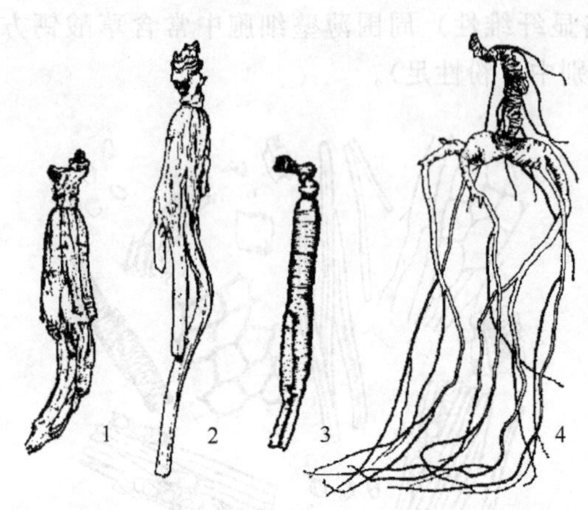

图 6-4 人参药材图

1—生晒参；2—红参；3—白参；4—生晒山参

(1) 白参类 取鲜参，洗净，用竹篾刀刮去外皮，晒干或烘干。

(2) 糖参类 取洗净的鲜参，置沸水中浸烫 3～7min 取出，用针将参体扎刺小孔，再浸于浓糖液中 2～3 次，每次 10～12h，取出干燥。

(3) 红参类 取鲜参剪去支根及须根，洗刷干净，蒸 2～3h，至参根呈黄色，参体呈半透明状为宜，取出烘干或晒干。

(4) 生晒参类 取洗净的鲜参，除去支根，晒干。如不除去支根晒干，则称“全须生晒参”。

(5) 其他类 ①掐皮参。取鲜参洗净，针扎后主根用糖汁浸，支根用水煮，用竹刀掐皮成占状。②大力参。取鲜参洗净，除去支根、须根，置沸水炸煮片刻，晒干。

【性状鉴别】 人参药材图见图 6-4。

品种	形　态	表　面	质地	断　面	气　味
生晒参	主根呈圆柱形或纺锤形，长 3～15cm，直径 1～2cm	表面灰黄色，上部或全体有疏浅断续的粗横纹及明显的纵皱，下部有侧根 2～3 条，并着生多数细长的须根，须根上偶有不明显的细小疣状突起。根茎(芦头)长 1～4cm，直径 0.3～1.5cm，多拘挛而弯曲，上具不定根(艼)和稀疏的凹窝状茎痕(芦碗)	质较硬	断面淡黄白色，显粉性，形成层环纹棕黄色，皮部有黄棕色的点状树脂道及放射状裂隙	气特异，味微苦、甘
红参	全长 6～17cm，主根长 3～10cm	表面红棕色，半透明，偶有不透明的暗褐色斑块，具纵沟、皱纹及细根痕，上部可见环纹，下部有的具 2～3 条侧根。根茎上有茎痕	质硬而脆	断面平坦，角质样	气特异，味微苦、甘
白参	主根长 3～15cm，直径 0.7～3cm	表面淡黄白色，上端有较多断续的环纹，下部有 2～3 条支根，全体可见点状针刺痕	质硬而脆	断面平坦	味较甜
生晒山参	主根与根茎等长或较短，呈人字形、菱形或圆柱形，长 2～10cm。具纵纹，上端有紧密而深陷的环纹，习称“铁线纹”。侧根多为 2 条，须根细长，有明显的疣状突起，习称“珍珠疙瘩”。根茎细长，一般长 3～9cm，上部扭曲，习称“雁脖芦”，芦碗密集，下部无芦碗而较光滑，俗称“圆芦”。不定根较粗，形似枣核，习称“枣核艼”，通常以“芦长碗密枣核，紧皮细纹珍珠须”来概述其外形	表面灰黄色	质硬而脆	断面平坦	气特异，味微苦

【显微鉴别】 主根横切面（图 6-5）

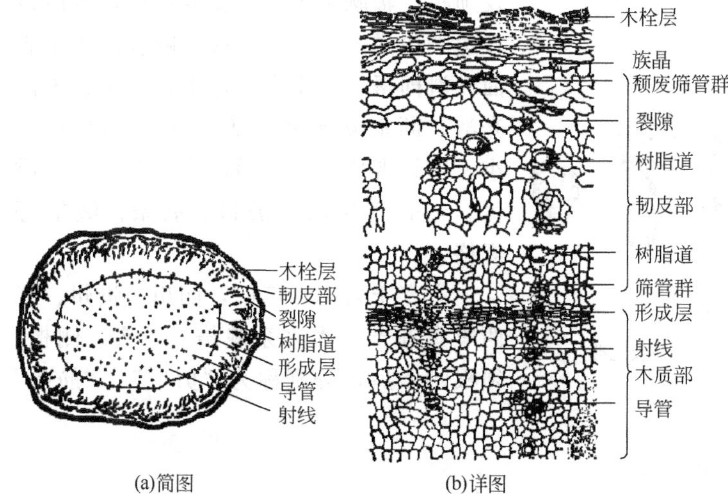

图 6-5　人参（根）横切面简图及详图

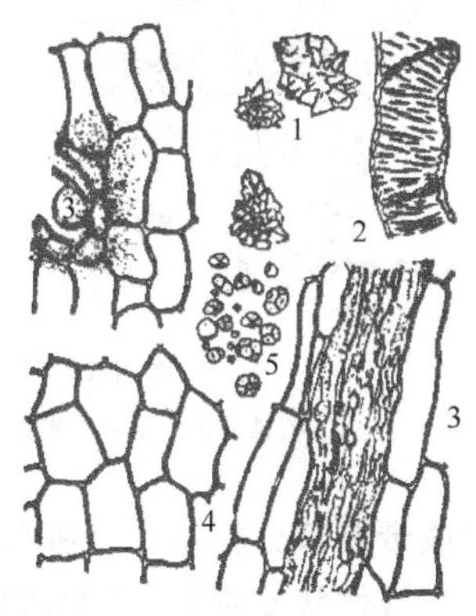

图 6-6　人参粉末图

1—草酸钙簇晶；2—导管；3—树脂道；4—木栓细胞；5—淀粉粒

（1）木栓层为数列细胞，内侧有数列栓内层细胞。

（2）韧皮部中有树脂道散布，内含黄色分泌物，近形成层处有较多树脂道环列。初生韧皮部常有裂隙。韧皮射线宽 3～5 列细胞。

（3）形成层成环。

（4）木质部导管多成单列，径向稀疏排列。木射线宽广，中央可见初生木质部导管。

（5）薄壁细胞含有多数细小淀粉粒（红参已糊化）。

栓内层、木薄壁细胞及木射线中含有草酸钙簇晶。

粉末（图 6-6）淡黄白色（生晒参）或红棕色（红参）。

（1）草酸钙簇晶直径 20～68μm，棱角尖。

（2）导管多网纹、梯纹，稀有螺纹，直径 10～56μm。

（3）树脂道碎片呈管状，内含黄色滴状或块状分泌物。

（4）木栓细胞类方形、多角形，壁薄，细波状弯曲，微带棕色。

（5）淀粉粒众多，单粒类球形，直径 2～20μm，脐点点状、裂缝状或星状；复粒由 2～6 个分粒组成。

【成分】 人参根含总皂苷约 4%，须根中含量较高，是 14 种以上的皂苷混合物。从红参中分得 7 种人参皂苷，迄今从生晒参、红参、白参中共分离到 32 种人参皂苷。另外，含挥发油约 0.12%，另含人参多糖、葡萄糖苷及多种维生素等。

【理化鉴别】 取粉末 0.5g，加乙醇 5mL，振摇 5min，滤过，取滤液少量，置蒸发皿中蒸干，滴加三氯化锑的三氯甲烷饱和溶液，再蒸干，呈紫色（甾萜类反应）。

三　七

五加科植物三七 *Panax notoginseng*（Burk.）F. H. Chen 的干燥根。野生于山坡丛林下。栽培于海拔 800～1000m 的山脚斜坡或土丘缓坡上，以及土壤疏松、含腐殖质丰富的酸性土壤中。种后第 3～4 年秋季开花前或冬季果熟后采挖，前者称“春七”，后者称“冬七”。

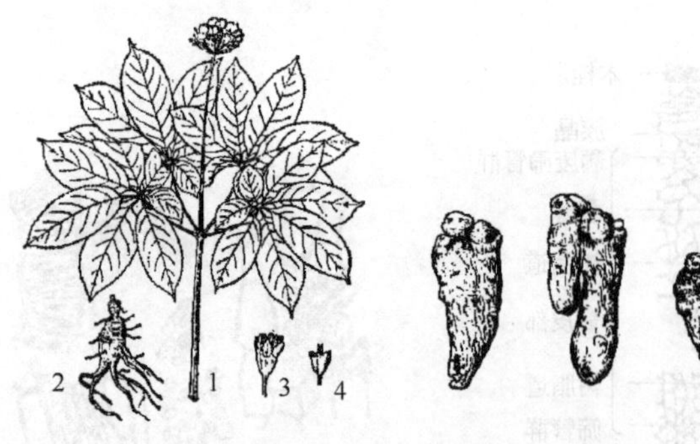

图 6-7　三七药材图

1—植株；2—根茎及根；3—花；4—花柱及花萼

采挖后除去茎叶、泥土，剪下芦头、侧根及须根，曝晒至半干，反复搓揉，以后每日边晒边搓，待至全干放入麻袋内撞至表面光滑即得。以个大、体重、质坚、表面光滑、断面灰黑色、无裂隙者为佳；个小、体轻者质次。习惯认为春七比冬七质优。三七商品尚有剪口、筋条、绒根等规格。

主产于云南、广西，四川、贵州、江西等省亦产。大多系栽培。芦头、侧根、须根晒干后，分别称为“剪口”、“筋条”（或带有部分根茎）、“绒根”。

【性状鉴别】　三七药材图见图 6-7。

项　目	正品三七性状
形态	主根纺锤形或圆柱形，长 3～10cm，直径 1～2cm。具纵沟、皱纹及细根痕，上部有断续的不明显环纹，下部有 2～3 条扭曲交叉的支根，并带弯曲的须根或仅具须根残迹，根茎（芦头）长 1～2cm，有数个凹窝状茎痕（芦碗），有的带有 1～2 条完整或折断的不定根（节）
表面	表面半透明，红棕色，偶有不透明的暗黄褐色斑块
质地	质硬而脆
断面	断面平坦，角质样
气味	气微香而特异，味甘、微苦

【显微鉴别】　三七（根）横切面、粉末显微图见图 6-8。

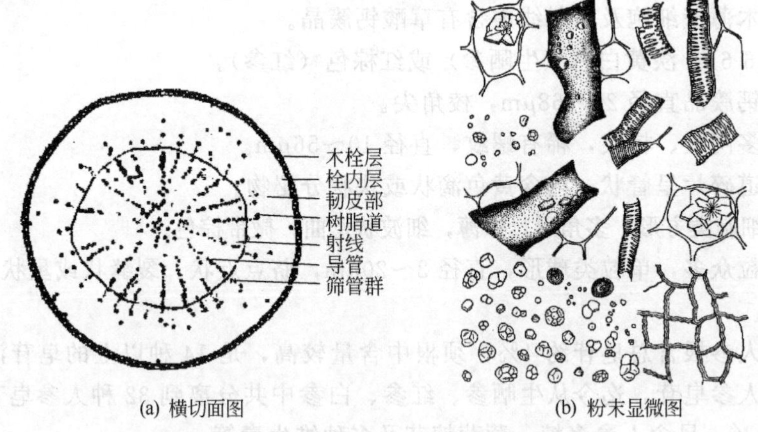

(a) 横切面图　　(b) 粉末显微图

图 6-8　三七（根）横切面、粉末显微图

根横切面　本品薄细胞内充满淀粉粒。

（1）木栓层为数列细胞。

（2）韧皮部散有树脂道。

（3）形成层成环。

（4）木质部导管近形成层处稍多，作径向排列，向内渐少。

（5）射线宽广。

粉末 黄白色。

(1) 淀粉粒单粒类圆形，直径 3～28μm，脐点点状、短缝状或人字形；复粒由 2 分粒组成。

(2) 树脂道直径 60～128μm，分泌细胞及管道内含棕黄色滴状或块状分泌物。

(3) 网纹、梯纹导管，直径 16～55μm。

(4) 草酸钙簇晶稀少，直径 48～64(～80)μm，棱角宽钝。

(5) 木栓细胞长方形或多角形，壁薄。

【成分】 商品含总苷约 12%。三七块状根茎中含人参皂苷 Rb_1、Rb_2、Rd、Re、Rg_1 和三七皂苷 R_1，绒根中含人参皂苷 Rg_1、Rg_2、Rg_3。另含槲皮素、三七黄酮 B、β-谷甾醇、β-谷甾醇-D-葡萄糖苷、蔗糖等。挥发油，其中性部分含有 80 种化学成分，已鉴定出 41 种。

【理化鉴别】 1. 粉末放入猪血内，立即发生溶血（系所含皂苷的溶血现象）。

2. 粉末少许置于瓷板上，加醋酐及浓硫酸各 1～2 滴，即显血红色，放置后色渐变深。

桔 梗

桔梗科植物桔梗 *Platycodon grandiflorum* (Jacq.) A. DC. 的干燥根。春、秋二季采挖，去净泥土、须根，趁鲜刮去外皮或不去外皮，晒干。全国大部分地区均产。以东北、华北产量较大，以华东地区产品质量较好。生山地草坡、林边。现全国大部分地区均有栽培。

【性状鉴别】 桔梗药材图见图 6-9。

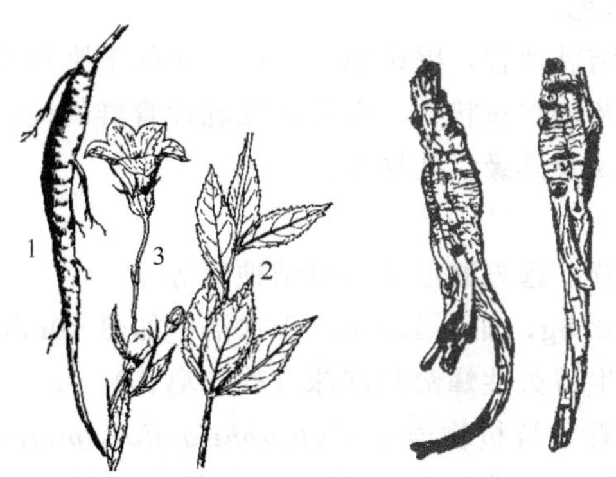

图 6-9 桔梗药材图

1—根；2—茎枝；3—花枝图

项 目	正 品 桔 梗 性 状
形态	呈圆柱形或略呈纺锤形，下部渐细，有的有分枝，略扭曲，长 7～20cm，直径 0.7～2cm。有的顶端有较短的根茎或不明显，其上有数个半月形茎痕
表面	表面白色或淡黄白色，不去外皮的表面黄棕色至灰棕色；具纵扭皱沟，并有横长的皮孔样斑痕及支根痕。上部有横纹
质地	质脆
断面	断面不平坦，形成层环棕色，皮部类白色，有裂隙，木部淡黄白色
气味	无臭，味微甜后苦

【显微鉴别】 根组织横切面（图 6-10）

(1) 木栓细胞多列，黄棕色，商品药材多已除去。

(2) 皮层窄，常见裂隙。

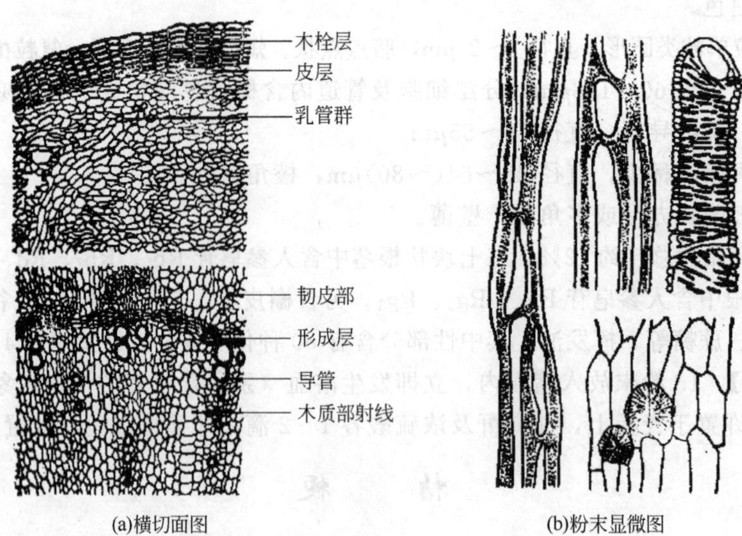

图 6-10 桔梗根横切面、粉末显微图

(3) 韧皮部宽广，乳管散在，内含颗粒状黄色物质，乳管群常与筛管细胞伴生。

(4) 形成层成环。

(5) 本质部导管单个散在或数个相聚，呈放射状排列。

粉末（图 6-10） 米黄色。

(1) 乳汁管为有节联结乳汁管，壁稍厚，侧面由短的细胞与另一乳汁管联结成网状，乳汁管中含细小淡黄色油滴及细颗粒状物。有时可见乳汁管群的横断面碎片。

(2) 导管为梯纹、网纹及具缘纹孔导管。

(3) 菊糖极多。

【成分】 根含多种皂苷、远志酸以及少量桔梗酸等。

【理化鉴别】 取粉末 0.5g，加水 10mL，于水浴中加热 10min，放冷，取上清液，置具塞试管中，用力振摇，产生持久性蜂窝状泡沫（检查皂苷）。

【附注】 霞草根 为石竹科植物霞草 *Cypsophila oldhamiana* Miq. 的根，又称“丝石竹根”。呈圆柱形或圆锥形，多数纵劈为两半，长短粗细不一，直径 0.5～4cm，长 8～20cm。顶端无芦头，残存少数圆形支根痕。刮去栓皮者表面呈黄白色，有残留棕色栓皮的残痕，未去栓皮者有扭曲的纵沟。体轻，质坚脆，不易折断，断面有黄白相间的异型维管束。味苦而辣。显微特征可见大量草酸钙簇晶。

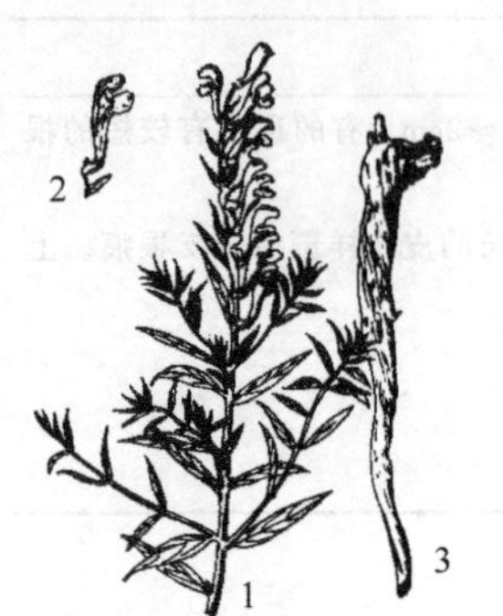

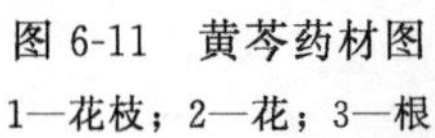

图 6-11 黄芩药材图

1—花枝；2—花；3—根

黄 芩

唇形科植物黄芩 *Scutellaria baicalensis* Georgi 的干燥根。春、秋二季采挖，除去须根及泥沙，晒至半干，撞去外皮，晒干。生于阳坡干燥地，常见于路边及山坡草地上。主产于东北、河北、山西、内蒙古省区，河南、陕西、云南、贵州也产。以山西产量最大，河北承德产质量最好。以条长、质坚实、色黄者为佳。商品分枝芩（条芩，为无空心的根）、枯芩（有空心或中间呈枯朽状者）、尖芩（碎断的根尾或小根）、瓣芩（破碎的片块）等规格。

【性状鉴别】 黄芩药材图见图 6-11。

项　目	正品黄芩性状
形态	呈圆锥形，扭曲，长 8～25cm，直径 1～3cm。顶有茎痕或残留的茎基
表面	表面棕黄色或深黄色，有稀疏的疣状细根痕，上部较粗糙，有扭曲的纵皱或不规则网纹，下部有顺纹和细皱
质地	质硬而脆，易折断
断面	断面黄色，中间红棕色。老根中间呈暗棕色或棕色黑色，枯朽状或已空洞者称为“枯芩”
气味	气弱，味苦

【显微鉴别】 黄芩根横切面、粉末显微图见图 6-12。

粉末　黄色。

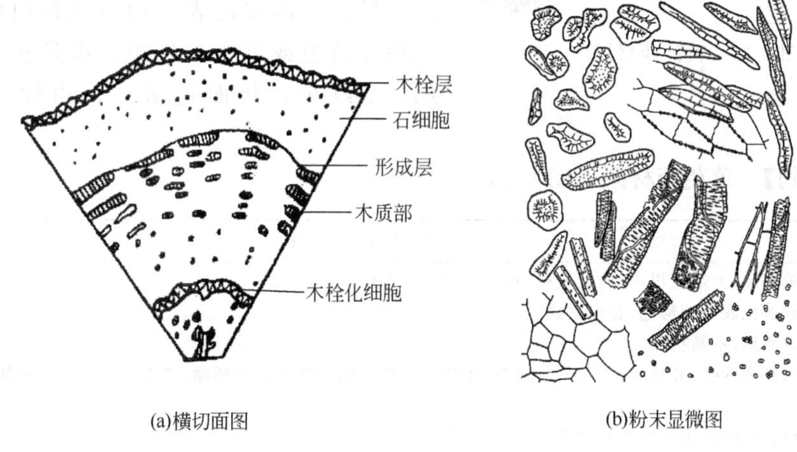

(a)横切面图　　(b)粉末显微图

图 6-12　黄芩根横切面、粉末显微图

(1) 韧皮纤维单个散在或数个成束，梭形，长 60～250μm，直径 9～33μm，壁厚，孔沟细。

(2) 石细胞类圆形、类方形或长方形，壁较厚或甚厚。

(3) 木栓细胞棕黄色，多角形。网纹导管多见，直径 24～72μm。

(4) 木纤维多碎断，直径约 12μm，有稀疏斜纹孔。

(5) 淀粉粒甚多，单粒类球形，直径 2～10μm，脐点明显，复粒由 2～3 分粒组成。

【成分】 含黄芩苷、汉黄芩苷、汉黄芩素、黄芩苷元、黄芩新素、β-谷甾醇、苯甲酸等。

【理化鉴别】 取本品粉末 1g，加甲醇 20mL，超声处理 20min，滤过，滤液蒸干，残渣加甲醇 1mL 使溶解，作为供试品溶液。另取黄芩对照药材 1g，同法制成对照药材溶液。再取黄芩苷对照品，加甲醇制成每 1mL 含 1mg 的溶液，作为对照品溶液。照薄层色谱法试验，吸取上述三种溶液各 5μL，分别点于同一以含 4%乙酸钠的羧甲基纤维素钠溶液为黏合剂的硅胶 G 薄层板上，以乙酸乙酯-丁酮-甲酸-水（5：3：1：1）为展开剂，预平衡 30min，展开，取出，晾干，喷以 1%三氯化铁乙醇溶液。供试品色谱中，在与对照药材色谱相应的位置上，显相同颜色的斑点；在与对照晶色谱相应的位置上，显一相同的暗绿色斑点。

黄 芪

豆科植物蒙古黄芪 *Astragalus membranaceus*（Fisch.）Bge. var. *mongholicus*（Bge.）Hsiao 或膜荚黄芪 *Astragalus membranaceus*（Fisch.）Bge. 的干燥根。春、秋二季采挖，以秋季采者质较佳，挖出后除去须根及根头，晒干。生于山埂阳处、草丛和灌丛中。野生或栽培。主产于山西、黑龙江、内蒙古等地。此外，吉林、甘肃、河北、陕西、辽宁等地亦产。质量以栽培的蒙古黄芪为好。按性状分为黑皮芪、白皮芪、红皮芪。黑皮芪表面黑褐色或黑棕色，白皮芪表面白色或黄白色，红皮芪表面棕黄色或近于棕红色。以条粗大、质坚而绵、皱纹少、断面色黄白、粉性足、味甜者为佳。

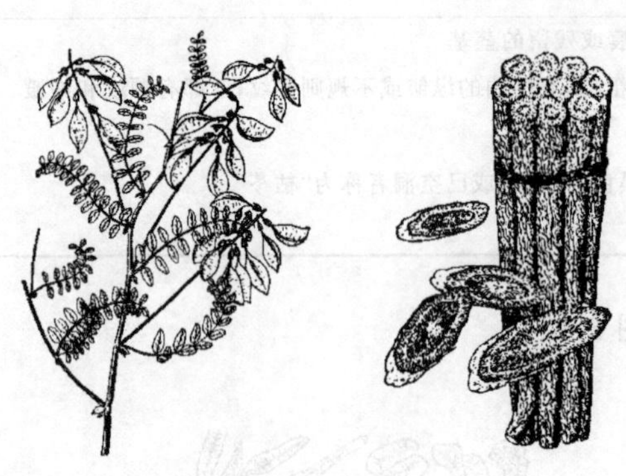

图 6-13 黄芪药材图

【性状鉴别】 黄芪药材图见图 6-13。

项 目	正品黄芪性状
形态	呈圆柱形，上端较粗，有的有分枝，长 30～90cm，直径 1～3.5cm
表面	淡棕黄色或淡棕褐色，有纵皱纹
质地	质硬而韧，不易折断
断面	断面纤维性强，并显粉性，皮部黄白色，木部淡黄色有放射状纹理及裂隙，老根中心偶呈枯朽状，黑褐色，或呈空洞
气味	气微，味微甜，嚼之微有豆腥味

【显微鉴别】 黄芪横切面、粉末显微图见图 6-14。

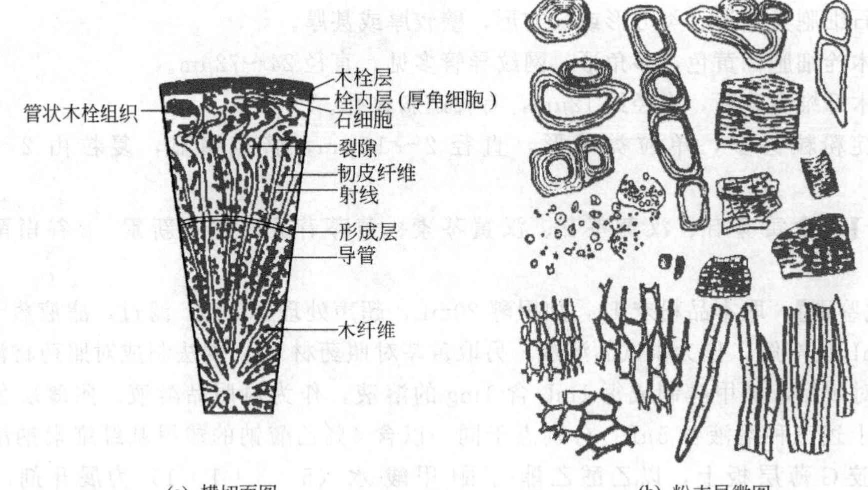

图 6-14 黄芪横切面、粉末显微图

横切面

（1）木栓细胞多列。

（2）栓内层为 3～5 列厚角细胞。

（3）韧皮部射线外侧常弯曲，有裂隙；纤维成束，壁厚，木化或微木化，与筛管群交互排列；近栓内层处有时可见石细胞。

（4）形成层成环。

（5）木质部导管单个散在或 2～3 个相聚；导管间有木纤维；射线中有时可见单个或 2～4个成群的石细胞。

（6）薄壁细胞含淀粉粒。

粉末　黄白色。

（1）纤维成束或散离，直径 8～30μm，壁厚，表面有纵裂纹，初生壁常与次生壁分离，两端常断裂成须状，或较平截。

（2）具缘纹孔导管，无色或橙黄色，具缘纹孔排列紧密。

（3）石细胞少见，圆形、长圆形或形状不规则，壁较厚。

【成分】 主含多糖、苷类、微量元素和氨基酸等。

【理化鉴别】 取本品粉末 3g，加甲醇 20mL，加热回流 1h，滤过，滤液加于中性氧化铝柱（100～120 目，5g，内径 10～15mm）上，用 40%甲醇 100mL 洗脱，收集洗脱液，蒸干，残渣加水 30mL 使溶解，用水饱和的正丁醇提取 2 次，每次 20mL，合并正丁醇液；用水洗涤 2 次，每次 20mL；弃去水液，正丁醇液蒸干，残渣加甲醇 0.5mL 使溶解，作为供试品溶液。另取黄芪甲苷对照品，加甲醇制成每 1mL 含 1mg 的溶液，作为对照品溶液。照薄层色谱法试验，吸取上述两种溶液各 2μL，分别点于同一硅胶 G 薄层板上，以三氯甲烷-甲醇-水（13∶7∶2）的下层溶液为展开剂，展开，取出，晾干，喷以 10%硫酸乙醇溶液，在 105℃加热至斑点显色清晰。供试品色谱中，在与对照品色谱相应的位置上，日光下显相同的棕褐色斑点；紫外光灯（365nm）下显相同的橙黄色荧光斑点。

白　芷

伞形科植物白芷 *Angelica dahurica*（Fisch. ex Hoffm.）Benth. et Hook. f. 或杭白芷 *Angelica dahurica*（Fisch. ex Hoffm.）Benth. et Hook. f. var. *formosana*（Boiss.）Shan et Yuan 的干燥根。夏秋间，叶黄时，挖取根部，除去须根，洗净泥土，晒干或烘干。杭州地区将处理干净的白芷放入缸内，加石灰搅匀，放置 1 周后，取出，晒干或炕干。野生品生于湿草甸子、灌木丛、河旁沙地或砾质土中。禹白芷主产于河南长葛、禹县，祁白芷主产于河北安国。此外陕西渭南、华阳等地也产。杭白芷主产于浙江杭州、余姚等地。川白芷主产于四川遂宁、达县、内江、重庆等地。目前，全国多数省区已栽培。白芷根据产地分为禹白芷、祁白芷、亳白芷三种规格，主销北方各省区；杭白芷根据产地分

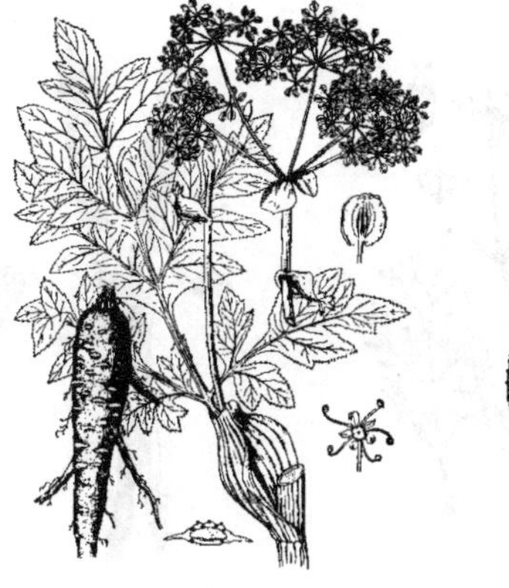

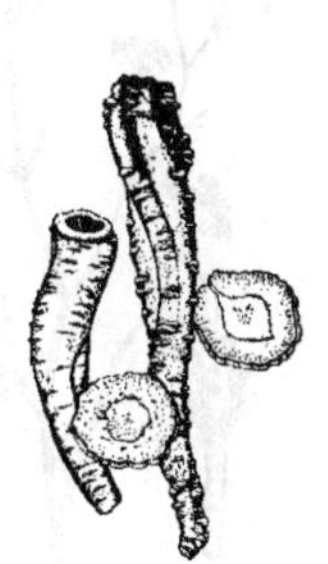

图 6-15　白芷药材图

为杭白芷、川白芷二种规格，销全国并出口。以独支条粗壮、体重、质硬、粉性足、香气浓者为佳。

【性状鉴别】 白芷药材图见图6-15。

项 目	正品白芷性状
形态	呈长圆形，长10～25cm，直径1.5～2.5cm。根头部钝四棱形或近圆形，具纵皱纹、支根痕及皮孔样的横向突起，有的排列成四纵行。顶端有凹陷的茎痕
表面	表面灰棕色或黄棕色
质地	质坚实
断面	断面白色或灰白色，粉性，形成层环棕色，近方形或近圆形，皮部散有多数棕色油点
气味	气芳香，味辛、微苦

【显微鉴别】 白芷横切面、粉末显微图见图6-16。

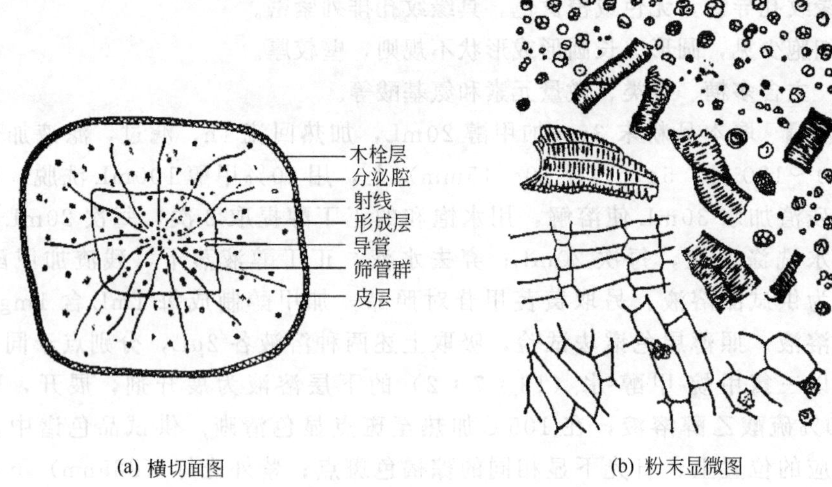

图6-16 白芷横切面、粉末显微图

【成分】 白芷主含白芷素、白芷醚、白芷毒素等；杭白芷主含2种白色结晶物和6种呋喃香豆精等。

【理化鉴别】 取本品粉末0.5g，加水3mL，振摇，滤过。取滤液2滴，点于滤纸上，置紫外光灯（365nm）下观察，显蓝色荧光。

防 风

伞形科植物防风 *Saposhnikovia divaricata* (Turcz.) Schischk. (*Ledebourella seseloides* Wolff) 的干燥根。药材习称“关防风”。春、秋二季采挖，除去茎叶、须根及泥沙，晒干。生于干旱荒山坡、林缘灌丛、沙质草原。主产于东北及内蒙古东部。以条粗壮、断面皮部浅棕色、木部浅黄色者为佳。

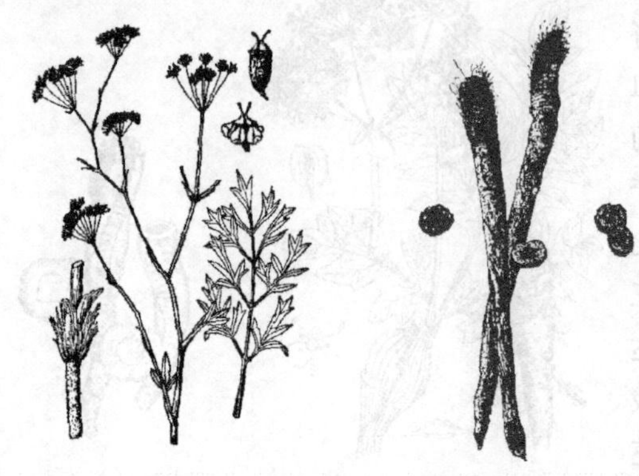

图6-17 防风药材图

【性状鉴别】 防风药材图见图6-17。

项目	正品防风性状
形态	呈长圆锥形或长圆柱形，下部渐细，有的略弯曲，长15～30cm，直径0.5～2cm。根头部有明显密集的环纹，习称“蚯蚓头”，有的环纹上残存棕褐色毛状叶基(叶基维管束)，习称“帚把头”
表面	表面灰棕色，粗糙，有纵皱纹、多数横长皮孔及点状突起的细根痕
质地	体轻，质松，易折断
断面	断面不平坦，皮部浅棕色，有裂隙，木部浅黄色
气味	气特异，味微甘

【显微鉴别】 防风横切面、粉末显微图见图6-18。

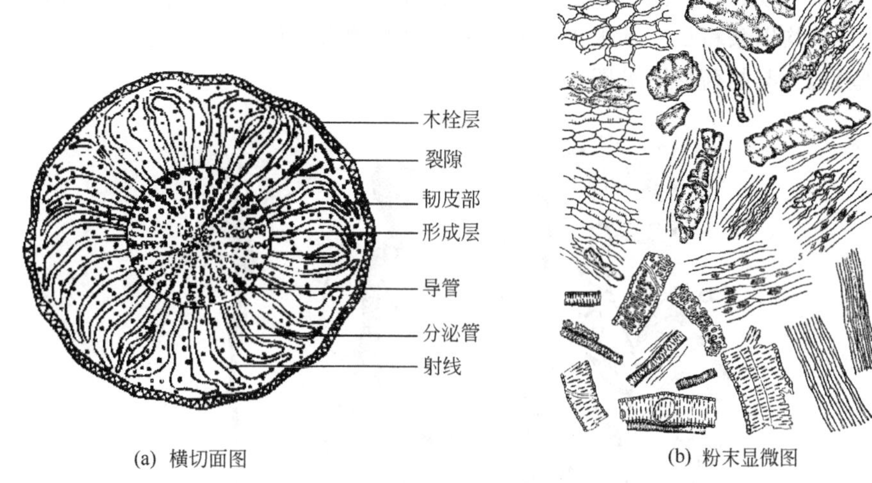

(a) 横切面图　(b) 粉末显微图

图6-18　防风横切面、粉末显微图

横切面

(1) 木栓层为5～30列细胞。

(2) 皮层窄，有较大的椭圆形油管。

(3) 韧皮部较宽，有多数类圆形油管，周围分泌细胞4～8个，管内可见金黄色分泌物；射线多弯曲，外侧常成裂隙。

(4) 形成层明显。

(5) 木质部导管甚多，呈放射状排列。

(6) 根头处有髓，薄壁组织中偶见石细胞。

粉末　淡棕色。

(1) 油管直径17～60μm，充满金黄色分泌物。

(2) 叶基维管束常伴有纤维束。

(3) 网纹导管，直径14～85μm。

(4) 石细胞少见，黄绿色，长圆形或类长方形，壁较厚。

【成分】 主含挥发油、苦味苷、甘露醇、酚类、有机酸和多糖类等。

【理化鉴别】 取本品粉末1g，加丙酮20mL，超声处理20min，滤过，滤液蒸干，残渣加乙醇1mL使溶解，作为供试品溶液。另取防风对照药材1g，同法制成对照药材溶液。再取升麻苷和5-O-甲基维斯阿米醇苷对照品，加乙醇制成每1mL各含1mg的混合溶液，作为对照品溶液。照薄层色谱法试验，吸取上述两种溶液各10μL，分别点于同一硅胶GF_{254}

薄层板上，以三氯甲烷-甲醇（4∶1）为展开剂，展开，取出，晾干，置紫外光灯（254nm）下检视。供试品色谱中，在与对照药材和对照品色谱相应的位置上，显相同颜色的斑点。

柴　　胡

伞形科植物柴胡 *Bupleurum chinense* DC. 或狭叶柴胡 *Bupleurum scorzonerifolium* Willd. 的干燥根。按性状不同，分别习称"北柴胡"、"南柴胡"。春、秋二季采挖，除去茎叶及泥土，晒干。北柴胡主产于我国北部地区。南柴胡主产于湖南、四川、安徽、吉林等省。生于干旱荒山坡、林缘灌丛、沙质草原。依性状不同分为北柴胡、南柴胡两种规格，习以北柴胡为佳。均以条粗长、须根少、质坚实、气味浓者为佳。

【性状鉴别】 柴胡药材图见图 6-19。

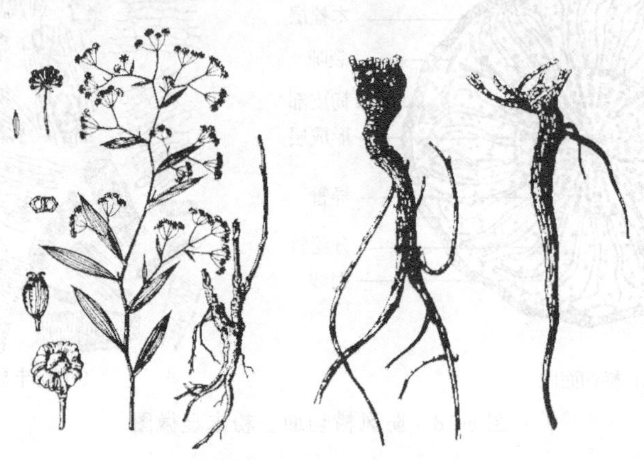

图 6-19　柴胡药材图

品种	形　态	表　面	质 地	断　面	气　味
北柴胡	呈圆柱形或长圆锥形，长 6～15cm，直径 0.3～0.8cm。根头膨大，顶端残留 3～15 个茎基或短纤维状叶基，下部分枝	表面黑褐色或浅棕色，具纵皱纹、支根痕及皮孔	质硬而韧，不易折断	断面显片状纤维性，皮部浅棕色，木部黄白色	气微香，味微苦
南柴胡	根较细，圆锥形，顶端有多数细毛状枯叶纤维，下部多不分枝或稍分枝	表面红棕色或黑棕色，靠近根头处具紧密环纹	质稍软，易折断	断面略平坦，不显纤维性	具败油气

【成分】 主含柴胡皂苷、挥发油、春福寿草醇和 α-菠菜甾醇等。

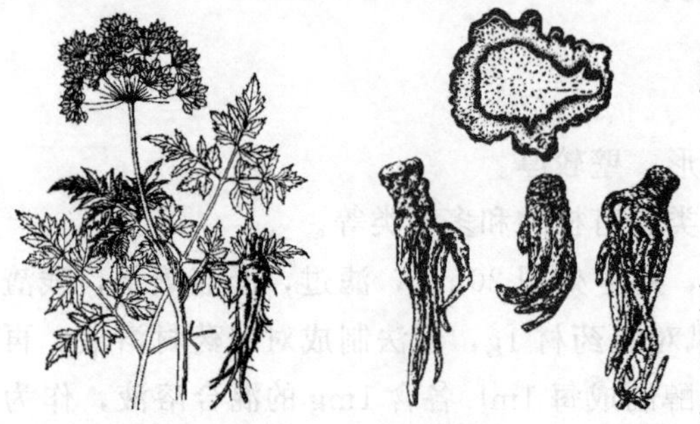

图 6-20　当归药材图

【理化鉴别】 取本品粉末 0.5g，加水 10mL，用力振摇，产生持久性泡沫。

当　　归

伞形科植物当归 *Angelica sinensis*（Oliv.）Diels 的干燥根。一般栽培至第二年秋后采挖，除去茎叶、须根及泥土，放置，待水分稍蒸发根变软时，捆成小把，上棚，以烟火慢慢熏干。生于海拔 1800～2500m 高寒阴湿地方。主产于甘肃省，云南、四川、陕西、湖北等省亦产。柴性大、干枯无油或断面呈绿褐色者不可供药用。

【性状鉴别】 当归药材图见图 6-20。

项　目	正品当归性状
形态	略呈圆柱形，下部有支根 3～5 条或更多，长 15～25cm。根头(归头)直径 1.5～4cm，具环纹，上端圆钝，有紫色或黄绿色的茎及叶鞘的残基；主根(归身)凹凸不平；支根(归尾)直径 0.3～1cm，上粗下细，多扭曲，有少数须根痕
表面	表面黄棕色至棕褐色，具纵皱纹及横长皮孔
质地	质柔韧
断面	断面黄白色或淡黄棕色，皮部厚，有裂隙及多数棕色点状分泌腔，木部色较淡，形成层环黄棕色
气味	有浓郁的香气，味甘、辛、微苦

【显微鉴别】 当归根横切面、粉末显微图见图 6-21。

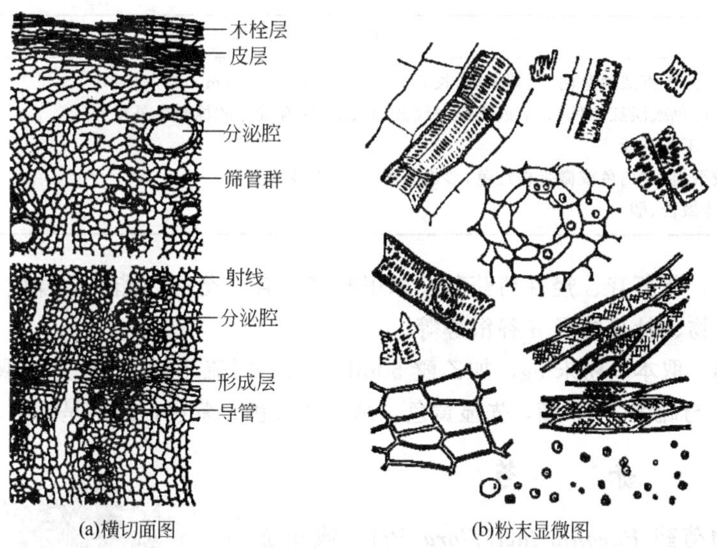

图 6-21　当归根横切面、粉末显微图

横切面

(1) 木栓层为数列细胞。

(2) 皮层窄，有少数油室。

(3) 韧皮部宽广，多裂隙，油室及油管类圆形，直径 25～160μm，外侧较大，向内渐小，周围分泌细胞 6～9 个。

(4) 形成层成环。

(5) 木质部射线宽 3～5 列细胞；导管单个散在或 2～3 个相聚，成放射状排列。

(6) 薄壁细胞含淀粉粒。

粉末　淡黄棕色。

(1) 韧皮薄壁细胞纺锤形，壁略厚，表面有极微细的斜向交错纹理，有时可见菲薄的横隔。

(2) 梯纹及网纹导管多见，直径约 80μm。

(3) 有时可见油室碎片。

【成分】 主含挥发油，油中主要成分为当归酮、藁本内酯、香荆芥酚和正丁烯酞内酯及当归多糖、多种氨基酸、多种维生素、多种微量金属元素、阿魏酸等。

白　芍

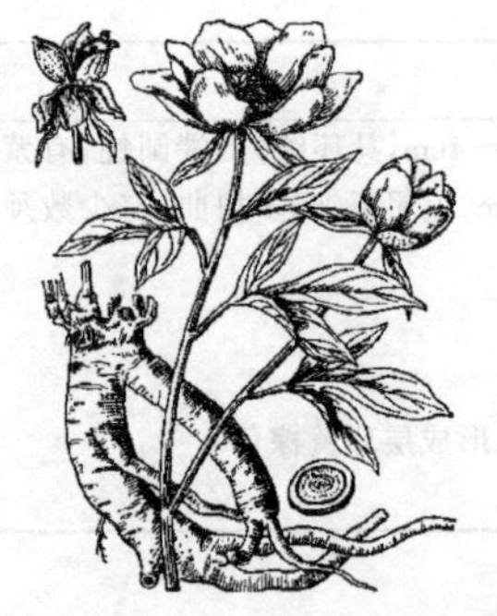
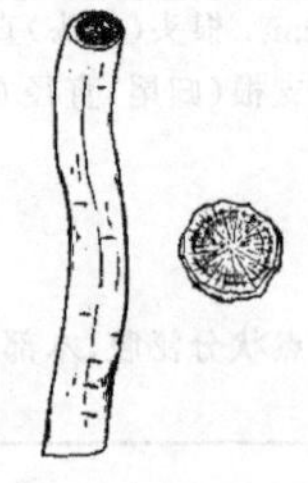

图 6-22　白芍药材图

毛茛科植物芍药 *Paeonia lactiflora* Pall. 的干燥根。夏秋采挖，洗净，除去头尾及须根，刮去外皮，置沸水中煮至透心，立即捞出放入冷水中浸泡，取出晒干（有的地区先煮，后刮外皮，再干燥）。生于山坡、山谷的灌木丛或草丛中。主产于浙江、安徽、四川等省。多为栽培。以体重、粗壮、圆直、头尾均匀、质坚实、无白心或裂隙、粉性足者为佳。

【性状鉴别】 白芍药材图见图 6-22。

项　目	正品白芍性状
形态	呈圆柱形，平直或稍弯曲，两端平截，长 5～18cm，直径 1～2.5cm
表面	表面类白色或淡红棕色，光洁或有纵皱纹及细根痕，偶有残存的棕褐色外皮
质地	质坚实，不易折断
断面	断面较平坦，类白色或微带棕红色，形成层环明显，射线放射状
气味	气微，味微苦、酸

【成分】 主含芍药苷、羟基芍药苷、苯甲酰芍药苷、芍药内酯苷、鞣质、苯甲酸、挥发油、三萜类化合物、牡丹酚及 β-谷甾醇等。

【理化鉴别】 取本品粉末 5g，加乙醚 50mL，加热回流 10min，滤过。取滤液 10mL，蒸干，加醋酐 1mL 与硫酸 4～5 滴，先显黄色，渐变成红色、紫色，最后呈绿色。

赤　芍

毛茛科植物芍药 *Paeonia lactiflora* Pall. 或川赤芍 *Paeonia veitchii* Lynch 的干燥根。春、秋采挖，除去根茎、须根及泥沙，晒干。芍药主产于内蒙古和东北，河北、陕西、山西、甘肃等省亦产。川赤芍主产于四川省，甘肃、陕西、青海、云南等省亦产。野生于山坡林、灌丛中。以粗壮、外皮易脱落、断面粉白色、粉性足者为佳。

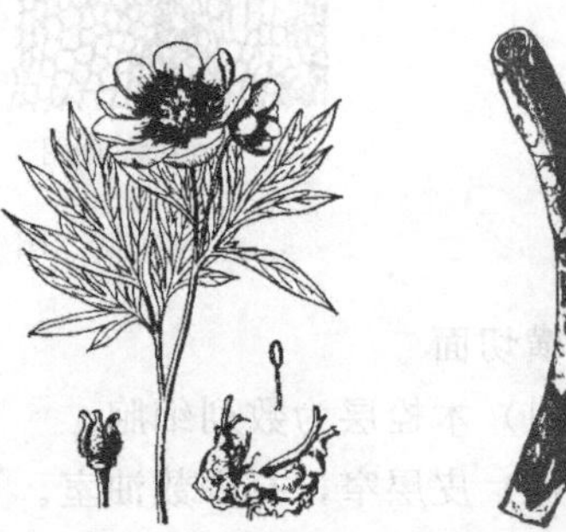

图 6-23　赤芍药材图

【性状鉴别】 赤芍药材图见图 6-23。

项　目	正品赤芍性状
形态	呈圆柱形，稍弯曲，长 5～40cm，直径 0.5～3cm
表面	表面棕褐色，粗糙，有纵沟及皱纹，并有须根痕及横向突起的皮孔，有的外皮易脱落
质地	质硬而脆，易折断
断面	断面粉白色　红色，皮部窄，木部放射明显，有的现裂隙
气味	气微香，味微苦酸涩

【成分】 含有芍药苷、芍药花苷、树脂、鞣质、苯甲酸、挥发油、三萜类化合物、牡丹

酚及β-谷甾醇等。

白　头　翁

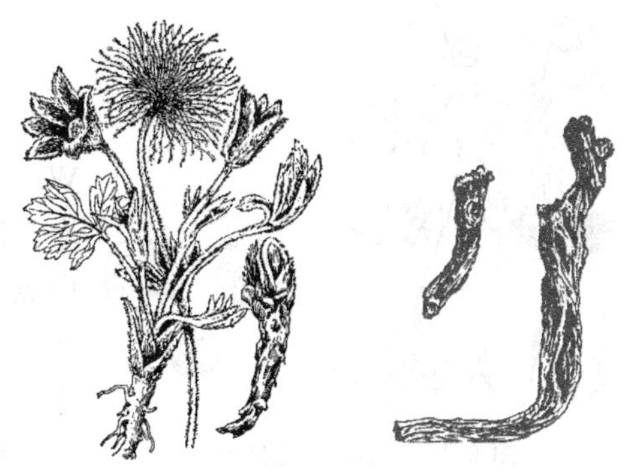
图 6-24　白头翁药材图

毛茛科植物白头翁 *Pulsatilla chinensis* (Bge.) Regel 的干燥根。春、秋采挖，除去泥沙，保留根头绒毛，晒干。生山野、山坡田野间，喜生向阳处。主产于吉林、黑龙江、辽宁、河北、山东、山西、陕西、江苏、安徽等省。以根粗长、外表灰黄色、头部有白毛者为佳。

【性状鉴别】 白头翁药材图见图 6-24。

项　目	正品白头翁性状
形态	呈类圆柱形或圆锥形，稍扭曲，长 6～2cm，直径 0.5～2cm。根头部稍膨大，有白色绒毛，有的可见鞘状叶柄残基
表面	表面黄棕色或棕褐色，具不规则纵纹或纵沟，皮部易脱落，露出黄色的木部，有的有网状裂纹或裂隙，近根头处常有朽状凹洞
质地	质硬而脆
断面	断面皮部黄白色或淡黄棕色，木部淡黄色
气味	气微，味微苦涩

【显微鉴别】 横切面、粉末显微图见图 6-25。

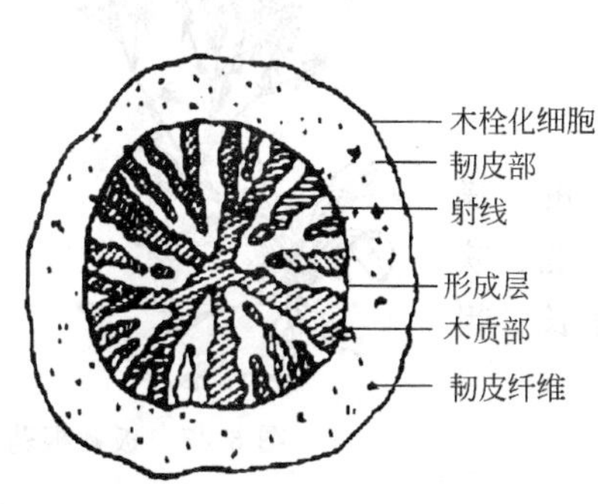

(a) 横切面图

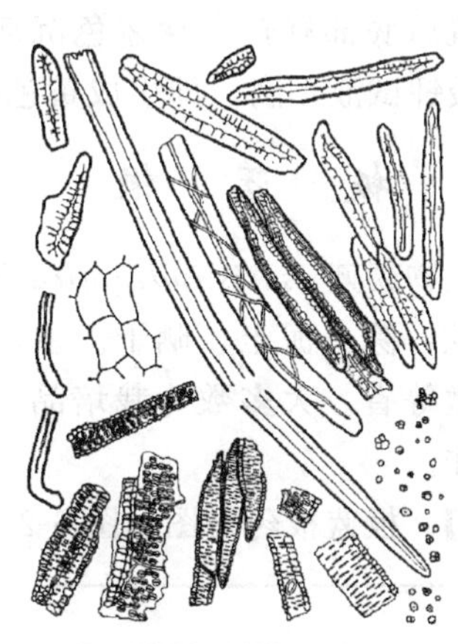
(b) 粉末显微图

图 6-25　白头翁横切面、粉末显微图

粉末　灰棕色。

(1) 韧皮纤维梭形或纺锤形，长 100～390μm，直径 16～42μm，壁木化。

(2) 非腺毛单细胞，直径 13～33μm，基部稍膨大，壁大多木化，有的可见螺状或双螺状纹理。

(3) 具缘纹孔、网纹及螺纹导管，直径 10～72μm。

【成分】 主含皂苷和原白头翁素等。

【理化鉴别】 取本品粉末 4g，加乙醇 20mL，加热回流 1h，滤过，滤液浓缩至约 6mL，放冷，加丙酮适量，则生成沉淀，滤过，速取沉淀少量（约 5mg），置试管中，加醋酐 1mL 使溶解，沿管壁加硫酸 1mL，两液接界处显红色或红紫色环。

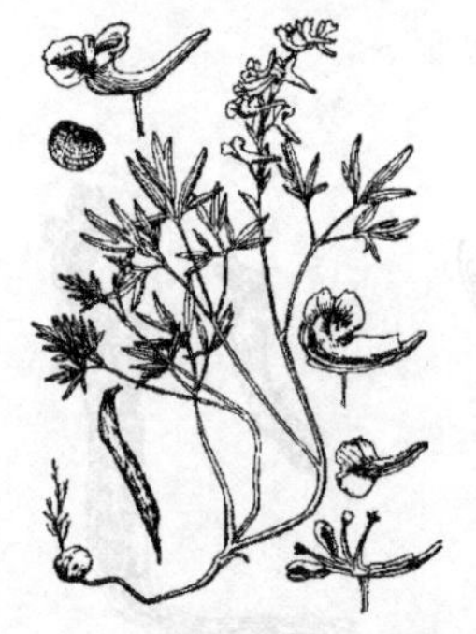
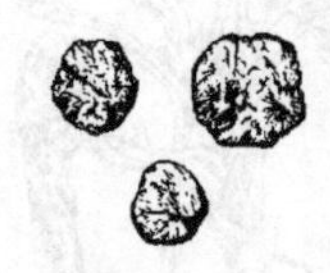
图 6-26　延胡索药材图

延　胡　索

罂粟科植物延胡索 *Corydalis yanhusuo* W. T. Wang 的干燥块茎。5～7 月植株枯萎后采挖，洗净，除去细根，放入开水中略煮至内部中心有芝麻样小白点时为度，立即捞起晒干。主产于浙江省。全国多数地区均有栽培。多栽培于沙地。以个大、饱满、质坚实、断面色黄者为佳。

【性状鉴别】　延胡索药材图见图 6-26。

项　目	正品延胡索性状
形态	呈不规则的扁球形，直径 0.5～1.5cm。顶端有略凹陷的茎痕，底部常有疙瘩状凸起
表面	表面黄色或黄褐色，有不规则网状皱纹
质地	质硬而脆
断面	断面黄色，角质样，有蜡样光泽
气味	气微，味苦

【成分】　主含延胡索甲素（右旋紫堇碱）、延胡索乙素（消旋四氢掌叶防己碱）、延胡索丙素（原阿片碱）、黄连碱、去氢紫堇碱、延胡索丑素、右旋海罂粟碱等。

【理化鉴别】　取本品粉末 2g，加 0.25mL/L 硫酸溶液 20mL，振摇片刻，滤过。取滤液 2mL，加 1%铁氰化钾溶液 0.4mL 与 1%三氯化铁溶液 0.3mL 的混合液，即显深绿色，渐变深蓝色，放置后底部有较多深蓝色沉淀。另取滤液 2mL，加重铬酸钾试液 1 滴，即生成黄色沉淀。

板　蓝　根

十字花科植物菘蓝 *Isatis indigotica* Fort. 的干燥根。霜降后采挖，除去泥土，晒干。主产于河北、陕西、江苏、安徽等省。大多数为栽培品。以条长、粗大、体实者为佳。

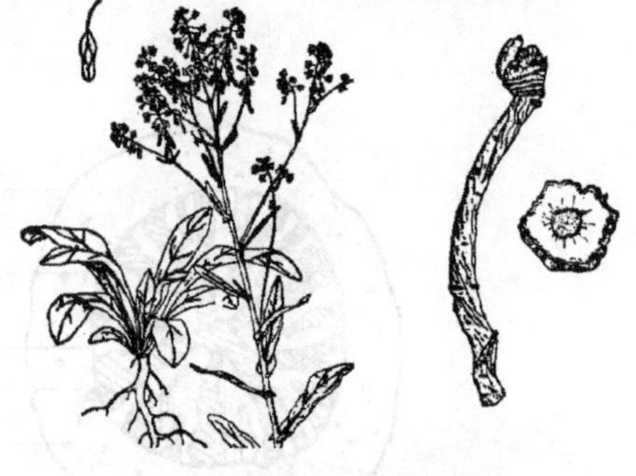
图 6-27　板蓝根药材图

【性状鉴别】　板蓝根药材图见图 6-27。

项　目	正品板蓝根性状
形态	呈圆柱形，稍扭曲，长 10～20cm，直径 0.5～1cm
表面	表面淡灰黄色或淡棕黄色，有纵皱纹及横生皮孔，并有支根或支根痕。可见暗绿色或暗棕色轮状排列的叶柄残基和密集的疣状突起
质地	体实，质略软
断面	断面皮部黄白色，木部黄色
气味	气微，味微甜后苦涩

【显微鉴别】　横切面、粉末显微图见图 6-28。

横切面

(1) 木栓层为数列细胞。

(2) 皮层狭。

(3) 韧皮部宽广，射线明显。

(4) 形成层成环。

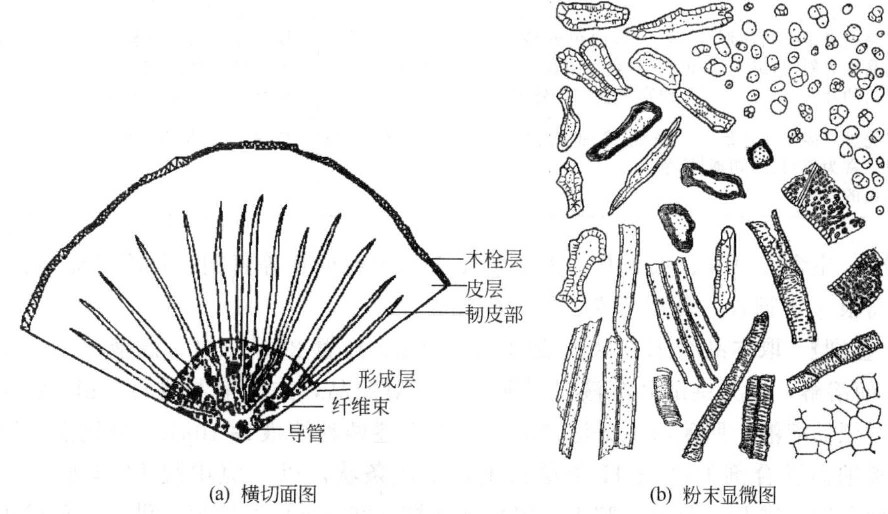

图 6-28 板蓝根横切面、粉末显微图

(5) 木质部导管黄色，类圆形，直径约 80μm；有木纤维束。

薄壁细胞含淀粉粒。

【成分】 主含靛蓝、靛玉红、青黛酮、尿嘧啶、胡萝卜苷、次黄嘌呤、β-谷甾醇及棕榈酸等。

【理化鉴别】 取本品水煎液，置紫外光灯（365nm）下观察，显蓝色荧光。

【附注】 1. 爵床科植物马蓝 *Strobilanthes cusia*（Nees）O. Ktze. 的干燥根及根茎入药称“南板蓝根”。产于福建、四川等地。药材根茎呈圆柱形，多弯曲；膨大的节上着生细长弯曲的根，节的上方残留地上茎，茎上对生分枝；表面灰棕色；质脆，易折断，断面中央有髓。味淡。

2. 十字花科植物欧菘蓝 *Isatis tinctoria* L. 的根，亦作板蓝根用。主产于江苏、河北等省。药材根头部膨大，上具一茎基，偶有 2～4 个分枝；叶柄残基 2～3 轮；表面粗糙，密弧形或不规则疣状突起；支根少数，往往中断或仅留根痕。

葛 根

豆科植物野葛 *Pueraria lobata*（Willd.）Ohwi 或甘葛藤 *Pueraria thomsonii* Benth. 的干燥根。秋、冬二季采挖，野葛多趁鲜切纵向厚片或小块，干燥。甘葛藤多除去外皮，用硫黄熏后，稍干，截段或再纵切，干燥。野葛生丘陵地区的坡地或疏林中。野葛在我国大部分地区有野生，主产于湖南、河南、广东、浙江、四川等地。甘葛藤主产于广东、广西，四川、云南亦产，多为栽培。分为野葛根与粉葛根两种规格。野葛的根称为野葛根，甘葛藤的根称为粉葛根。以片块大、色白、质坚实、粉性足、纤维少者为佳。粉葛根比野葛根质量好。

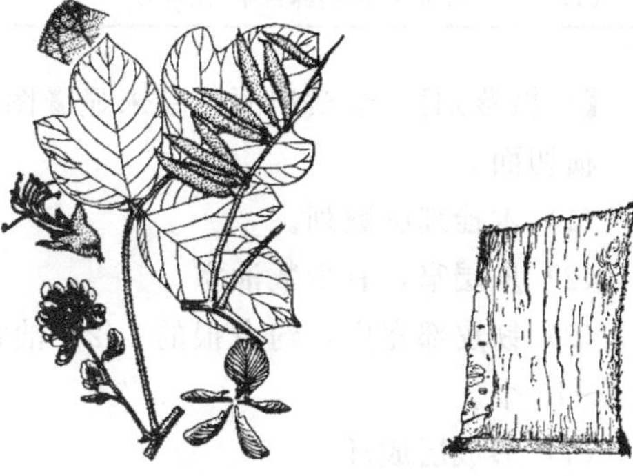

图 6-29 葛根药材图

【性状鉴别】 葛根药材图见图 6-29。

品种	形态	表面	质地	断面	气味
野葛根	完整者多呈圆柱形。商品常为斜切、纵切或横切的片块	表面黄白色或淡棕色,有时可见横长皮孔及残存的淡棕色外皮	切面粗糙,纤维性强,质轻松	横切面可见由纤维及导管所形成的同心性环层,纵切面可见由纤维及导管形成的纵纹	气微,味淡
粉葛根	完整者多呈圆柱形。商品常为斜切、纵切或横切的片块	表面黄白色或淡棕色	纤维性较弱,质坚硬而重	色白,有的呈绵毛状,富粉性	味微甜

【成分】 主含大豆素、大豆苷、大豆素-4,7-二葡萄糖苷等黄酮类物质及淀粉、葛根醇、葛根素、葛根-7-木糖苷、葛根藤素、异黄酮苷等。

【理化鉴别】 取本品粉末 0.8g，加甲醇 10mL，放置 2h，滤过，滤液蒸干，残渣加甲醇 0.5mL 使溶解，作为供试品溶液。另取葛根素对照品，加甲醇制成每 1mL 含 1mg 的溶液，作为对照品溶液。照薄层色谱法试验，吸取上述两种溶液各 10μL，分别点于同一以羧甲基纤维素钠为黏合剂的硅胶 H 薄层板上，使成条状，以三氯甲烷-甲醇-水（7∶2.5∶0.25）为展开剂，展开，取出，晾干，置紫外光灯（365nm）下检视。供试品色谱中，在与对照品色谱相应的位置上，显相同颜色的荧光条斑。

独 活

伞形科植物重齿毛当归 *Angelica pubescens* Maxim. f. *biserrata* Shan et Yuan 的干燥根。春初苗刚发芽或秋末茎叶枯萎时采挖，除去残茎、须根及泥土，炕至半干，堆置 2～3 日，发软后，再炕干。主产于河北、四川等省，陕西、江西、甘肃等省亦产。均为栽培。以条粗状、油润、香气浓者为佳。

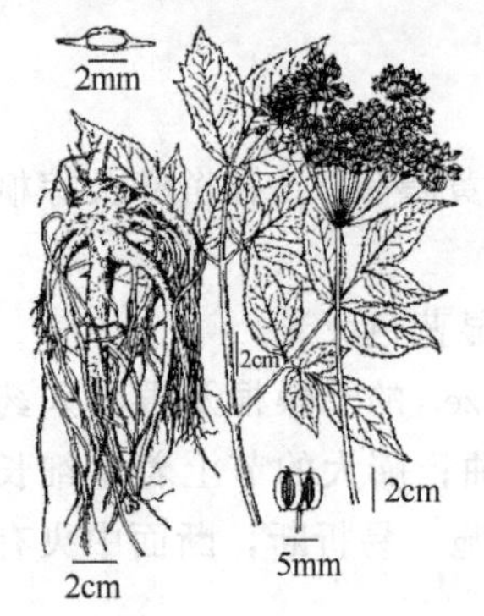

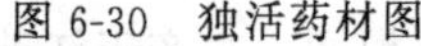
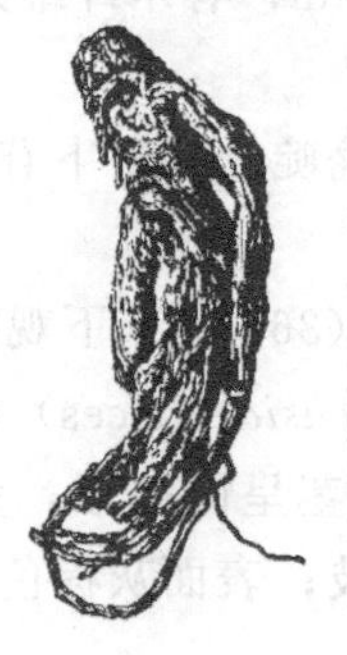

图 6-30 独活药材图

【性状鉴别】 独活药材图见图 6-30。

项 目	正品独活性状
形态	略呈圆柱形,下部 2～3 分枝或较多,长 10～30cm。根头部膨大,圆锥状,多横皱纹,直径 1.5～3cm,顶端有茎、叶的残基或凹陷
表面	表面灰褐色或棕褐色,具纵皱纹,有隆起的横长皮孔及稍突起的细根痕
质地	质较硬,受潮则变软
断面	断面皮部灰白色,有多数散在的棕色油室,木部灰黄色至黄棕色,形成层环棕色
气味	有特异香气,味苦辛、微麻舌

【显微鉴别】 根横切面、粉末显微图见图 6-31。

横切面

（1）木栓细胞数列。

（2）皮层窄，有少数油室。

（3）韧皮部宽广，约占根的 1/2；油室较多，排成数轮，切向约至 153μm，周围分泌细胞 6～10 个。

（4）形成层成环。

（5）木质部射线宽 1～2 列细胞；导管稀少，直径约 84μm，常单个径向排列。

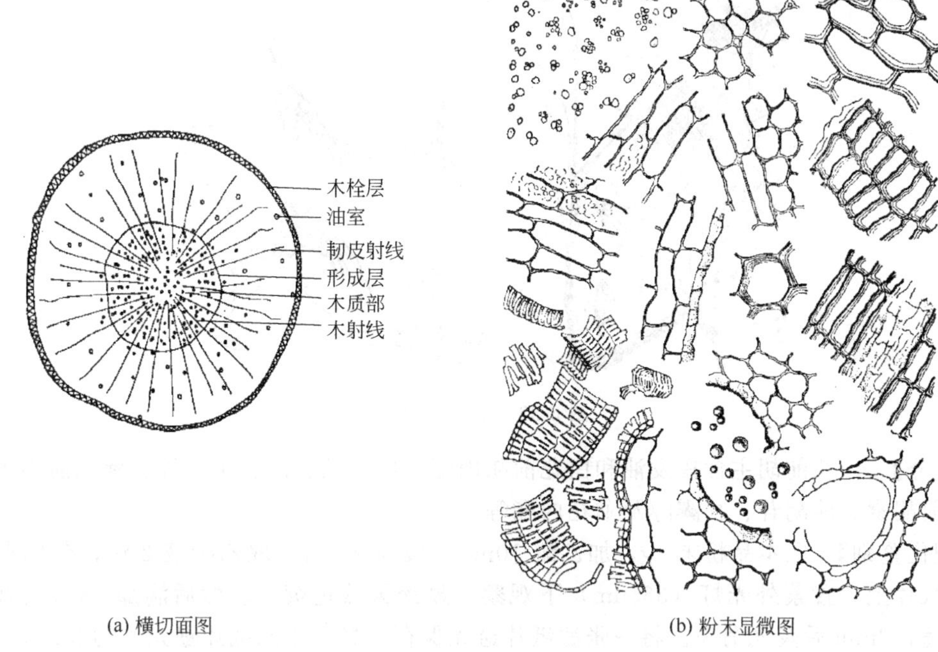

(a) 横切面图　　(b) 粉末显微图

图 6-31　独活根横切面、粉末显微图

薄壁细胞含淀粉粒。

【成分】 主含挥发油、当归素、当归醇、佛手柑内酯等。

【理化鉴别】 取本品粉末 2g，加乙醚 10mL，浸渍过夜，滤过，滤液蒸干，残渣加三氯甲烷 2mL 使溶解，作为供试品溶液。另取独活对照药材 2g，同法制成对照药材溶液。照薄层色谱法试验，吸取上述两种溶液各 2μL，分别点于同一硅胶 G 薄层板上，以正己烷-苯-乙酸乙酯（2∶1∶1）为展开剂，展开，取出，晾干，置紫外光灯（365nm）下检视。供试品色谱中，在对照药材色谱相应的位置，显相同颜色的荧光斑点。

前　胡

伞形科植物白花前胡 *Peucedanum praeruptorum* Dunn 或紫花前胡 *P. decursivum* Maxim. 的干燥根。冬季植株枯萎后，或早春未抽茎时采收，挖取主根，除去茎叶、须根、泥土，晒干或炕干。野生于山坡草丛中。白花前胡主产于浙江、四川，广西、安徽、江苏、湖北、江西、福建亦产。以浙江产量最大，品质亦优。湖南邵燕一带产者又名信前胡，质量亦佳。紫花前胡主产于江西、安徽、湖南、浙江、山东等省。

【性状鉴别】 前胡药材图见图 6-32。

品种	形态	表面	质地	断面	气味
白花前胡	呈不规则的圆柱形、圆锥形或纺锤形，稍扭曲，下部常有分枝，长 3～15cm，直径 1～2cm	表面黑褐色或灰黄色，根头部多有茎痕及纤维状叶鞘残基，上端有密集的细环纹，下部有纵沟、纵皱纹及横向皮孔	质较柔软，干者质硬，可折断	断面不整齐，淡黄白色，皮部散有多数棕黄色油点，形成层环纹棕色，射线放射状	气芳香，味微苦、辛
紫花前胡	呈不规则的圆柱形、圆锥形或纺锤形，稍扭曲，下部常有分枝，长 3～15cm，直径 1～2cm	根头顶端有的有残留茎基，茎基周围常有膜状叶鞘基部残留	质较柔软，干者质硬，可折断	断面类白色，射线不明显	气芳香，味淡而后苦辛

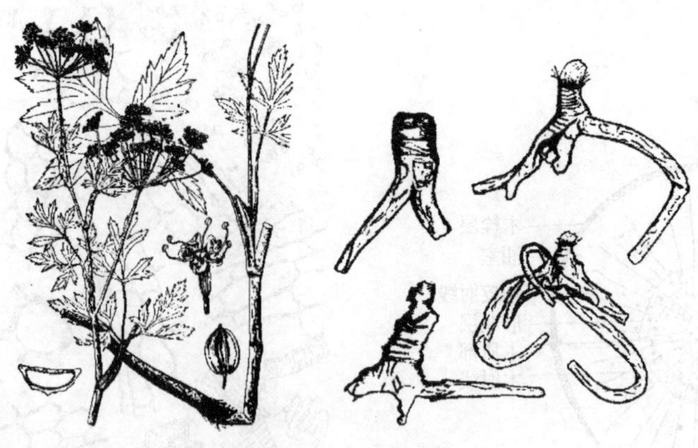

图 6-32　前胡药材图

【成分】 白花前胡主含挥发油和白花前胡内酯（甲、乙、丙、丁）等。紫花前胡主含挥发油、前胡素、前胡苷、甘露醇及伞花内酯等。

【理化鉴别】 取本品粉末 1g，加乙醚 10mL，浸渍 2h 后，取乙醚液 2 滴，分别点于两张小滤纸片上，置紫外光灯（365nm）下观察，显淡天蓝色荧光。然后滴加 15%氢氧化钠溶液数滴，2min 后荧光消失。将一张滤纸片避光保存，另一张滤纸片曝光，约 3h 后，置紫外光灯（365nm）下观察，曝光者天蓝色荧光加强，避光者不显荧光。

龙　胆

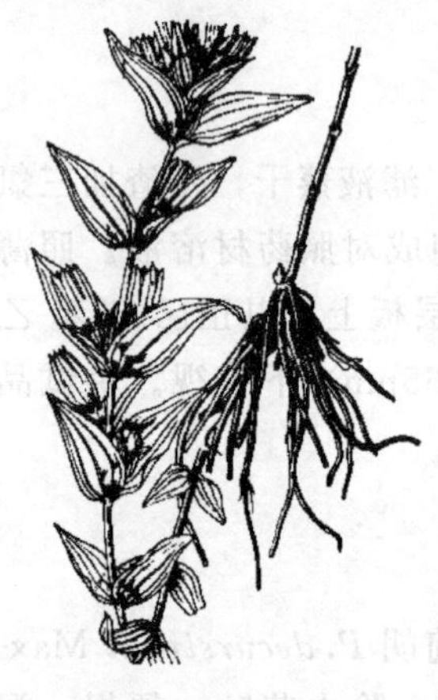

图 6-33　龙胆药材图

龙胆科植物条叶龙胆 *Gentiana manshurica* Kitag.、龙胆 *Gentiana scabra* Bge.、三花龙胆 *Gentiana triflora* Pall. 或坚龙胆 *Gentiana rigescens* Franch. 的干燥根及根茎。前三种习称“龙胆”，后一种习称“坚龙胆”。春、秋二季采挖，以秋季采者质量较好。采挖后除去地上茎叶及泥沙，晒干。生于山坡路边或湿草甸及灌木丛中。龙胆主产于东北地区，全国各地除西北和西藏外均产。三花龙胆主产于东北及内蒙古等省区。条叶龙胆主产于东北地区，河南、江苏、江西、湖南、广东、广西等省区亦产。坚龙胆主产于云南省。商品按其来源分为龙胆（山龙胆）和坚龙胆两种规格。均以条粗长、色黄或黄棕、味极苦者为佳。

【性状鉴别】 龙胆药材图见图 6-33。

品种	形　态	表　面	质地	断面	气味
龙胆	根茎呈不规则的块状，长 1～3cm，直径 0.3～1cm；周围和下端着生多数细长的根。根圆柱形，略扭曲，长 10～20cm，直径 0.2～0.5cm	根茎表面暗灰棕色或深棕色，上端有茎痕或残留茎基。根的表面淡黄色或黄棕色，上部多有显著的横皱纹，下部较细，有纵皱纹及支根痕	质脆，易折断	断面略平坦，皮部黄白色或淡黄棕色，木部色较浅，呈点状环列	气微，味甚苦
坚龙胆	根茎呈不规则的块状，长 1～3cm，直径 0.3～1cm；周围和下端着生多数细长的根。根圆柱形，略扭曲，长 10～20cm，直径 0.2～0.5cm	表面无横皱纹，外皮膜质，易脱落	质脆，易折断	木部黄白色，易与皮部分离	味极苦

【显微鉴别】 龙胆根横切面简图、详图见图 6-34。

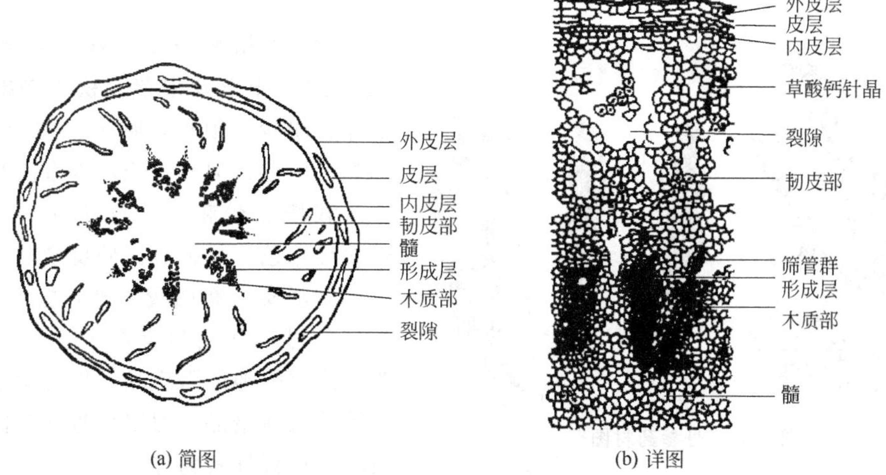

图 6-34　龙胆根横切面简图、详图

横切面

龙胆

(1) 表皮细胞有时残存，外壁较厚。

(2) 皮层窄；外皮层细胞类方形，壁稍厚，木栓化；内皮层细胞切向延长，每一细胞由纵向壁分隔成数个类方形小细胞。

(3) 韧皮部宽广，有裂隙。

(4) 形成层不甚明显。

(5) 木质部导管 3～10 个群束。

(6) 髓部明显。

薄壁细胞含细小草酸钙针晶。

坚龙胆　内皮层以外组织多已脱落。木质部导管发达，均匀密布。无髓部。

粉末　淡黄棕色。

龙胆

(1) 外皮层细胞表面观类纺锤形，每一细胞由横壁分隔成数个扁方形的小细胞。

(2) 内皮层细胞表面观类长方形，甚大，平周壁观纤细的横向纹理，每一细胞由纵隔壁分隔成数个栅状小细胞，纵隔壁大多连珠状增厚。

(3) 薄壁细胞含细小草酸钙针晶。

(4) 网纹及梯纹导管，直径 45μm。

【成分】 主含龙胆苦苷、龙胆黄素、龙胆碱和龙胆糖等。

【理化鉴别】 取本品粉末 0.5g，加甲醇 5mL，浸渍 4～5h，滤过，滤液浓缩至约 2mL，作为供试品溶液。另取龙胆苦苷对照品，加甲醇制成每 1mL 含 2mg 的溶液，作为对照品溶液。照薄层色谱法试验，吸取上述两种溶液各 5μL，分别点于同一以羧甲基纤维素钠为黏合剂的硅胶 GF_{254} 薄层板上，以乙酸乙酯-甲醇-水（20∶2∶1）为展开剂，二次展开，取出，晾干，置紫外光灯（254nm）下检视。供试品色谱中，与对照品色谱相应的位置上，显相同颜色的斑点。

丹　参

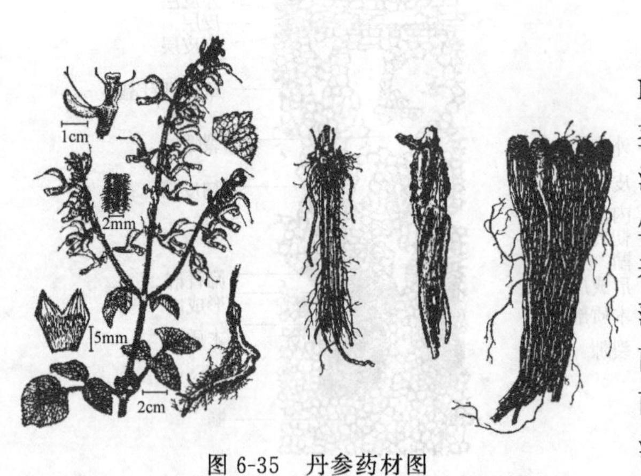

图 6-35　丹参药材图

唇形科植物丹参 *Salvia miltiorrhiza* Bge. 的干燥根及根茎。秋季采挖，除去茎叶、泥沙、须根，晒干。主产于安徽、江苏、山东、河北、四川等省。栽培或野生。栽培品较粗壮，直径 0.5～1.5cm。表面红棕色，具纵皱，外皮紧贴、不易剥落。质坚实。断面较平整，略呈角质样。商品分丹参和川丹参两种。丹参是指山西、河北等地的野生品。川丹参指四川中江等地的栽培品。习以川丹参为优。以条粗壮、色紫红者为佳。

【性状鉴别】 丹参药材图见图 6-35。

项　目	正品丹参性状
形态	根茎短粗，顶端有时残留茎基。根数条，长圆柱形，略弯曲，有的分枝并具须状细根，长 10～20cm，直径 0.3～1cm
表面	表面棕红色或暗棕红色，粗糙，具纵皱纹。老根外皮疏松，多显紫棕色，常呈鳞片状剥落
质地	质硬而脆
断面	断面疏松，有裂隙或略平整而致密，皮部棕红色，木部灰黄色或紫褐色，导管束黄白色，呈放射状排列
气味	气微，味微苦涩

【显微鉴别】 丹参根横切面、粉末显微图见图 6-36。

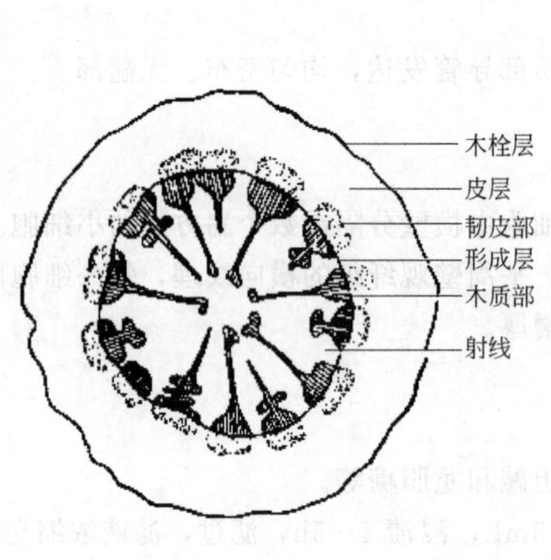

(a) 横切面图

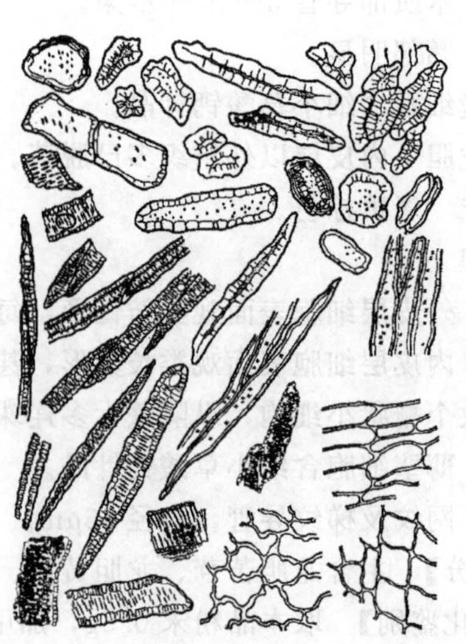
(b) 粉末显微图

图 6-36　丹参根横切面、粉末显微图

【成分】 主含脂溶性非醌类成分丹参酮（丹参酮Ⅰ、ⅡA、ⅡB）、二氢丹参酮及隐丹参酮等；水溶性成分原儿茶醛、原儿茶酸、维生素 E 和丹参素等。

【理化鉴别】 1. 取本品粉末 5g，加水 50mL，煎煮 10～20min，放冷，滤过，滤液置水浴上浓缩至黏稠状，放冷后，加乙醇 3～5mL 使溶解，滤过，取滤液数滴，点于滤纸条上，干后，置紫外光灯（365nm）下观察，显亮蓝灰色荧光。将滤纸条悬挂在浓氨溶液瓶中（不接触液面），20min 后取出，置紫外光灯（365nm）下观察，显淡亮蓝绿色荧光。

2. 取 1. 项下的滤液 0.5mL，加三氯化铁试液 1～2 滴，显污绿色。

地　　黄

玄参科植物地黄 *Rehmannia glutinosa* Libosch. 的新鲜干燥块根。秋季采挖，除去芦头及须根，洗净，鲜用；或将鲜生地徐徐烘焙，至内部变黑，约八成干，捏成团块，称“生地（黄）”。我国大部分地区皆有生产。主产于河南，浙江、陕西、山西、江苏、河北、山东等地均产。以河南产量最大，质量最佳。根据加工方法不同分为鲜地黄、生地黄两种。鲜地黄以粗壮、色红黄者为佳。生地黄以块大、体重、断面乌黑色者为佳。

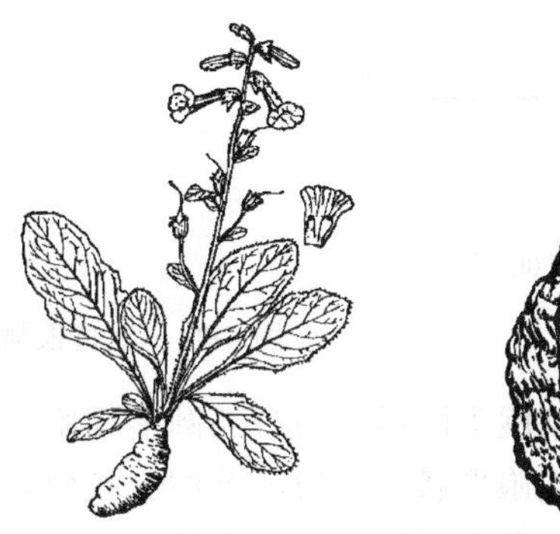
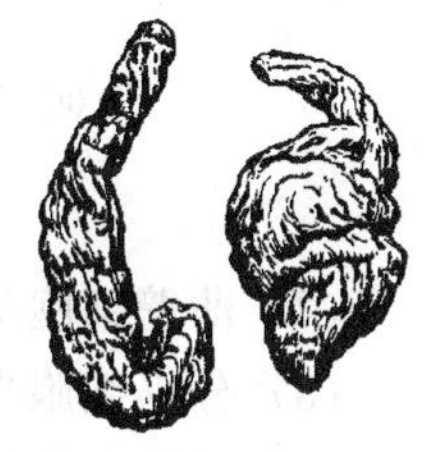

图 6-37　地黄药材图

【性状鉴别】 地黄药材图见图 6-37。

品种	形态	表面	质地	断面	气味
鲜地黄	呈纺锤形或条形，长 8～24cm，直径 2～9cm	外皮薄，表面浅红黄色，具弯曲的纵皱纹、横长皮孔及不规则疤痕	肉质，易断	断面皮部淡黄白色，可见橘红色油点，木部黄白色，导管呈放射状排列	气微，味微甜、微苦
生地黄	多呈不规则团块状或长圆形，中间膨大，两端稍细，长 6～12cm，直径 3～6cm。有的细小，长条状，稍扁而扭曲	表面棕黑色或棕灰色，极皱缩，具不规则的横曲纹	体重，质较软而韧，不易折断	断面棕黑色或乌黑色，有光泽，具黏性	无臭，味微甜

【显微鉴别】 地黄根横切面、粉末显微图见图 6-38。

根横切面

(1) 木栓细胞数列。

(2) 皮层薄壁细胞排列疏松；散有较多分泌细胞，含橘黄色油滴；偶有石细胞。

(3) 韧皮部较宽，分泌细胞较少。

(4) 形成层成环。

(5) 本质部射线宽广；导管稀疏，排列成放射状。

粉末　深棕色。

(1) 木栓细胞淡棕色，断面观类长方形，排列整齐。

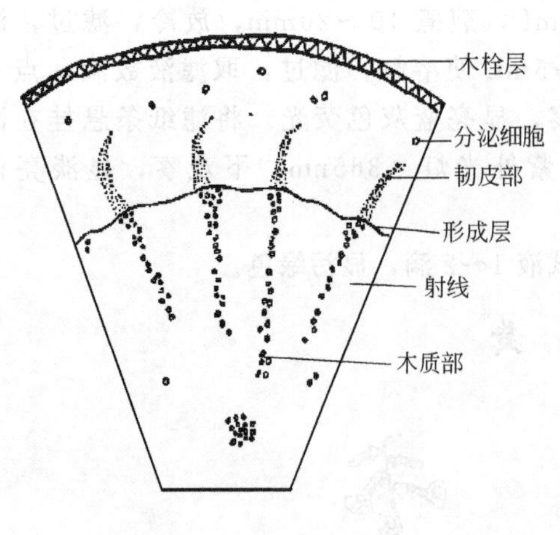

(a) 横切面图

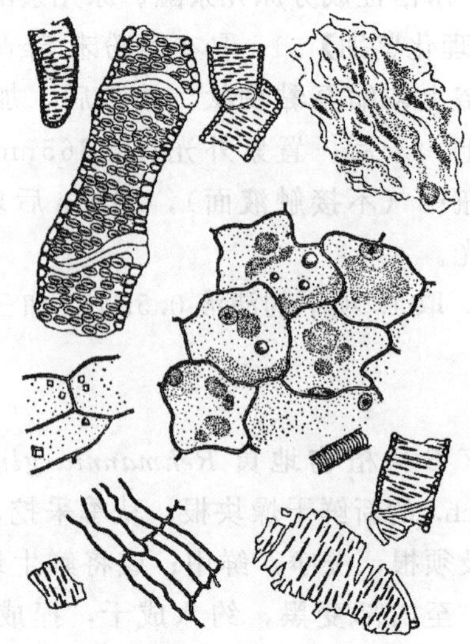
(b) 粉末显微图

图 6-38 地黄根横切面、粉末显微图

(2) 薄壁细胞类圆形，内含类圆形细胞核。

(3) 分泌细胞形状与一般薄壁细胞相似，内含橙黄色或橙红色油滴状物。

(4) 具缘纹孔及网纹导管，直径约 92μm。

【成分】 主含地黄素、甘露醇、生物碱、葡萄糖、维生素 A 及 β-谷甾醇等。

【理化鉴别】 取本品粉末 2g，加甲醇 20mL，加热回流 1h，放冷，滤过。滤液回收甲醇至 5mL，作为供试品溶液。另取梓醇对照品加甲醇制成每 1mL 含 0.5mg 的溶液，作为对照品溶液。照薄层色谱法试验，吸取上述两种溶液各 5μL，分别点于同一硅胶 G 薄层板上以三氯甲烷-甲醇-水（14∶6∶1）为展开剂，展开，取出，晾干，喷以茴香醛试液，105℃加热至斑点显色清晰。供试品色谱中，在与对照品色谱相应的位置上，显相同颜色的斑点。

党 参

桔梗科植物党参 *Codonopsis pilosula*（Franch.）Nannf.、素花党参 *Codonopsis pilosula* Nannf. var. *modesta*（Nannf.）L. T. Shen 或川党参 *Codonopsis tangshen* Oliv. 的干燥根。秋季采挖，除去地上部分及须根，洗净泥土，晒至半干反复搓揉 3～4 次，晒至七八成干时，捆成小把，晒干。党参主产于山西、陕西、甘肃、四川等省及东北各地。素花党参主产于四川、青海、甘肃。川党参主产于四川、湖北、湖南、贵州等省。常生于富含腐殖质的山区、林缘及灌丛中。党参栽培品产于山西等地者称“潞党”，产于东北地区者称“东党”，野生于山西五台山等地者称“（野）台党”。素花党参的根称“西党”。川党参的根称“川党（条党）”。均以条粗长、横纹多、质柔润、有香气、甜味浓、“化渣”（嚼之无渣）者

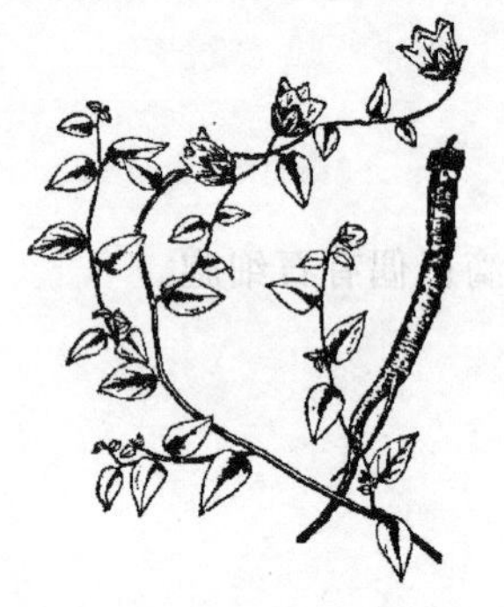
图 6-39 党参药材图

为佳。

【性状鉴别】　党参药材图见图 6-39。

品种	形　态	表　面	质地	断　面	气味
党参	呈长圆柱形，稍弯曲，长10～35cm，直径0.4～2cm。根头部有多数疣状突起的茎痕及芽，每个茎痕的顶端呈凹下的圆点状	表面黄棕色至灰棕色，根头下有致密的环状横纹，向下渐稀疏，有的达全长的一半，栽培品环状横纹少或无；全体有纵皱纹及散在的横长皮孔，皮根断落下常有黑褐色胶状物	质稍硬或略带韧性	断面稍平坦，有裂隙或放射状纹理，皮部淡黄白色至淡棕色，木部淡黄色	有特殊香气，味微甜
素花党参（西党参）	长 10 ～ 35cm，直径0.5～2.5cm	表面黄白色至灰黄色，根头下致密的环状横纹常达全长的一半以上	质稍硬或略带韧性	断面裂隙较多，皮部白色至淡棕色，木部淡黄色	有特殊香气，味微甜
川党参	长 10 ～ 45cm，直径0.5～2cm	表面灰黄色至黄棕色，有明显不规则的纵沟	质较软而结实	断面裂隙较少，皮部黄白色，木部淡黄色	有特殊香气，味微甜

【显微鉴别】　党参根横切面、粉末显微图见图 6-40。

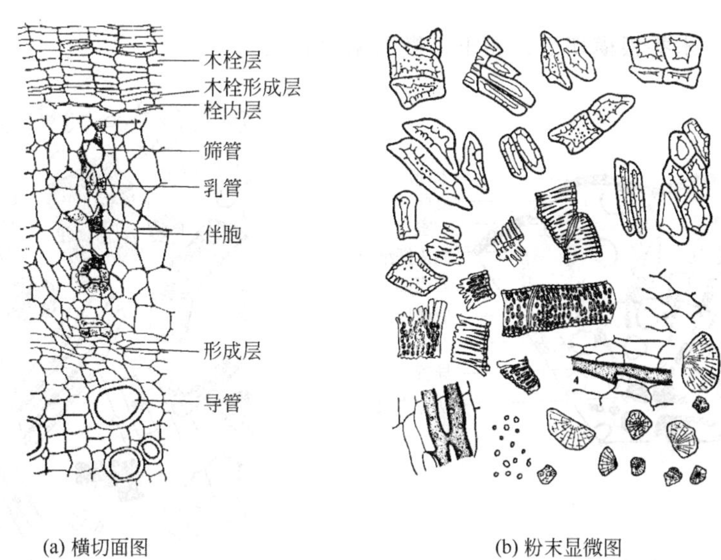

(a) 横切面图　　(b) 粉末显微图

图 6-40　党参根横切面、粉末显微图

横切面

(1) 木栓细胞数列至十数列，外侧有石细胞，单个或成群。

(2) 皮层窄。

(3) 韧皮部宽广，外侧常现裂隙，散有淡黄色乳管群，并常与筛管群交互排列。

(4) 形成层成环。

(5) 本质部导管单个散在或数个相聚，呈放射状排列。

薄壁细胞含菊糖。

【成分】　主含有机酸、微量挥发油、菊糖和淀粉等。

【附注】　管花党参 *C. tubelosa* kom.，产于云南、贵州、四川等省。商品称为白党或叙党，色白，质较硬，气微，味微甜，嚼之有渣。

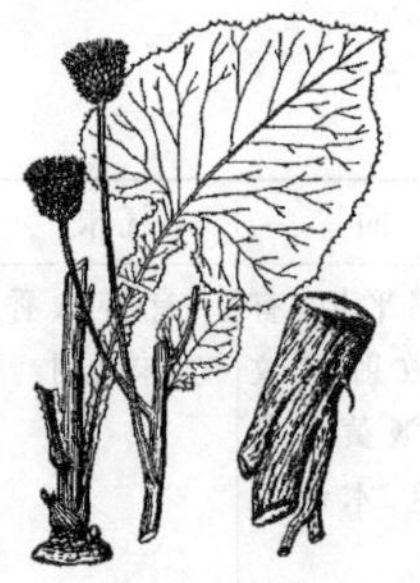
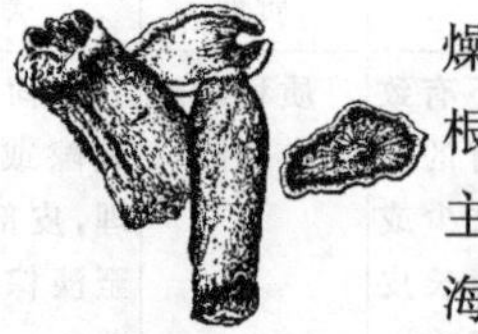

图 6-41 木香药材图

木 香

为菊科植物木香 *Aucklandia lappa* Decne. 的干燥根。秋、冬二季采挖 2～3 年生的根，除去茎叶、须根及泥土，切段或纵剖为块，晒干或风干，撞去粗皮。主产于云南省，四川、西藏亦产。多为栽培。栽培于海拔 2500～4000m 的高山地区，在凉爽的平原和丘陵地区也可生长。

【性状鉴别】 木香药材图见图 6-41。

项 目	正品木香性状
形态	呈圆柱形或半圆柱形，长 5～10cm，直径 0.5～5cm
表面	表面黄棕色至灰褐色，有明显的皱纹、纵沟及侧根痕
质地	质坚，不易折断
断面	断面灰褐色至暗褐色，周边灰黄色或浅棕黄色，形成层环棕色，有放射状纹理及散在的褐色点状油室
气味	气香特异，味微苦

【显微鉴别】 木香根横切面、粉末显微图见图 6-42。

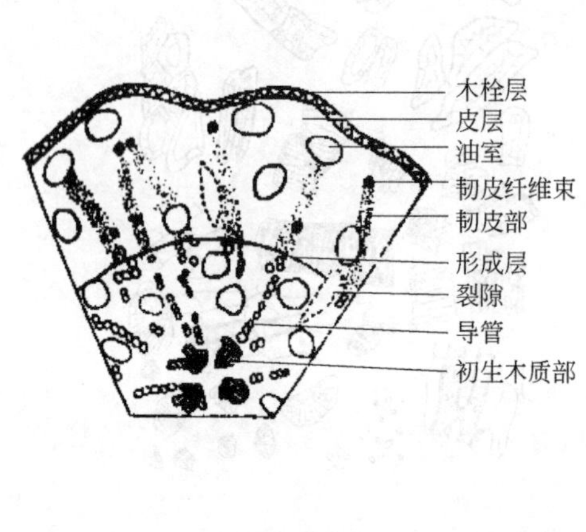

(a) 横切面图

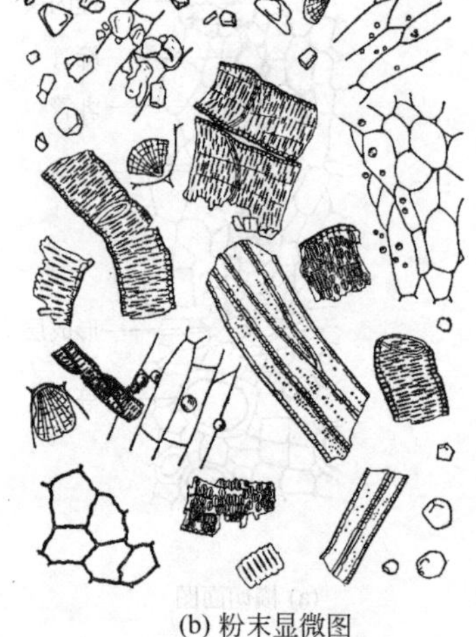

(b) 粉末显微图

图 6-42 木香根横切面、粉末显微图

粉末 黄绿色。

(1) 菊糖多见，表面呈放射状纹理。

(2) 木纤维多成束，长梭形，直径 16～24μm，纹孔口横裂缝状、十字状或人字状。

(3) 网纹导管多见，也有具缘纹孔导管，直径 30～90μm。

(4) 油室碎片有时可见，内含黄色或棕色分泌物。

【成分】 主含挥发油。其中主要是木香烯内酯、木香内酯、二氢木香内酯、去氢木香内酯、木香醇、木香酸、水芹烯、单紫杉烯、α-木香烃、β-木香烃和 α-紫罗兰酮等。

【理化鉴别】 取本品粉末 0.5g，加三氯甲烷 10mL，超声处理 30min，滤过，滤液作为供试品溶液。另取去氢木香内酯、木香烃内酯对照品，分别加三氯甲烷制成每 1mL 含 0.5mg 的溶液，作为对照品溶液。照薄层色谱法试验，吸取供试品溶液和对照品溶液各

5μL，分别点于同一以羧甲基纤维素钠为黏合剂的硅胶 G 薄层板上，以三氯甲烷-环己烷(5∶1) 为展开剂，展开，取出，晾干，喷以 1%香草醛硫酸溶液，加热至斑点显色清晰。供试品色谱中，在与对照品色谱相应的位置上，显相同颜色的斑点。

附　　子

毛茛科植物乌头 *Aconitum carmichaeli* Debx. 的子根加工品。夏至至立秋间采挖，摘取子根，除去泥土、须根，习称“泥附子”，再按大小分类，进行加工：①选择个大、均匀的泥附子，洗净，浸入食用胆巴的水溶液中，过夜，再加食盐，继续浸泡，每日取出晒晾，并逐渐延长晒晾时间，直至附子表面出现大量结晶盐粒（盐霜）、体质变硬为止，习称“盐附子”。②取泥附子，按大小分别洗净，浸入食用胆巴的水溶液中数日，连同浸液煮至透心，捞出，水漂，纵切成约 0.5cm 的厚片，再用水浸漂，用调色液使附片染成浓茶色，取出，蒸到出现油面、光泽后，烘至半干，再晒干或继续烘干，习称“黑顺片”。③选择大小均匀的泥附子，洗净，浸入食用胆巴的水溶液中数日，连同浸液煮至透心，捞出，剥去外皮，纵切成约 0.3cm 的厚片，用水浸漂，取出，蒸透，晒至半干，以硫黄熏后晒干，习称“白附片”。主产于四川、陕西等省，湖北、湖南、云南、河南、江苏等省亦有栽培。现经简化商品规格，根据加工不同分为以下规格：盐附子、黑顺片和白附片。盐附子以个大、体重、表面起盐霜、无空心、无腐烂者为佳。各种附片以片大、厚薄均匀、无盐软片、无霉变者为佳。

【性状鉴别】 附子药材图见图 6-43。

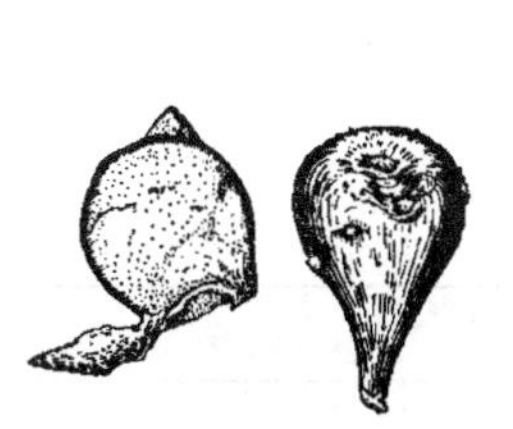

(a) 盐附子

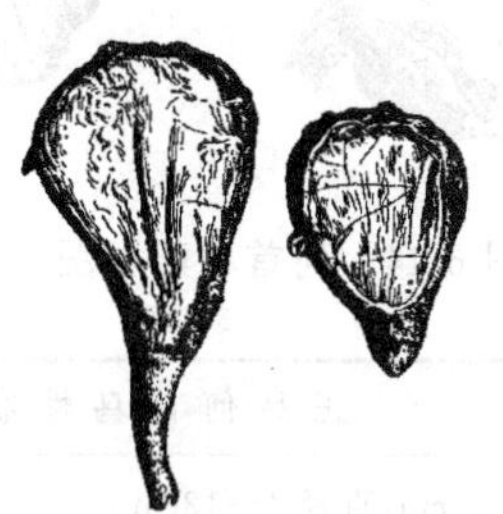

(b) 黑顺片

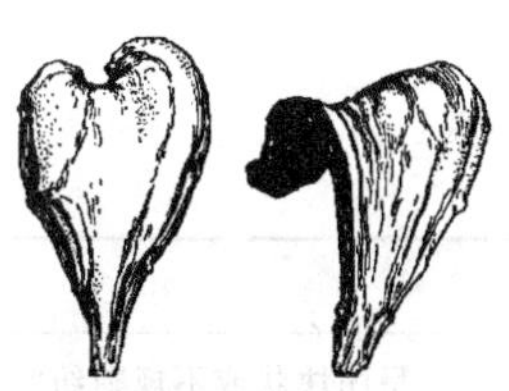

(c) 白附片

图 6-43　附子药材图

品种	形　态	表　面	质地	断　面	气味
盐附子	呈圆锥形，长 4～7cm，直径3～5cm。顶端有凹陷的芽痕，周围有瘤状突起的支根（习称“钉角”）或支根痕	表面灰黑色，被盐霜	质重而坚硬，夏季多潮解变软，难折断	断面灰褐色，可见充满盐霜的小空隙及多角形的形成层环纹，环纹内侧“筋脉点”（导管束）排列不整齐	气微，味咸麻刺舌
黑顺片	纵切片上宽下窄，长 1.7～5cm，宽 0.9～3cm，厚 0.2～0.5cm	外皮黑褐色	质硬而脆，断面角质样	切面暗黄色，油润具光泽，半透明状，并有纵向“筋脉”（导管束）	气微，味淡
白附片	纵切片上宽下窄，长 1.7～5cm，宽 0.9～3cm，厚 0.2～0.5cm	无外皮，全体黄白色	质硬而脆，断面角质样	半透明状	气微，味淡

【成分】 主含乌头碱、中乌头碱、次乌头碱、川乌碱（甲、乙）、棍掌碱和消旋去甲基乌药碱等。

【理化鉴别】 取黑顺片或白附片粗粉4g，加乙醚30mL与氨试液5mL，振摇20min，滤过。滤液置分液漏斗中，加0.25mol/L硫酸溶液20mL，振摇提取，分取酸液，照分光光度法测定，在231nm与274mn的波长处有最大吸收。

何首乌

蓼科植物何首乌 *Polygonum multiflorum* Thunb. 的干燥块根。春、秋两季采挖，洗净，晒干或切片后晒干。生于山坡石缝中、林下、山脚阳处或灌木丛中，野生或栽培。主产于河南、湖北、广西、广东、贵州、四川、江苏等省区。以个大、质坚实而重、红褐色、断面显云锦状花纹、粉性足者为佳。

【性状鉴别】 何首乌药材图见图6-44。

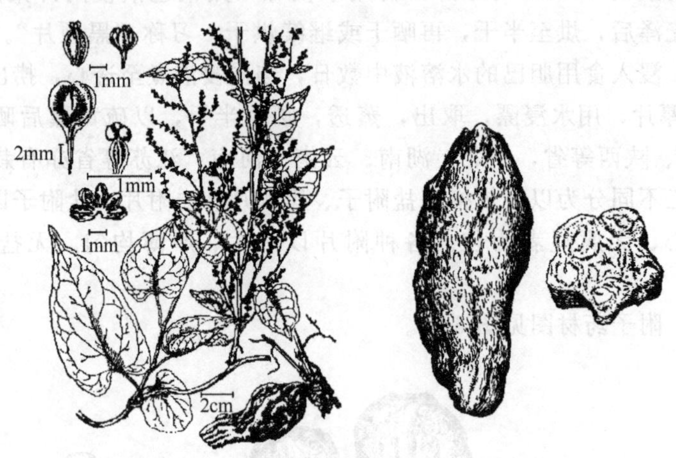

图6-44　何首乌药材图

项　目	正品何首乌性状
形态	呈团块状或不规则纺锤形，长6～15cm，直径4～12cm
表面	表面红棕色或红褐色，皱缩不平，有浅沟，并有横长皮孔及细根痕
质地	体重，质坚实，不易折断
断面	浅黄棕色或浅红棕色，显粉性，皮部有4～11个类圆形异型维管束环列，形成云锦状花纹，中央木部较大，有的呈木心
气味	气微，味微苦而甘涩

【显微鉴别】 何首乌根横切面、粉末显微图见图6-45。

横切面

(1) 木栓层为数列细胞，充满棕色物。

(2) 韧皮部较宽，散有类圆形异型维管束4～11个，为外韧型，导管稀少。

(3) 中央维管束形成层成环，导管较少，周围有管胞及少数木纤维，中心为初生木质部。

(4) 薄壁细胞含草酸钙簇晶及淀粉粒。

粉末　黄棕色。

(1) 淀粉粒单粒类圆形，直径4～50μm，脐点人字形、星状或三叉状，大粒者隐约可见层纹；复粒由2～9分粒组成。

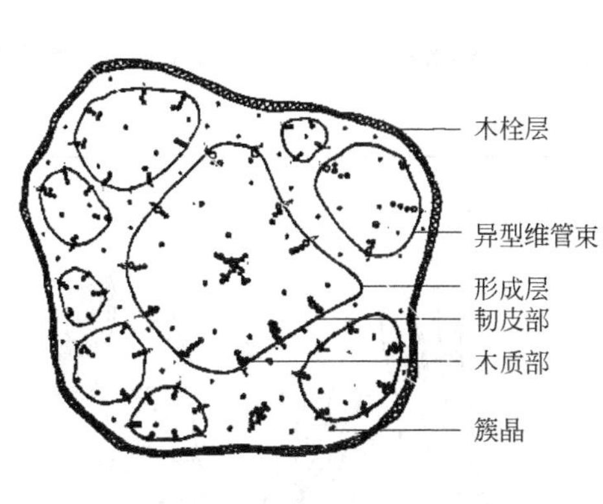

(a) 横切面图

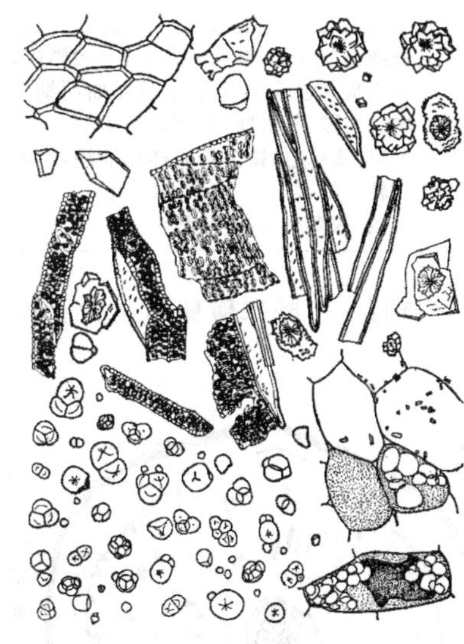

(b) 粉末显微图

图 6-45　何首乌根横切面、粉末显微图

(2) 草酸钙簇晶直径 10～80(160)μm，偶见簇晶与较大的方形结晶合生。

(3) 棕色细胞类圆形或椭圆形，壁稍厚，胞腔内充满淡黄棕色、棕色或红棕色物质，并含淀粉粒。

(4) 具缘纹孔导管，直径 17～178μm。棕色块散在，形状、大小及颜色深浅不一。

【成分】 主含蒽醌类衍生物，大黄素、大黄酚、大黄酸、大黄酚蒽酮和大黄素甲醚等。

【理化鉴别】 取本品粉末 0.25g，加乙醇 50mL，加热回流 1h，滤过，滤液浓缩至 3mL，作为供试品溶液。另取何首乌对照药材 0.25g，同法制成对照药材溶液。照薄层色谱法试验，吸取上述两种溶液各 2μL，分别点于同一以羧甲基纤维素钠为黏合剂的硅胶 H 薄层板上使成条状，以苯-乙醇（2∶1）为展开剂，展至约 3.5cm，取出，晾干，再以苯-乙醇（4∶1）为展开剂，展至约 7cm，取出，晾干，置紫外光灯（365nm）下检视。供试品色谱中，在与对照药材色谱相应的位置上，显相同颜色的荧光条斑；再喷以磷钼酸硫酸溶液（取磷钼酸 2g，加水 20mL 使溶解，再缓缓加入硫酸 30mL，摇匀），稍加热，立即置紫外光灯（365nm）下检视，供试品色谱中，在与对照药材色谱相应的位置上，显相同颜色的条斑。

牛　　膝

苋科植物牛膝 *Achyranthes bidentata* Bl. 的干燥根。冬季茎叶枯萎时采挖，除去须根、泥沙，捆成小把，晒至干皱后，用硫黄熏数次，将顶端切齐，晒干。主产于河南省，河北、山西、山东、江苏等省亦有栽培，以河南省栽培的怀牛膝质量最好。以条粗长、皮细、色土黄者为佳。

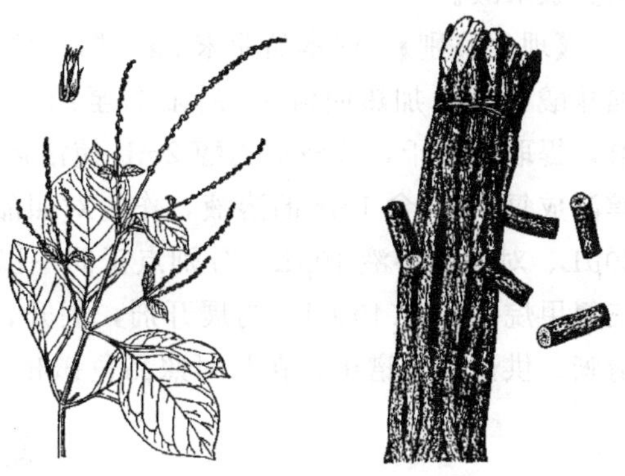

图 6-46　牛膝药材图

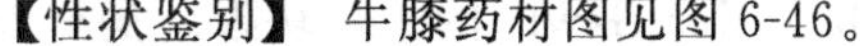

【性状鉴别】 牛膝药材图见图 6-46。

项目	正品牛膝性状
形态	呈细长圆柱形，有的稍弯曲，上端稍粗，下端较细，长15～50cm，最长可达90cm，直径0.4～1cm
表面	表面灰黄色或淡棕色，有略扭曲而细微的纵皱纹、横长皮孔及稀疏的细根痕
质地	质硬而脆，易折断，受潮则变柔软
断面	平坦，淡棕色，微呈角质样而油润，中心维管束木部较大，黄白色，其外围散有多数点状的维管束，排列成2～4轮
气味	气微，味微甜而稍苦涩

【显微鉴别】 牛膝根横切面、粉末显微图见图6-47。

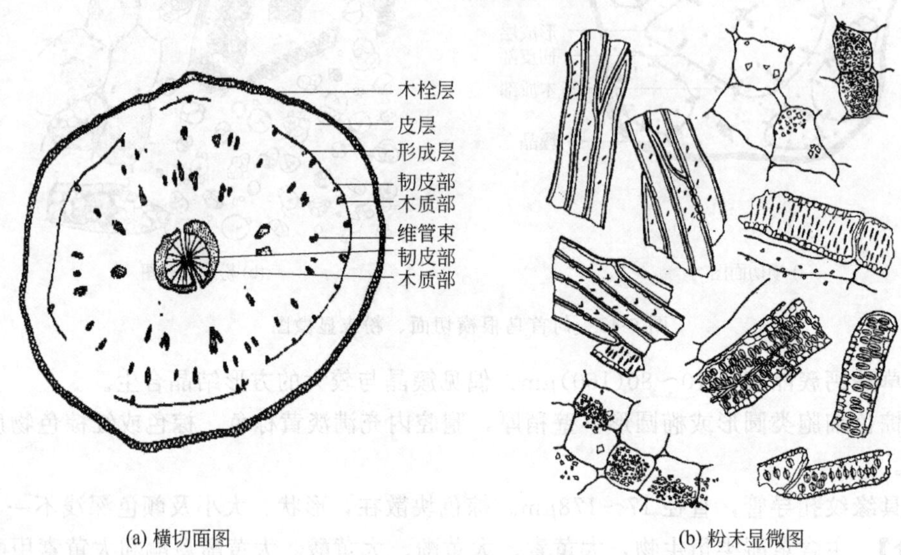

图6-47 牛膝根横切面、粉末显微图

横切面

(1) 木栓层为数列细胞。

(2) 皮层较窄。维管束断续排列成2～4轮；最外轮维管束较小，有时仅1个至数个导管；形成层几连接成环；向内维管束较大，木质部由导管、木纤维及木薄壁细胞组成。

(3) 中心木质部集成2～3群。

(4) 薄壁细胞含草酸钙砂晶。

【成分】 含有昆虫变态激素类物质，牛膝甾酮、促脱皮甾酮、三萜皂苷等，水解后可产生齐墩果酸。

【理化鉴别】 取本品粉末2g，加乙醇20mL，加热回流40min，静置，取上清液10mL，加盐酸1mL，加热回流1h后浓缩至约5mL，加水10mL，用石油醚（60～90℃）20mL提取，提取液蒸干，残渣加乙醇2mL使溶解，作为供试品溶液。另取齐墩果酸对照品，加乙醇制成每1mL含1mg的溶液，作为对照品溶液。照薄层色谱法试验，吸取供试品溶液10～20μL、对照品溶液10μL。分别点于同一以羧甲基纤维素钠为黏合剂的硅胶H薄层板上，以三氯甲烷-甲醇（40∶1）为展开剂，展开，取出，晾干，喷以磷钼酸试液，加热至斑点显色清晰。供试品色谱中，在与对照品色谱相应的位置上，显相同的蓝色斑点。

麦 冬

百合科植物麦冬 *Ophiopogon japonicus*（Thunb.）Ker-Gawl. 的干燥块根。夏季采挖，

剪下块根。洗净，反复曝晒、堆置，至七八成干，除去须根，干燥。主产于浙江、四川、江苏等省。生于阴湿山坡、林下、溪旁或栽培。商品分为杭麦冬和川麦冬两类。以肥大、淡黄白色、质柔、嚼之发黏者为佳。

【性状鉴别】　麦冬药材图见图 6-48。

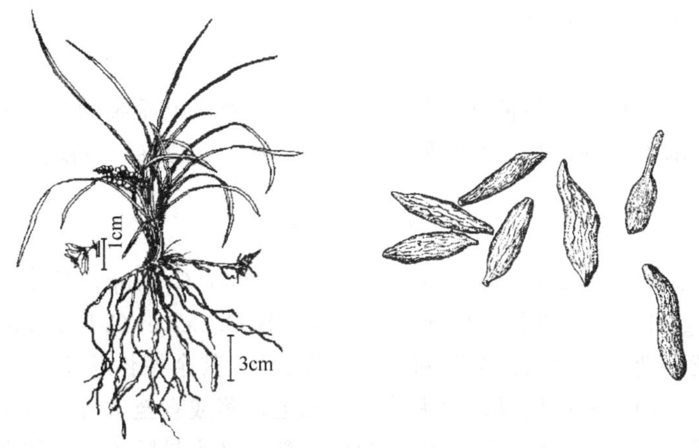

图 6-48　麦冬药材图

项　目	正品麦冬性状
形态	呈纺锤形，两端略尖，长 1.5～3cm，直径 0.3～0.6cm
表面	黄白色或淡黄色，有细纵纹
质地	质柔韧
断面	黄白色，半透明，中柱细小
气味	气微香，味甘、微苦

【显微鉴别】　麦冬块根横切面、粉末显微图见图 6-49。

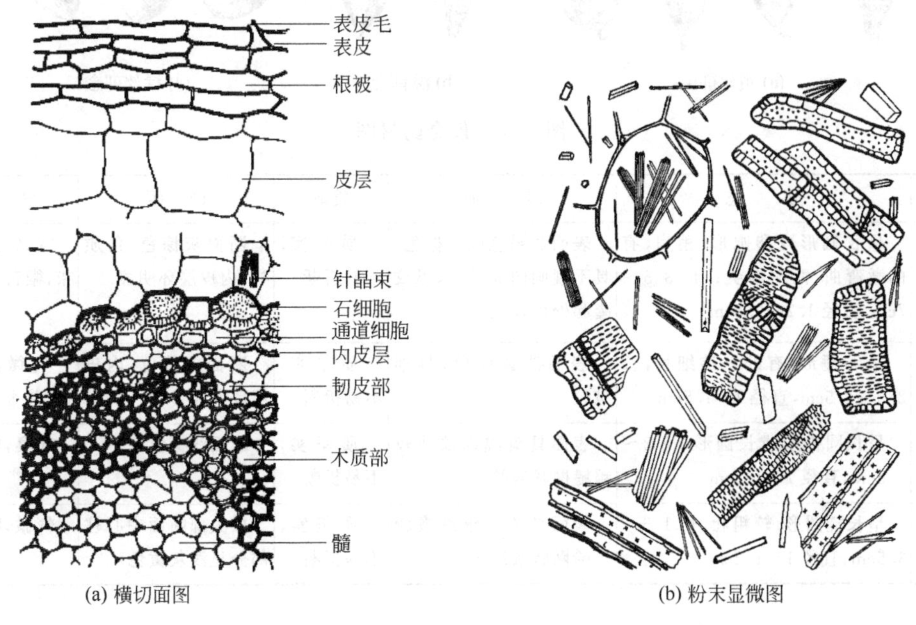

图 6-49　麦冬块根横切面、粉末显微图

横切面

(1) 表皮细胞1列，根被为3～5列木化细胞。

(2) 皮层宽广，散有含草酸钙针晶束的黏液细胞，有的针晶直径至10μm；内皮层细胞壁均匀增厚，木化，有通道细胞。外侧为1列石细胞，其内壁及侧壁增厚，纹孔细密。

(3) 中柱较小，韧皮部束16～22个，各位于木质部束的星角间，木质部由导管、管胞、木纤维以及内侧的木化细胞连结成环层。

(4) 髓小，薄壁细胞类圆形。

【成分】 主含β-谷甾醇、多种甾体皂苷、多量葡萄糖及其葡萄糖苷和多种氨基酸等。

【理化鉴别】 取本品的薄片，置紫外光灯（365nm）下观察，显浅蓝色荧光。

郁　金

姜科植物温郁金 *Curcuma wenyujin* Y. H. Chen et C. Ling、蓬莪术 *C. phaeocaulis* Val.、姜黄 *C. longa* L. 或广西莪术 *C. kwangsiensis* S. G. Lee et C. F. Liang 等植物的干燥块根。温郁金和姜黄分别习称“温郁金”和“黄丝郁金”。其余按性状不同习称“桂郁金”或“绿丝郁金”。冬、春两季挖取块根，除去须根、泥土，蒸或煮至透心，取出晒干。浙江地区用郁金的叶烧灰后，与块根拌和，既能使根颜色变黑，又容易晒干。温郁金主产于浙江、四川、台湾、江西等省；蓬莪术主产于四川、福建、广东等省；广西莪术主产于广西壮族自治区。商品分为黄丝郁金、绿丝郁金、温郁金和桂郁金等规格。均以质坚实、外皮皱纹细、断面色黄者为佳。一般经验鉴别认为黄丝郁金质量最佳。

【性状鉴别】 郁金药材图见图6-50。

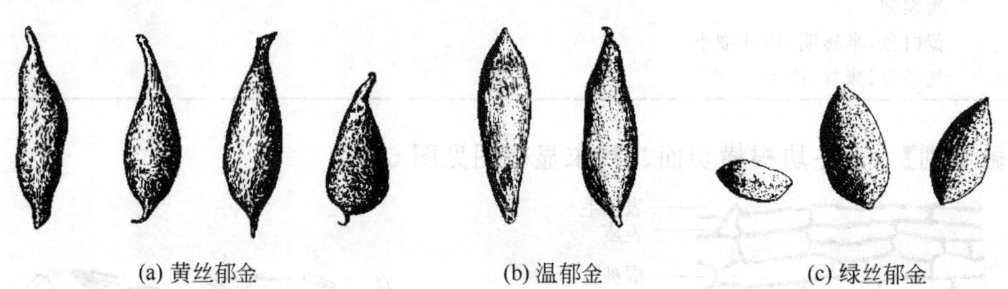

(a) 黄丝郁金　(b) 温郁金　(c) 绿丝郁金

图6-50　郁金药材图

品种	形态	表面	质地	断面	气味
温郁金	呈长圆形或卵圆形，稍扁，有的微弯曲，两端渐尖。长3.5～7cm，直径1.2～2.5cm	表面灰褐色或灰棕色，具不规则的纵皱纹，纵纹隆起处色较浅	质坚实，不易折断	断面灰棕色，角质样，内皮层环明显	气微香，似樟脑味，微苦
黄丝郁金	呈纺锤形，有的一端细长，长2.5～4.5cm，直径1～1.5cm	表面淡黄棕色，具细皱纹	质坚实，不易折断	断面橙黄色，内皮层环明显	气微，有浓姜味，芳香、辛辣
桂郁金	呈长圆锥形或长圆形，长2～6.5cm，直径1～1.8cm	表面具疏浅纵纹或较粗糙网状皱纹	质坚实，不易折断	断面浅棕色	无臭，味淡
绿丝郁金	呈长椭圆形，较粗壮，长1.5～3.5cm，直径1～1.2cm	表面具疏浅纵纹或较粗糙网状皱纹	质坚实，不易折断	根尖部断面中心柱部分显浅灰黄色	气微，味淡

【显微鉴别】 横切面

1. 温郁金

(1) 表皮细胞有时残存，外壁稍厚。根被狭窄，为4～8列细胞，壁薄，略呈波状，排列整齐。

(2) 皮层宽约为根直径的1/2，油细胞难察见，内皮层明显。

(3) 中柱韧皮部束与木质部束各40～55个，间隔排列，木质部束导管2～4个，并有微木化的纤维，导管多角形，壁薄，直径20～90μm，薄壁细胞中的淀粉粒均糊化。

2. 黄丝郁金　根被最内层细胞壁增厚。有的木质部导管与纤维连接成环。油细胞众多。薄壁组织中随处散有色素细胞。

3. 桂郁金　根被细胞偶有增厚，根被内方有1～2列厚壁细胞，成环，层纹明显。导管类圆形，直径可达160μm。

4. 绿丝郁金　根被细胞无增厚。中柱外侧的皮层处常有色素细胞。韧皮部皱缩，木质部束较多，64～72个，导管扁平。

【成分】 主含挥发油、脂肪油、姜黄粉和淀粉等。

（陈世平）

本章其他药材

药　材	来　源	产　地	主要性状鉴定特征
西洋参	五加科植物西洋参 *Panax quinquefolium* L. 的干燥根	原产加拿大、美国	主根呈圆柱形或长纺锤形,无芦头、支根与须根 未去皮者表面淡棕黄色或灰黄色,去皮者色白,有密集的横环纹,顶端尤密 质较坚硬,断面平坦,淡黄白色,近形成层环处色较深,并散有多数红棕色树脂管 气微香,味微甜苦
天花粉	葫芦科植物栝楼 *Trichosanthes kirilowii* Maxim. 或双边栝楼 *Trichosanthes rosthornii* Harms 的干燥根	河南、山东等省	表面黄白色或淡棕黄色,有纵皱纹及略凹陷的横长皮孔,有的有黄棕色外皮残留 质坚实,断面白色或淡黄色,富粉性,横切面可见黄色小孔略呈放射状排列,纵切面可见黄色筋脉纹 无臭,味微苦(双边栝楼味苦涩)
银柴胡	石竹科植物银柴胡 *Stellaria dichotoma* L. var. *lanceolata* Bge. 的干燥根	宁夏、甘肃等省区	根类圆柱形,偶有分枝。顶端有密集的疣状突起的茎痕,习称"珍珠盘" 表面淡黄色或黄白色,有凹陷的须根痕点,习称"沙眼" 质硬脆易折,断面有裂隙,皮部甚薄,木部有黄白相间的放射状纹理 气微,味淡、略甜
太子参	石竹科植物孩儿参 *Pseudostellaria heterophylla* (Miq.) Pax ex Pax et Hoffm. 的干燥块根	江苏、山东等省	细长纺锤形或细长条形,稍弯曲,长3～10cm 顶端有茎痕,表面黄白色,较光滑,微有纵皱,有点状须根痕 质硬而脆,断面平坦,淡黄白色,角质样(烫制品);或类白色,有粉性(晒干品) 气微,味微甘
威灵仙	毛茛科植物威灵仙 *Clematis chinensis* Osbeck、棉团铁线莲 *Clematis hexapetala* Pall. 或东北铁线莲 *Clematis manshurica* Rupr. 的干燥根及根茎	江苏、浙江、东北等地	威灵仙　根茎呈柱状,表面淡棕黄色,顶端残留茎基,质较坚韧,下侧着生多数细根。根呈细长圆柱形,表面黑褐色,有细纵纹。质硬脆,易折断,断面皮部较广,木部淡黄色,略呈方形。气微,味淡 棉团铁线莲　根表面棕褐色至棕黑色,断面木部圆形。味咸 东北铁线莲　根较密集,表面棕黑色,断面木部近圆形。味辛辣
川乌	毛茛科植物乌头 *Aconitum carmichaeli* Debx. 的干燥母根	四川、陕西等省	不规则的圆锥形,稍弯曲,中部多向一侧膨大,顶端常有残茎 表面棕褐色或灰棕色,皱缩,有瘤状侧根,习称"钉角"。有去除子根后的痕迹 质坚实,断面类白色或浅灰黄色,形成层环多角形 气微,味辛辣麻舌

续表

药 材	来 源	产 地	主要性状鉴定特征
草乌	毛茛科植物北乌头 *Aconitum kusnezoffii* Reichb. 的干燥块根	东北、华北	不规则长圆锥形，略弯曲，形如乌鸦头，顶端常有残茎和少数不定根残基 表面灰褐色或黑棕褐色，皱缩，有较深的纵皱纹及瘤突状侧根（钉角） 质硬，断面灰白色或暗灰色，有裂隙，形成层环多角形或类圆形，髓部较大或中空 无臭，味辛辣麻舌
地榆	蔷薇科植物地榆 *Sanguisorba officinalis* L. 或长叶地榆 *Sanguisorba officialis* L. var. *longifolia*(Bert.) Yü et Li 的干燥根。后者习称“绵地榆”	地榆产于东北、内蒙古等地。绵地榆产于安徽、浙江等省	表面灰褐色、棕褐色或暗紫色，粗糙 质硬，断面较平坦（地榆）或皮部有众多的黄白色至黄棕色绵状纤维（绵地榆），木部黄色或黄褐色 切片呈不规则圆形或椭圆形，切面紫红色或棕褐色 无臭，味微苦涩
苦参	豆科植物苦参 *Sophora flavescens* Ait. 的干燥根	山西、河南等省	表面灰棕色或棕黄色，外皮薄，多破裂反卷，易剥落，剥落处显光滑黄色 质硬，不易折断，断面纤维性，黄白色 切片厚 3～6mm；切面黄白色，具放射状纹理及裂隙，有的可见同心性环纹 气微，味极苦
山豆根	豆科植物越南槐 *Sophora tonkinensis* Gagnep. 的干燥根及根茎	广西、广东等省区	根茎呈不规则的结节状，其下着生根数条 根呈长圆柱形，表面棕色至棕褐色，有不规则的纵皱纹及突起的横向皮孔 质坚硬，难折断，断面皮部浅棕色，木部淡黄色 有豆腥气，味极苦
远志	远志科植物远志 *Polygala tenuifolia* Willd. 或卵叶远志 *Polygala sibirica* L. 的干燥根	山西、陕西等省	表面灰黄色至灰棕色，有较密并深陷的横皱纹，老根的横皱纹较密更深陷，略呈结节状 质硬脆易折，断面皮部棕黄色，木部黄白色，皮部易与木部剥离 气微，味苦、微辛，嚼之有刺喉感
北沙参	伞形科植物珊瑚菜 *Glehnia littoralis* Fr. Schmidt ex Miq. 的干燥根	江苏、山东等省	细长圆柱形 表面淡黄白色，略粗糙，手摸有沙粒感，偶有残存外皮，不去外皮的表面黄棕色 质脆，易折断，断面皮部浅黄白色，木部黄色 气特异，味微甘
南沙参	桔梗科植物轮叶沙参 *Adenophora tetraphylla*(Thunb.) Fisch. 或沙参 *Adenophora stricta* Miq. 的干燥根	安徽、江苏等省	表面黄白色或淡棕黄色，凹陷处常有残留粗皮，上部多有深陷横纹，呈断续的环状，下部有纵纹及纵沟。体轻，质松泡，易折断，断面不平坦，黄白色，多裂隙 无臭，味微甘
白薇	萝藦科植物白薇 *Cynanchum atratum* Bge. 或蔓生白薇 *Cynanchum versicolor* Bge. 的干燥根及根茎	山东、安徽等省	根茎粗短，有结节，下面及两侧簇生多数细长的根 根表面棕黄色，质脆易折，断面皮部黄白色，木部黄色 气微，味微苦
紫草	紫草科植物新疆紫草 *Arnebia euchroma*(Royle) Johnst.、紫草 *Lithospermum erythrorhizon* Sieb. et Zucc. 或内蒙紫草 *Arnebia guttata* Bunge 的干燥根	新疆紫草产于新疆、西藏等地。紫草产于黑龙江、吉林等省。内蒙紫草产于内蒙古、甘肃等地	新疆紫草（软紫草）呈不规则的长圆柱形，多扭曲。表面紫红色或紫褐色，皮部疏松，呈条形片状，常十余层重叠，易剥落。体轻，质松软，断面木部较小，黄白色或黄色 紫草（硬紫草）呈圆锥形，扭曲，有分枝。表面紫红色或紫黑色，皮部薄，易剥落。质硬脆易折，断面皮部深紫色，木部较大，灰黄色 内蒙紫草表面紫红色或暗紫色，皮部略薄，常数层相叠，易剥离。质硬而脆，易折断，断面较整齐，皮部紫红色，木部较小，黄白色

续表

药　材	来　　源	产　　地	主要性状鉴定特征
防己	防己科植物粉防己 *Stephania tetrandra* S. Moore 的干燥根	浙江、安徽等省	不规则圆柱形、半圆柱形或块状，多弯曲 表面淡灰黄色，在弯曲处常有深陷横沟而成结节状的瘤块样，习称"猪大肠" 体重，质坚实，断面平坦，灰白色，富粉性，有排列较稀疏的放射状纹理 气微，味苦
玄参	玄参科植物玄参 *Scrophularia ningpoensis* Hemsl. 的干燥根	浙江省	呈类圆柱形，中间略粗或上粗下细，有的弯曲似羊角 表面灰黄色或灰褐色，有较深纵沟及稀疏的横裂纹 质坚实，不易折断，断面黑色，微有光泽 气特异似焦糖，味甘、微苦 水浸液墨黑色
巴戟天	茜草科植物巴戟天 *Morinda officinalis* How 的干燥根	广东、广西等省区	呈扁圆柱形，略弯曲 表面灰黄色或暗灰色，具纵纹及横裂纹，皮部有时横向断裂而露出木部，形似连珠 质韧，断面皮部厚，紫色或淡紫色，易与木部剥离，木部黄棕色或黄白色 无臭，味甜而微涩
茜草	茜草科植物茜草 *Rubia cordifolia* L. 的干燥根及根茎	陕西、江苏等省	根茎呈结节状，丛生粗细不等的根 根呈圆柱形，略弯曲，红棕色或暗棕色，皮部脱落处呈黄红色 质脆易折，皮部狭，紫红色，木部宽广，浅黄红色，导管孔多数 无臭，味微苦，久嚼刺舌
续断	川续断科植物川续断 *Dipsacus asperoides* C. Y. Cheng et T. M. Ai 的干燥根	湖北、四川等省	表面灰褐色或黄褐色，有稍扭曲或明显扭曲的纵皱及沟纹 质软，久置变硬，易折断，断面不平坦，皮部墨绿色或棕色，外缘褐色或淡褐色，木部黄褐色，导管束呈放射状排列 气微香，味苦、微甜而后涩
秦艽	龙胆科植物秦艽 *Gentiana macrophylla* Pall.、麻花秦艽 *Gentiana straminea* Maxim.、粗茎秦艽 *Gentiana crassicaulis* Duthie ex Burk. 或小秦艽 *Gentiana dahurica* Fisch. 的干燥根。前三种按性状不同分别习称"秦艽"和"麻秦艽"，后一种习称"小秦艽"	秦艽产于甘肃、陕西 麻花秦艽产于四川、甘肃 粗茎秦艽产于西南地区 小秦艽产于河北、内蒙古	秦艽呈类圆柱形，上粗下细，扭曲不直。表面黄棕色或灰黄色，有纵向或扭曲的纵皱纹。质硬而脆，易折断，断面柔润，皮部黄色或棕黄色，木部黄色。气特异，味苦、微涩 麻花秦艽呈类圆锥形，多由数个小根纠聚而膨大。表面棕褐色，粗糙，有裂隙呈网状孔纹，断面多呈枯朽状 小秦艽呈类圆锥形或类圆柱形，表面棕黄色，断面黄白色
紫菀	菊科植物紫菀 *Aster tataricus* L. f. 的干燥根及根茎	河北、安徽等省	根茎呈不规则块状，顶端有茎、叶的残基，质稍硬 根茎簇生多数细根，多编成辫状，习称"辫子紫菀"；表面紫红色或灰红色，有纵皱纹；质较柔韧 气微香，味甜、微苦
漏芦	菊科植物祁州漏芦 *Rhaponticum uniflorum*(L.)DC. 的干燥根	河北、辽宁等省	圆锥形或扁片块状，多扭曲 表面暗棕色、灰褐色或黑褐色，粗糙，时有浮皮，具纵沟及菱形的网状裂隙。外层易剥落，根头部膨大，顶端有灰白色绒毛 体轻，质脆易折，断面不整齐，灰黄色，有裂隙，中心灰黑色或棕黑色 气特异，味微苦
川牛膝	苋科植物川牛膝 *Cyathula officinalis* Kuan 的干燥根	四川、云南等省	近圆柱形，直径 0.5～3cm 表面黄棕色或灰褐色，具纵皱纹 质韧，不易折断，断面浅黄色或棕黄色，黄白色点状维管束排列成数轮(3～8 轮)同心环 气微，味甜

续表

药材	来源	产地	主要性状鉴定特征
商陆	商陆科植物商陆 *Phytolacca acinosa* Roxb. 或垂序商陆 *Phytolacca americana* L. 的干燥根	商陆产于河南、湖北 垂序商陆产于山东、浙江	横切或纵切的不规则块片 横切片弯曲不平，切面浅黄棕色或黄白色，木部隆起，形成数个突起的同心性环纹，习称“罗盘纹”；纵切片木部呈平行条状突起 质硬 气微，味稍甜，久嚼麻舌
华山参	茄科植物漏斗泡囊草 *Physochlaina infundibularis* Kuang 的干燥根	陕西、山西等省	呈长圆锥形或圆柱形，略弯曲 表面棕褐色，有黄白色横长皮孔及纵皱纹，上部有环纹 顶端常有1至数个根茎，其上有茎痕及疣状突起 质硬，断面类白色或黄白色，皮部狭窄，木部宽广，可见细密的放射状纹理 具烟草气，味微苦，稍麻舌
百部	百部科植物直立百部 *Stemona sessilifolia*(Miq.)Miq.、蔓生百部 *Stemona japonica*(Bl.)Miq. 或对叶百部 *Stemona tuberosa* Lour. 的干燥块根	安徽、江苏等省	直立百部　呈纺锤形，上端较细长，皱缩弯曲。表面白色或淡棕黄色，有不规则深纵沟。质脆易折，断面平坦，角质样，淡黄棕色或黄白色，皮部较宽，中柱扁缩。气微，味甘、苦 蔓生百部　两端稍狭细，表面多不规则皱褶及横皱纹 对叶百部　断面黄白色至暗棕色，中柱较大，髓部类白色
天冬	百合科植物天冬 *Asparagus cochinchinensis*(Lour.)Merr. 的干燥块根	贵州、四川等省	长纺锤形，略弯曲 表面黄白色至淡黄棕色，半透明，光滑或具深浅不等的纵皱纹，对光透视，有一黄白色木心；偶有残存的灰棕色外皮 质硬或柔润，有黏性，断面角质样，中柱黄白色 气微，味甜、微苦

（戚秀萍）

思考与练习

1. 双子叶植物与单子叶植物的根与根茎有何不同？
2. 掌握根类中药材的来源。
3. 熟悉常用药材的主产地。
4. 掌握常用药材的性状鉴别，熟悉一般药材的性状鉴别，掌握药材的经验鉴别术语。
5. 掌握常用药材的理化鉴别。
6. 熟悉药材的规格。
7. 认识根类中药材。

实验四　麦冬块根横切面组织观察

一、目的要求

1. 掌握单子叶植物根的组织构造。
2. 掌握麦冬块根横切面组织构造特征。
3. 熟练掌握切片标本片制片方法的操作步骤。

二、显微鉴别

麦冬横切面组织构造（块根横切面简图见图6-51）：

（1）表皮　一列表皮细胞，根被为3～5列木化细胞。

（2）皮层　薄壁细胞组成，宽广，占根的大部分。内皮层细胞壁均匀增厚，木化，有通道细胞；内皮层外侧为一列石细胞，其内壁及侧壁增厚，纹孔细密；散有含草酸钙针晶束的黏液细胞。

（3）中柱　中柱鞘（较小）通常为1～2列细胞。维管束辐射型，韧皮部16～22个，位于木质部束的弧角处。髓较小，类圆形薄壁细胞组成，明显。

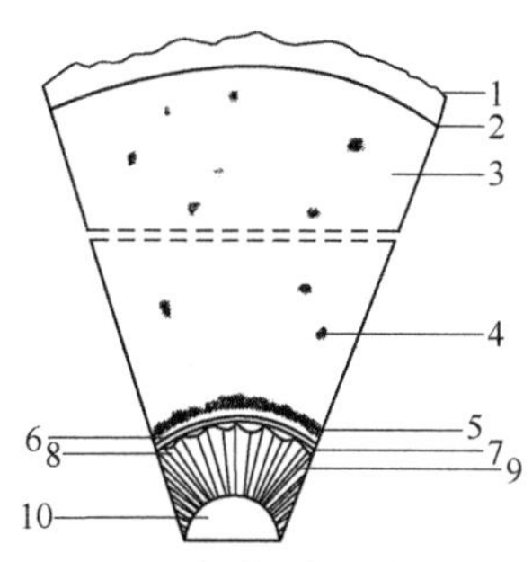

图6-51　麦冬（块根）横切面简图
1—表皮；2—外皮层；3—皮层；4—草酸钙针晶束；5—石细胞带；6—内皮层；7—中柱鞘；8—韧皮部束；9—木质部束；10—髓

三、作业

绘麦冬显微特征图。

（吕　薇）

实验五　甘草、黄芩粉末的鉴定

一、目的要求

1. 掌握根类药材粉末观察注意点。
2. 掌握甘草、黄芩粉末特征。
3. 熟练掌握粉末标本片制片方法。

二、显微鉴别

甘草粉末　粉末棕黄色，味极甜。

（1）木栓细胞　多角形、长方形（粉末观察都可见）红棕色。

（2）纤维　众多，成束，直径8～14μm，壁厚，孔沟不明显。

（3）草酸钙方晶　大至30μm。

（4）晶鞘纤维　易察见。

（5）具缘纹孔导管　较大，直径至160μm，稀有螺纹导管、网纹导管。

（6）淀粉粒　多为单粒，卵圆形或椭圆形，长3～12～20μm，脐点点状。

黄芩粉末　粉末黄色。

（1）韧皮纤维　单个散在或数个成束，梭形，长60～250μm，直径9～33μm，壁厚，孔沟细。

（2）石细胞　类圆形、类方形或长方形，壁较厚或甚厚。

（3）木栓细胞　棕黄色，多角形。

（4）网纹导管　多见，直径24～72μm。

（5）木纤维　多碎断，直径约12μm，有稀疏斜纹孔。

（6）淀粉粒　甚多，单粒类球形，直径2～10μm，脐点明显，复粒由2～3分粒组成。

三、作业

绘甘草、黄芩显微特征图。

（吕　薇）

第七章　根茎类药材

概　述

根茎类中药是指以植物的地下茎，包括根状茎、块茎、球茎及鳞茎等，入药的各种中药，以根状茎最多。鳞茎类中药的药用部位实际上是鳞叶。

一、性状鉴别

根茎类药材的性状鉴定按下列顺序进行：形态—表面—质地—断面—气味。其中断面纹理和气味特征比较稳定，往往是鉴别真伪的重要依据。

根茎与根在外形上显著不同，其特点是：

① 根茎有节和节间，单子叶植物尤为明显；

② 根茎上常有鳞片状或膜质状小叶、叶柄基部残余物或叶痕；

③ 根茎上有时可见幼芽或芽痕、茎基或茎痕、不定根或根痕；

④ 根茎形状不一。

双子叶根、根茎与单子叶根、根茎断面主要不同点是：

项　目	双子叶根	双子叶根茎	单子叶根	单子叶根茎
环圈	有(形成层)	有(形成层)	有(内皮层)	有(内皮层)
放射状纹理	有	略显或无	无	无(点状维管束)
髓	无	较大	小	无
皮部	窄	一般	宽	一般
异常构造	有	有	无	无

此外，应注意断面组织中有无分泌物散在。如川芎、羌活等断面散布黄棕色油点。

二、显微鉴别

(一) 单子叶植物根茎

一般具初生构造。

1. 表皮　一列表皮细胞。少数形成后生皮层，代替表皮起保护作用，如藜芦等。

2. 皮层　薄壁细胞构成，常有叶迹维管束散在；内皮层通常可见，有些较大的根茎、球茎内皮层不明显。

3. 中柱　占大部分，散生许多维管束；维管束大多为有限外韧型如干姜，也有周木型如香附。

4. 中央无髓。

（二）双子叶植物根茎

与地上茎相似。

1. 木栓层（少数有表皮）　数列木栓细胞构成。木栓形成层发生在皮层外方，则初生皮层仍然存在，如黄连、北豆根等；木栓形成层发生在中柱鞘，则仅有栓内层存在，如川芎、藁本等。

2. 皮层　数列薄壁细胞。可见根迹维管束或叶迹维管束斜向通过。

3. 维管束　大多为无限外韧型，少数为双韧型，多呈环列。韧皮部由筛管、韧皮薄壁细胞、韧皮纤维构成；形成层连续、断续（束间被髓射线分隔）成环；木质部由导管、木薄壁细胞和木纤维构成。

4. 中心有髓　薄壁细胞构成。有时可见异常构造，如大黄等。

（三）蕨类植物根茎

1. 表皮　为一列表皮细胞构成。

2. 下皮层　为数列厚壁细胞构成。

3. 基本组织　为薄壁细胞构成。具网状中柱，横切面观可见断续环状排列的周韧型维管束。每一维管束中心为木质部，外围是韧皮部、中柱鞘和内皮层，又称分体中柱。有的根茎具双韧管状中柱，如狗脊。

三、显微观察注意点

（一）组织观察注意点

首先根据中柱类型和维管束的排列形式，决定其为蕨类植物根茎还是双子叶植物根茎或单子叶植物根茎，再自外向内观察各部分组织的特征。

（1）木栓层　组成细胞的列数、有无石细胞。

（2）如有皮层，注意其厚度，内皮层明显与否，中柱鞘部位有无厚壁组织。

（3）形成层是连续还是断续成环。

（4）分泌组织有无、类型及存在部位。

（5）维管组织有无异常构造。

（二）粉末观察注意点

根茎类药材粉末观察注意点与根类药材相似。主要有：

（1）木栓细胞的形状（横切面观、表面观）、颜色、壁厚等。

（2）导管或管胞的类型、直径等。

（3）石细胞、纤维的形状、颜色、大小、壁厚、纹孔等。

（4）分泌组织（油细胞、油室、乳汁管、树脂道等）的大小、分泌物颜色等。

（5）内含物（淀粉粒、结晶、菊糖）的类型、形状、大小等。

狗　脊

本品为蚌壳蕨科植物金毛狗脊 *Cibotium barometz*（L.）J. Sm. 的干燥根茎。秋、冬二季采挖，除去泥沙，干燥；或去硬根、叶柄及金黄色绒毛，切厚片，干燥，为“生狗脊片”；蒸后，晒至六七成干，切厚片，干燥，为“熟狗脊片”。主产于四川、福建等地，其中以福建产量较大。

【性状鉴别】

项　目	正品狗脊性状
	完整药材
形态	呈不规则的长块体，长 10～30cm，直径 2～10cm
表面	深棕色，残留金黄色绒毛；上面有数个红棕色的木质叶柄，下面残存黑色细根
质地	质坚硬，不易折断
气味	无臭，味淡、微涩
	生狗脊片
形态	呈不规则长条形或圆形，长 5～20cm，直径 2～10cm，厚 1.5～5mm
切面	浅棕色，较平滑，近边缘 1～4mm 处有 1 条棕黄色隆起的木质部环纹或条纹，边缘不整齐，偶有金黄色绒毛残留
质地	质脆，易粉性

【显微鉴别】 根茎横切面（图 7-1）

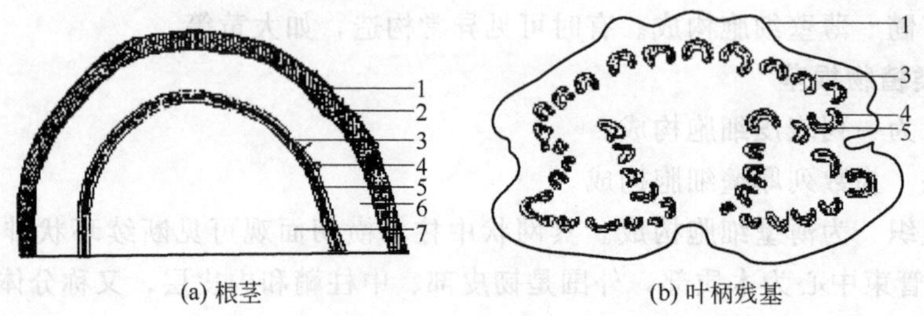

(a) 根茎　　(b) 叶柄残基

图 7-1　狗脊根茎横切面简图

1—表皮；2—厚壁组织；3—内皮层；4—韧皮部；5—木质部；6—皮层；7—髓部

（1）表皮细胞 1 列，残存金黄色的非腺毛。其内有十余列棕黄色厚壁细胞，壁孔明显。

（2）木质部排列成环，由管胞组成，其内、外均有韧皮部及内皮层。

（3）皮层及髓，均由薄壁细胞组成，细胞充满淀粉粒，有的含黄棕色物。

【成分】 根茎含淀粉约 30%及绵马酚。

【理化鉴别】 1. 荧光检查　取生狗脊片（或折断片），在紫外光灯（254nm）下观察，断面显淡紫色荧光，凸起的木质部环显黄色荧光。

2. 取本品粉末用甲醛回流提取，将提取液点于滤纸上，置紫外光灯（254nm）下观察，显亮蓝白色荧光（与各种黑狗脊相区别）。

绵 马 贯 众

鳞毛蕨科植物粗茎鳞毛蕨 *Dryopteris crassirhizoma* Nakai 的干燥根茎及叶柄残基。秋季采挖，削去叶柄、须根，除去泥沙，晒干。主产于黑龙江、吉林、辽宁三省山区。

【性状鉴别】 绵马贯众药材见图 7-2。

项　目	正品绵马贯众性状
	全体
形态	呈长倒卵形，略弯曲上端钝圆或截形，下端较尖，有的纵剖为两半，长 7～20cm，直径 4～8cm
表面	黄棕色至黑褐色，密被排列整齐的叶柄残基及鳞片，并有弯曲的须根
	叶柄残基
	呈扁圆形，长 3～5cm，直径 0.5～1.0cm，表面有纵棱线，质硬而脆，断面略平坦，棕色，有 5～13 个黄白色小点环列，每个叶柄残基的外侧常有 3 条须根
	鳞片
	条状披针形，全缘，常脱落
	根茎
	浅黄色，质坚硬。断面略平坦，深绿色至棕色，有 5～13 个黄白色维管束，环列，其外散有较多的叶迹维管束
气味	气特异，味初淡而微涩，后渐苦、辛

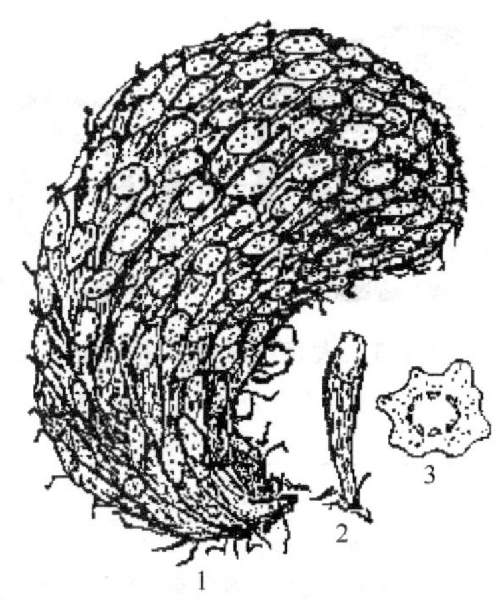

图 7-2　绵马贯众药材图

1—全影；2—叶柄残基；3—茎横切面

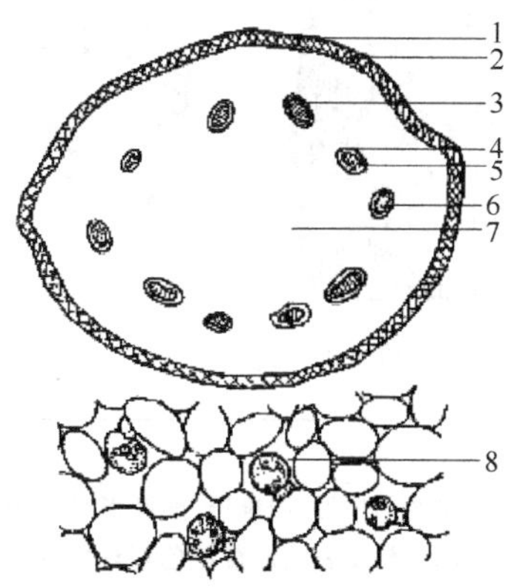

图 7-3　绵马贯众叶柄基部横切面简图及部分详图

1—皮；2—厚壁组分；3—分体中柱；4—内皮层；5—韧皮部；6—木质部；7—薄壁细胞；8—间隙腺毛

【显微鉴别】　叶柄基部横切面（图 7-3）

（1）表皮为 1 列外壁增厚的小型细胞，常脱落。

（2）下皮为 10 列多角形厚壁细胞，棕色。

（3）基本组织细胞排列疏松，细胞间隙中常有单细胞间隙腺毛。

（4）分体中柱 5～13 个，环状排列。每一分体中柱具周韧维管束，外围以内皮层，凯氏点明显，木质部由多角形的管胞组成。薄壁细胞内含棕色物与淀粉粒。

【成分】　主含间苯三酚衍生物绵马精，性质不稳定，可缓慢分解产生绵马酸类、黄绵马酸类、白绵马酸类、去甲绵马素类等。

【理化鉴别】　1. 取粉末乙醚提取液，加对二甲氨基苯甲醛试液呈红棕色，放置后逐渐沉淀（检查间苯三酚衍生物）。

2. 取叶柄基部或根茎横切面切片，滴加 1%香草醛溶液及盐酸，镜检，间隙腺毛呈红色。

大　　黄

蓼科植物掌叶大黄 *Rheum palmatum* L.、唐古特大黄 *Rheum tanguticum* Maxim. ex Balf. 或药用大黄 *Rheum officinale* Baill. 的干燥根及根茎。前两种商品称为“西大黄”，后一种商品称为“南大黄”或“雅黄”。秋末茎叶枯萎或次春发芽前采挖，除去细根，刮去外皮，切瓣或段，绳穿成串干燥或直接干燥。挑选西大黄原药材根茎中块大者，置竹笼中撞光，并加工成卵圆形，称“蛋吉”；切段，按大小分等，分别称为“中吉”、“苏吉”、“小吉”。取“蛋吉”纵切成瓣，为“蛋片吉”。取原药材中的主根及支根，撞去外皮，为“水根”。西大黄主产于青海、甘肃、西藏等地，多栽培，产量大，质量好。南大黄主产于四川东部、湖北、贵州等地，产量少。

【性状鉴别】　大黄药材图见图 7-4。

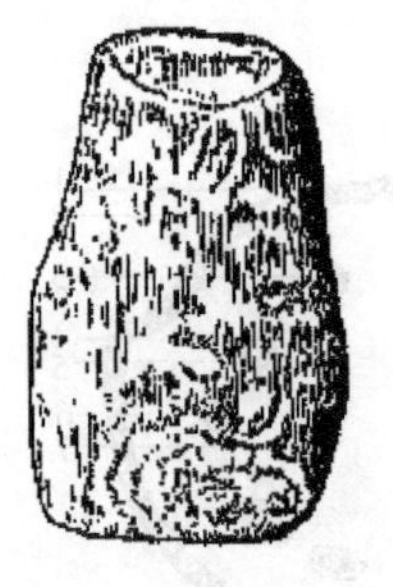
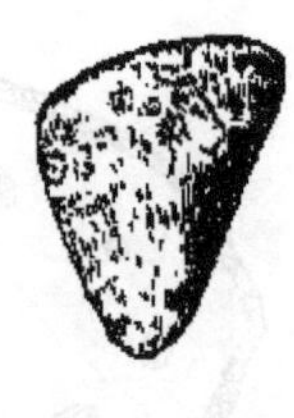

图 7-4　大黄药材图

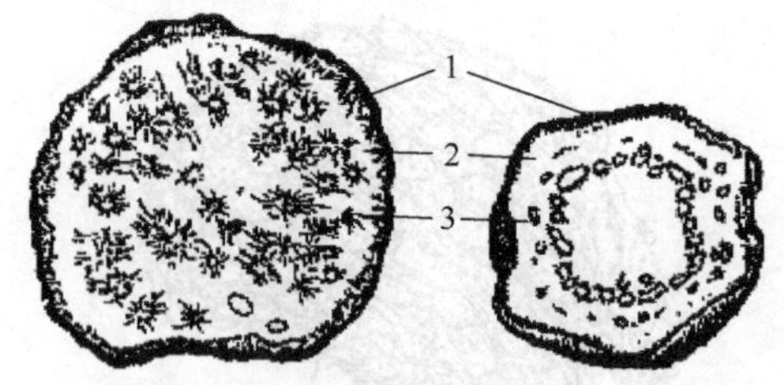

图 7-5　大黄（根茎）横切面

1—次生木质部；2—髓部；3—星点

项　目	正品大黄性状
形态	呈类圆柱形、圆锥形、卵圆形或不规则块状，长 3～17cm，直径 3～10cm
表面	除尽外皮者表面黄棕色至红棕色，有的可见类白色网状纹理（锦纹）及星点（异型维管束）散在，残留的外皮棕褐色，多具绳孔及粗皱纹
质地	质坚实，有的中心稍松软，难折断
断面	断面淡红棕色或黄棕色，显颗粒性；根茎髓部宽广，有星点环列或散在；根木质部发达，放射状纹理直达中心，形成层环明显，无星点
气味	气清香，味苦而微涩，嚼之粘牙，有沙粒感

【显微鉴别】 大黄（根茎）横切面见图 7-5，根茎横切面简图见图 7-6。

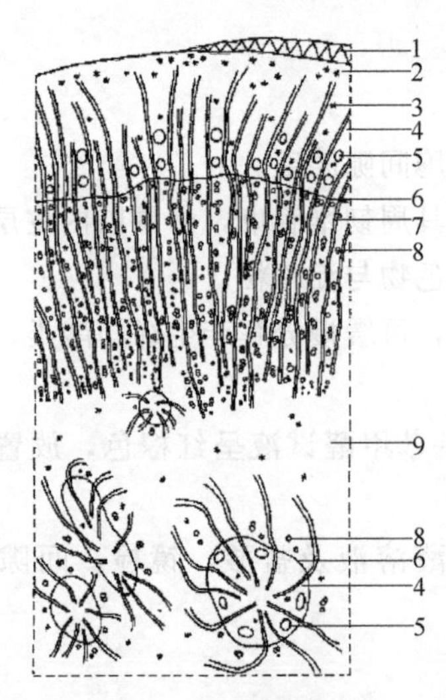

图 7-6　根茎横切面简图

1—栓细胞；2—皮层；3—草酸钙簇晶；4—韧皮部；5—黏液腔；6—形成层；7—射线；8—导管；9—髓部

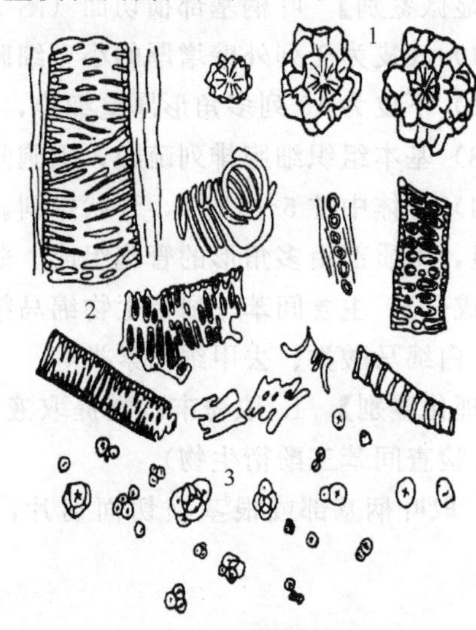

图 7-7　大黄粉末图

1—草酸钙簇晶；2—导管；3—淀粉粒

根茎横切面

(1) 木栓层及皮层大多已除去。

(2) 韧皮部筛管群明显，薄壁组织发达，有黏液腔。

(3) 形成层成环。

(4) 木质部射线较密，宽 2～4 列细胞，内含棕色物；导管非木化，常 1 个至数个相聚，排列稀疏。

（5）根茎髓部宽广，有异常维管束排列成环状或散在，异常维管束的形成层成环，外侧为木质部，内侧为韧皮部，射线呈星状射出，韧皮部中有黏液腔，内含红棕色物质。薄壁细胞含草酸钙簇晶及多数淀粉粒。

根横切面无髓，余同根茎。

粉末　淡黄棕色。大黄粉末图见图 7-7。

（1）草酸钙簇晶大而多，直径 20～160μm，棱角大多短钝，也有较长尖者。

（2）网纹导管非木化，具缘纹孔导管及细小的螺纹导管微木化。

（3）淀粉粒甚多，单粒呈类球形或多角形，脐点大多呈星状，也有点状、三叉状或裂缝状；复粒由 2～8 分粒组成。

【成分】　主含蒽醌衍生物 1.5％～5.3％，鞣质约 5％，游离蒽醌衍生物包括大黄酸、大黄素、大黄酚、芦荟大黄素等，为大黄的抗菌成分；结合性蒽醌衍生物为番泻苷 A～F 等，是大黄的主要泻下成分。

【理化鉴别】　1. 取本品药材断面、粉末或稀乙醇浸出液滴于滤纸上，在紫外光灯（365nm）下观察显棕红色荧光，不得显亮蓝紫色荧光。

2. 微量升华　取本品粉末少量，进行微量升华，得黄色针状结晶，高温则得羽毛状结晶，继续加碱液，结晶溶解并显红色。

3.《中国药典》规定，大黄含大黄素、大黄酚、芦荟大黄素、大黄酸和大黄素甲醚的总量不得少于 1.5％。

【附注】　同属植物藏边大黄 *R. emodi* Wall.、河套大黄 *R. hotaoense* C. Y.、华北大黄 *R. fnanzenbachii* Müint、天山大黄 *R. wittrochii* Lundstr. 等的根和根茎，在部分地区或民间称为山大黄或土大黄。其泻下作用弱或无，且有令人腹痛的副作用。土大黄形、色、味似正品，但除藏边大黄外，断面无星点，醇浸出物在紫外光灯下显持久的亮蓝紫色荧光（土大黄苷反应）。

黄　连

毛茛科植物黄连 *Coptis chinensis* Franch.、三角叶黄连 *Coptis deltoidea* C. Y. Cheng et Hsiao 或云连 *Coptis teeta* Wall. 的干燥根茎。以上三种商品分别习称“味连”、“雅连”、“云连”。秋季采挖，除去须根及泥沙，干燥，撞去残留须根。味连主产于四川东部、湖北西部，多为栽培，产量大；雅连主产于四川峨眉、洪雅、乐山一带，均为栽培；云连野生于云南西北部德钦、维西、腾冲等县，现有栽培。

【性状鉴别】　黄连药材图见图 7-8。

项　目	正品黄连性状
形态	味连多集聚成簇，常弯曲，形如鸡爪，习称“鸡爪黄连”。单枝根茎长 3～6cm，直径 0.3～0.8cm 雅连多为单枝，略呈圆柱形，微弯曲，形如“蚕状”，长 4～8cm，直径 0.5～1.0cm 云连多为单枝，较细小，弯曲呈钩状，形如“蝎尾”
表面	灰黄色或黄褐色，粗糙，有不规则结节状隆起、须根及须根残基，有的节间表面平滑如茎秆，习称“过桥”或“过江枝”。雅连“过桥”较长，上部多残留褐色鳞叶，顶端常留有残余的茎或叶柄
质地	质硬，难折断
断面	不整齐，皮部橙红色或暗棕色，木部鲜黄色或橙黄色，呈放射状排列，髓部有的中空
气味	气微，味极苦

【显微鉴别】　横切面（图 7-9）

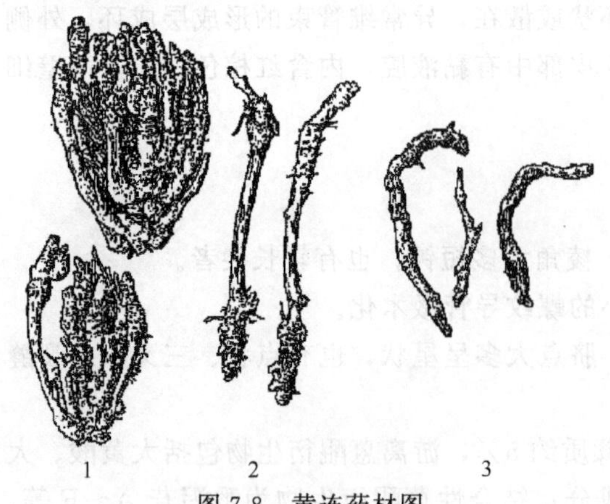

图 7-8 黄连药材图

1—味连；2—雅连；3—云莲

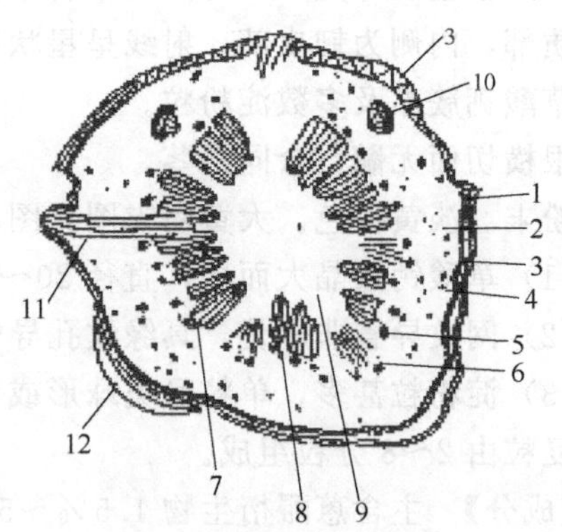

图 7-9 黄连横切面简图

1—表皮；2—皮层；3—木栓组织；4—石细胞；5—中柱鞘纤维；6—韧皮部；7—形成层；8—木质部；9—髓部；10—叶迹维管束；11—根迹维管束；12—鳞叶

1. 味连

(1) 木栓层为数列细胞。

(2) 皮层较宽，石细胞单个或成群散在，黄色，另有根迹维管束。

(3) 中柱鞘纤维成束，木化，或伴有少数石细胞，均显黄色。

(4) 维管束外韧型，环列，束间形成层不明显；木质部细胞均木化，木纤维较发达。射线宽窄不一。

(5) 均为薄壁细胞，无石细胞。

2. 雅连 与味连相似，但髓部有石细胞。

3. 云连 皮层、中柱鞘部位及髓部均无石细胞。

粉末 棕黄色、在紫外灯下检视显金黄色荧光（图 7-10）。

(1) 石细胞鲜黄色，单个或成群，方形、类方形或长方形，孔沟和纹孔明显。云连无石细胞。

(2) 中柱鞘纤维黄色，纺锤形或梭形，壁厚；木纤维较细长，壁较薄，有稀疏点状纹孔。

(3) 淀粉粒小而多。

(4) 导管为网纹或孔纹，短节状。

(5) 鳞叶表皮细胞绿黄色或黄棕色，长方形或长多角形，壁微波状弯曲或作连珠状增厚。

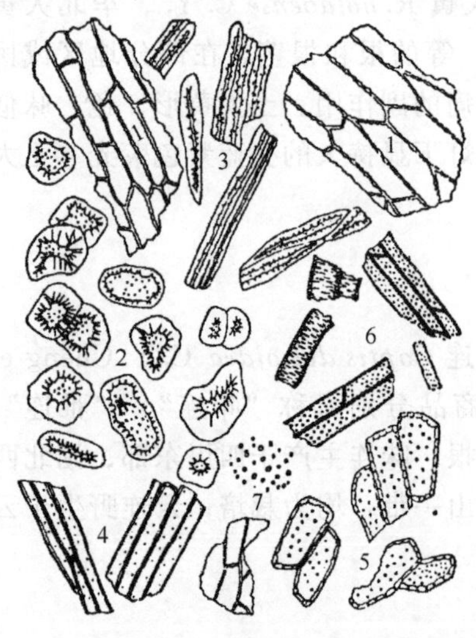

图 7-10 黄连粉末图

1—鳞叶表皮细胞；2—石细胞；3—中柱鞘纤维；4—木纤维；5—木薄壁细胞；6—导管；7—淀粉粒

【成分】 根茎含多种异喹啉类生物碱，以小檗碱含量最高，约 4%～8%，其次为黄连碱、甲基黄连碱等。

【理化鉴别】 1. 荧光检查 根茎折断面在紫外光灯下观察显金黄色荧光，木质部尤为显著。

2. 化学定性 取细粉约 0.1g，加甲醇 10mL，浸泡过夜，取上清液 1mL，加 5%没食子酸的乙醇溶液 2～3 滴，在水浴上蒸干，趁热加硫酸数滴，即显深绿色（检查小檗碱）。

3. 取粉末或薄切片置载玻片上，加 95%乙醇 1～2 滴及 30%硝酸 1 滴，加玻片，放置片刻，镜检，有黄色针状或针簇状结晶析出。

4.《中国药典》规定，黄连含小檗碱不得少于3.6%。

川　芎

伞形科植物川芎 *Ligusticum chuanxiong* Hort. 的干燥根茎。夏季当茎上的节盘显著突出并略带紫色时采挖，除去泥沙，晒后炕干，再去须根。主产于四川、江西、湖北、陕西等省，多为栽培。

【性状鉴别】 川芎药材图见图7-11。

项　目	正品川芎性状
形态	为不规则结节状拳形团块，直径2～7cm
表面	表面黄褐色，粗糙皱缩，有多数平行隆起的轮节，顶端有凹陷的类圆形茎痕，下侧及轮节上有多数小瘤状根痕
质地	质坚实，不易折断
断面	断面黄白色或灰黄色，散有黄棕色的油室，形成层呈波状环纹
气味	气浓香，味苦、辛。稍有麻舌感，微回甜

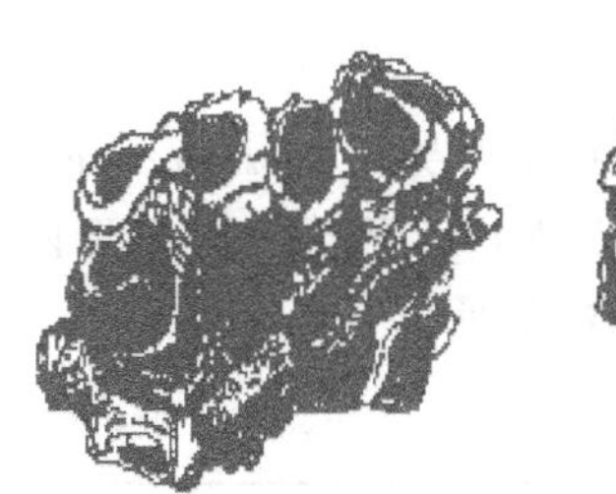
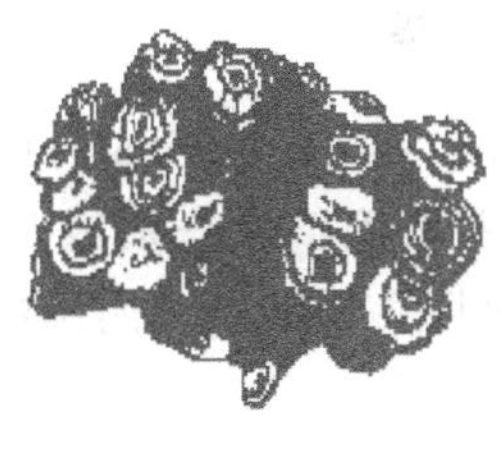

图7-11　川芎药材图

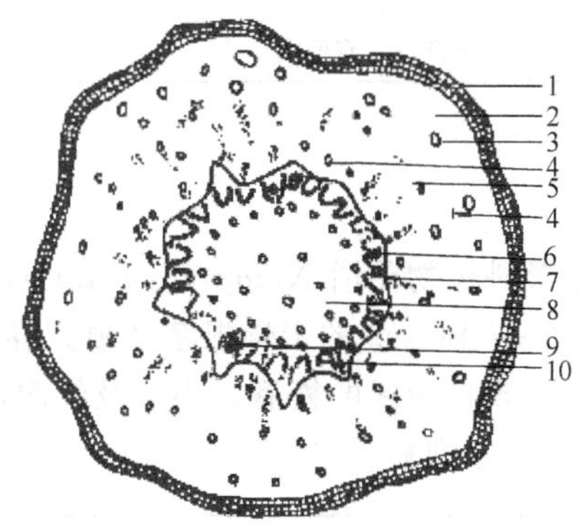

图7-12　川芎（根茎）横切面简图

1—木栓层；2—皮层；3—油室；4—筛管群；5—韧皮部；6—形成层；7—木质部；8—髓部；9—维管束；10—射线

【显微鉴别】 川芎（根茎）横切面简图见图7-12。

横切面（组织）

(1) 木栓层为十余列细胞。

(2) 皮层狭窄，细胞切向延长，散有根迹维管束，形成层明显。

(3) 韧皮部宽广，形成层环波状或不规则多角形。

(4) 木质部导管单列或排成“V”形，偶有木纤维束。

(5) 髓部较大。

(6) 薄壁组织中散有多数油室，淡黄棕色，靠近形成层的油室小，向外渐大；薄壁细胞中富含淀粉粒，有的薄壁细胞中含草酸钙晶体。

粉末　淡黄棕色或灰棕色。

(1) 淀粉粒较多，单粒椭圆形、卵圆形或肾形，直径5～16μm，长约21μm，脐点点状、长缝状或人字状；偶见复粒，由2～4分粒组成。

(2) 草酸钙簇晶存在于薄壁细胞中，直径10～25μm。

(3) 木栓细胞深黄棕色，常多层重叠，表面观呈多角形，壁薄。

(4) 油室多已破碎，分泌细胞壁薄，含有较多的油滴。

(5) 导管主为螺纹导管，亦有网纹导管、梯纹导管及具缘纹孔导管，直径 14～50μm。

【成分】 含挥发油约 1%，主要为藁本内酯；尚含生物碱、有机酸等成分。

【理化鉴别】 荧光检查　横切片置紫外光灯下观察，显亮蓝淡紫色荧光，外皮显暗棕色荧光。

【附注】 江西、湖南、湖北等省栽培的抚芎，原植物为伞形科植物抚芎 *Ligusticum chuanxiong* CV. Faxiong 的根茎，在江西民间和茶叶一起泡开水饮用，故名“茶芎”，用以防病健身，并治疗感冒头痛等症。与川芎区别如下：

项　目		川　芎	茶　芎
形态		呈不规则结节状拳形团块	呈不规则结节状团块
表面		黄褐色，粗糙皱缩，有多数平行隆起的轮节	灰棕色，粗糙皱缩
茎痕	形状	瘤状突起	乳头状突起
	排列	分散排列	略呈一行
	顶端	有凹窝	不凹陷，有微突起的芽痕

羌　活

伞形科植物羌活 *Notopterygium incisum* Ting ex H. T. Chang 或宽叶羌活 *Notopterygium forbesii* Boiss. 的干燥根茎及根。春、秋二季采挖，除去须根及泥沙，晒干。主产于四川阿坝藏族自治区的松潘、小金及绵阳地区的南坪、平武及云南腾冲等处。

【性状鉴别】

项　目	正品羌活性状
形态	为圆柱状，略弯曲，长 4～13cm，直径 0.6～2.5cm，顶端具茎痕 “蚕羌”根茎节间缩短，呈紧密隆起的环状，形似蚕 “竹节羌”根茎节间延长，形如竹节状 “条羌”根茎类圆柱形，顶端具茎及叶鞘残基；根类圆锥形，有纵皱纹及皮孔。长 8～15cm，直径 1～3cm “大头羌”根茎粗大，不规则结节状，顶部具数个茎基，根较细，数条。节上有多数点状或瘤状突起的根痕及棕色破碎鳞片
表面	表面棕褐色至黑褐色，外皮脱落处呈黄色
质地	体轻，质脆，易折断
断面	断面不平整，有多数裂痕，皮部黄棕色至暗棕色，油润，有棕色油点，木部黄白色，射线明显，髓部黄色至黄棕色
气味	气香，味微苦而辛

【显微鉴别】 粉末

1. 羌活　棕黄色。

(1) 分泌道多破碎，分泌细胞大多狭长，内有淡黄色分泌物及淀粉粒溶化后的痕迹，并常见金黄色或黄棕色条状分泌物。

(2) 薄壁细胞大多呈长条形，多数含淡黄色分泌物及油滴，并充满淀粉粒。

(3) 淀粉粒单粒类圆形，脐点、层纹均不明显，复粒由 2～3 分粒组成。

2. 宽叶羌活　灰黄色。

(1) 分泌细胞壁薄，内有淡黄色分泌物。

（2）薄壁细胞多无色，呈纺锤形或细长。纺锤形者壁稍厚，表面有明显斜向交错纹理，有的可见非薄的横隔；细长者壁薄，细胞界限有的不明显。

【成分】 含挥发油约2.3%。油中主要成分为α-蒎烯、β-蒎烯等。

【理化鉴别】 1. 化学定性　取粉末0.5g，加入乙醚适量，冷浸1h，滤过，溶液浓缩至1mL，加7%盐酸羟胺甲醇溶液2～3滴，20%氢氧化钾乙醇溶液3滴，在水浴上微热，冷却后，加稀盐酸调节pH值至3～4，再加1%三氯化铁乙醇液1～2滴，于醚层界面处显紫红色。

2.《中国药典》规定，羌活含挥发油不得少于2.8%；醇溶物浸出物含量不得少于15.0%。

白　前

萝藦科植物柳叶白前 *Cynanchum stauntonii*（Decne.）Schltr. ex Lévl. 或芫花叶白前 *Cynanchum glaucescens*（Decne.）Hand. -Mazz. 的干燥根茎及根。秋季采挖，洗净，晒干。主产于浙江、江苏、安徽、湖北、湖南等省。

【性状鉴别】

项　目	正品白前性状
	柳叶白前
形态	根茎呈细长圆柱形，有分枝，稍弯曲，长4～15cm，直径1.5～4mm。节处簇生纤细弯曲的根，长可达10cm，直径不到1mm，有多次分枝呈毛须状，常盘曲成团
表面	表面黄白色或黄棕色，节明显，节间长1.5～4.5cm，顶端有残茎
断面	根茎质脆，断面中空（习称"鹅管白前"）
气味	气微，味微甜
	芫花叶白前
	根茎较短小或略呈块状；表面灰绿色或灰黄色，节间长1～2cm，顶端有残茎。质较硬。根稍弯曲，直径约1mm，分枝少

【成分】 芫花叶白前含三萜皂苷成分。

【理化鉴别】 取粗粉1g，加70%乙醇10mL，加热回流1h，滤过。取滤液1mL，置蒸发皿内，蒸干，残渣加醋酐1mL使溶解，再加硫酸1滴，柳叶白前开始显红紫色，放置后变污绿色；芫花叶白前呈棕红色，放置不变色。

【附注】 白薇与白前自古以来就存在混淆、错用情况，习以"鹅管白前"（指根茎中空如鹅管）与"龙胆白薇"（指根丛生如龙胆）相区别。二者主要区别如下：

项　目	白　前	白　薇
形态	根茎呈细长圆柱形，有分枝，节处簇生纤细弯曲的根，根细长，直径多在1mm以下，有多次分枝呈毛须状，常盘曲成团	根茎粗短结节状。上面有圆形的茎痕，下面及两侧簇生多数细长的根，根长10～25cm，直径0.1～0.2cm。全体呈马尾状
表面	根茎表面黄白色或黄棕色，节明显，节间较长	根表面光滑，棕黄色
断面	根茎断面中空	根断面皮部黄白色，木部黄色
气味	气微，味微甜	气微，味微苦

白　术

本品为菊科植物白术 *Atractylodes macrocephala* Koidz. 的干燥根茎。冬季下部叶枯黄、上部叶变脆时采挖，除去泥沙，晒干或烘干（称烘术），再除去须根。主产于浙江、安徽、江西、湖南、湖北等地。多为栽培。浙江产者又称“浙白术”，为著名的“浙八味”之一，其中以浙江于潜产者质量最佳，为道地药材，习称“于术”。

【性状鉴别】

项目	正品白术性状
形态	为不规则的肥厚团块，长3～13cm，直径1.5～7cm。根茎下部向两侧膨大，似如意，习称“云头”；向上渐细或留有一段地上茎，似仙鹤脖，习称“鹤茎”或“白术腿”
表面	表面灰黄色或灰棕色，有瘤状突起及断续的纵皱和沟纹，并有须根痕，顶端有残留茎基和芽痕
质地	质坚硬不易折断
断面	断面不平坦，皮部窄，黄白色；木质部淡棕色，略有“菊花纹”，有棕黄色的点状油室（习称“朱砂点”）散在；烘干者断面角质样，色较深或有裂隙
气味	气清香，味甘、微辛，嚼之略带黏性

【显微鉴别】 根茎横切面

(1) 木栓层为数列扁平细胞，其内侧常有断续的石细胞环。

(2) 皮层、韧皮部及木射线中有大型的油室散在，油室圆形至长圆形，长径180～340μm，短径135～180μm。根茎顶端的韧皮部外侧有纤维束。

(3) 形成层环明显。

(4) 木质部呈放射状排列，中部和内侧木质部的附近有较多的纤维束，以初生木质部附近的纤维束最发达。

(5) 中央有髓部。

(6) 薄壁细胞中含菊糖及草酸钙针晶。

粉末 淡黄棕色。

(1) 草酸钙针晶细小，长10～32μm，不规则地聚集于薄壁细胞中。

(2) 纤维黄色，大多成束，长梭形，直径约40μm，壁甚厚，木化，孔沟明显。

(3) 石细胞淡黄色，类圆形、多角形或少数纺锤形，直径37～64μm，胞腔明显，有不规则孔沟。

(4) 导管分子短小，为网纹及具缘纹孔，直径48μm。

(5) 薄壁细胞含菊糖，表面显放射状纹理。

【成分】 含挥发油约1.4%。油中主要成分为苍术醇、苍术酮、白术内酯等。无机元素有钾、钠、钙、镁、铁、锰、锌、铜等。

【理化鉴别】 1. 荧光检查 取药材新鲜断面置紫外光灯（365nm）下，显粉黄色荧光。

2. 化学定性 取粗粉2g，置100mL具塞锥形瓶中，加乙醚20mL，连续振摇10min，滤过，滤液分别做以下实验：

(1) 取滤液少许，待挥干后加醋酐和硫酸，呈蓝紫色至棕色（检查甾醇类）。

(2) 取滤液10mL，挥干，加10%香草醛的硫酸溶液，呈紫色（检查挥发油）。

(3) 取滤液1滴，点于滤纸上，挥干后，喷洒1%香草醛硫酸溶液，呈桃红色（检查甾萜类）。

苍 术

菊科植物茅苍术 *Atractylodes lancea*（Thunb.）DC. 或北苍术 *Atractylodes chinensis*（DC.）Koidz. 的干燥根茎。春、秋二季采挖，除去泥沙，晒干，撞去须根。前者习称“茅

苍术”或“南苍术”，后者习称“北苍术”。茅苍术主产于江苏、河南、浙江、安徽，以河南桐柏、江苏句容、安徽太平所产质量最佳，为道地药材，习称“茅苍术”。北苍术主产于河北、陕西、山西，习称“北苍术”。

【性状鉴别】

项　目	茅　苍　术	北　苍　术
形态	呈不规则连珠状或结节状圆柱形，略弯曲，偶有分枝，长3～10cm，直径1～2cm	呈疙瘩块状或结节状圆柱形，长4～9cm，直径1～4cm
表面	表面灰棕色，有皱纹、横曲纹及残留须根，顶端具茎痕	表面黑棕色，除去外皮者黄棕色
质地	质坚实	质较疏松
断面	黄白色或灰白色，散有多数橙黄色或棕红色油点，习称“朱砂点”；暴露稍久，可析出白色细针状结晶，习称“起霜”或“吐脂”	散有黄棕色油点，不“起霜”
气味	气香特异，味微甘、辛、苦	香气较淡，味辛、苦

【显微鉴别】 茅苍术横切面

(1) 木栓层内夹有石细胞带3～8条不等，每一石细胞带由约2～3层类长方形的石细胞集成。

(2) 皮层宽广，其间散有大型油室，长径225～810μm，短径135～450μm。

(3) 韧皮部狭小。

(4) 形成层成环。

(5) 木质部有纤维束，和导管群相间排列。

(6) 射线较宽，中央为髓部，射线和髓部均散有油室。

(7) 薄壁细胞含有菊糖和细小的草酸钙针晶。

北苍术横切面　皮层有纤维束，木质部纤维较大，和导管群相间排列。

茅苍术粉末　棕黄色。

(1) 草酸钙针晶细小，长5～30μm，不规则地充塞于薄壁细胞中。

(2) 纤维大多成束，长梭形，直径约40μm，壁甚厚，木化。

(3) 石细胞甚多，常与木栓细胞连接，多角形、类圆形或长方形，直径20～80μm，壁极厚，木化。

(4) 菊糖扁形或块状，表面有放射状纹理。

(5) 油室碎片多见。

(6) 导管短，主要为网纹，也有具缘纹孔。

【成分】 1. 茅苍术置紫外光灯下，横断面不显亮蓝色荧光，北苍术整个横断面显蓝色荧光。

2. 茅苍术含挥发油5%～9%，油中主要成分为苍术素、桉油醇、苍术醇（后两种成分的混合物称苍术醇）。北苍术含挥发油较少，约3%～5%。

【理化鉴别】 化学定性　取粉末1g，加乙醚15mL，加乙醚5mL，振摇浸出15min，滤过。取滤液2mL，放于蒸发皿内，待乙醚挥散后，加含5%对二甲氨基苯甲醛的10%硫酸溶液1mL，显玫瑰红色，再于100℃烘5min出现绿色。

泽　泻

泽泻科植物泽泻 *Alisma orientalis*（Sam.）Juzep. 的干燥根茎。冬季茎叶开始枯萎时采挖，洗净，干燥，除去须根及粗皮。主产于福建、四川、江西等地。

【性状鉴别】

项 目	正品泽泻性状
形态	本品呈类球形、椭圆形或卵圆形。长 2～7cm，直径 2～6cm
表面	表面黄白色或淡黄棕色，有不规则的横向环状浅沟纹，习称“岗纹”；全体有多数细小突起的须根痕，底部有的有瘤状芽痕
质地	质坚实，难折断
断面	断面黄白色，粉性，有多数细孔
气味	气微，味微苦

【显微鉴别】 粉末 淡黄棕色。

(1) 淀粉粒甚多，单粒长卵形、类球形或椭圆形，直径 3～14μm，脐点人字状、短缝状或三叉状；复粒由 2～3 分粒组成。

(2) 薄壁细胞类圆形，具多数椭圆形纹孔，集成纹孔群。

(3) 内皮层细胞垂周壁波状弯曲，较厚，木化，有稀疏细孔沟。

(4) 油室大多破碎，完整者类圆形，直径 54～110μm，分泌细胞中可见油滴。

【成分】 块茎中含多种四环三萜酮醇衍生物，包括泽泻醇及泽泻醇乙酸酯等。

浙 贝 母

百合科植物浙贝母 *Fritillaria thunbergii* Miq. 的干燥鳞茎。初夏植株枯萎时采挖，洗净。大小分开，大者除去心芽，习称“大贝”；小者不去心芽，习称“珠贝”。分别撞擦，除去外皮，拌以煅过的贝壳粉，吸去擦出的浆汁，干燥；或取鳞茎，大小分开，洗净，除去心芽，趁鲜切成厚片，洗净，干燥，习称“浙贝片”。

【性状鉴别】 浙贝母药材图见图 7-13。

项 目	正品浙贝母性状
	大贝
形态	为鳞茎外层的单瓣鳞叶，略呈新月形，高 1～2cm，直径 2～3.5cm
表面	外表面类白色至淡黄色，内表面白色或淡棕色，被有白色粉末
质地	质硬而脆，易折断
断面	白色至黄白色，富粉性
气味	气微，味微苦
	珠贝
形态	为完整的鳞茎，呈扁椭圆形，高 1～1.5cm，直径 1～2.5cm
表面	类白色，外层鳞叶 2 瓣，肥厚，略似肾形，互相抱合，内有小鳞叶 2～3 枚及干缩的残茎
	浙贝片
形态	为鳞茎外层的单瓣鳞叶切成的片。椭圆形或类圆形，直径 1～2cm
表面	边缘表面淡黄色，切面平坦，粉白色
质地	质脆，易折断
断面	粉白色，富粉性

【显微鉴别】 粉末 淡黄白色。浙贝母粉末图见图 7-14。

(1) 淀粉粒甚多，单粒卵形、广卵形或椭圆形，直径 6～56μm，脐点点状、裂缝状或马蹄状，位于较小端，层纹大多明显；复粒由 2 分粒组成。

(2) 表皮细胞类多角形或长方形，垂周壁连珠状增厚；有时看见气孔，副卫细胞 4～5 个。

(3) 草酸钙结晶细小，多呈颗粒状，有的呈梭形、方形或细杆状。

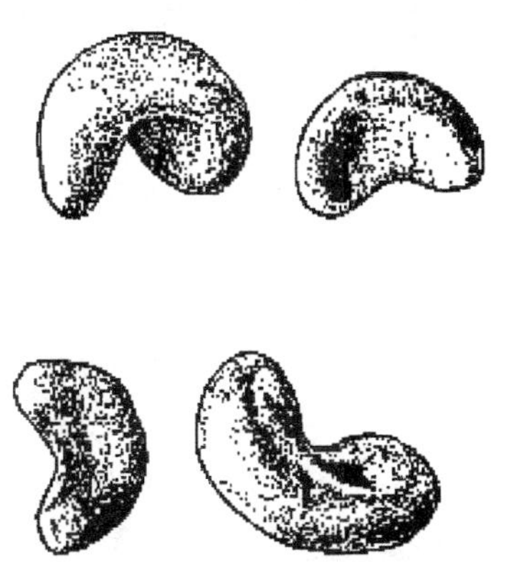

图 7-13　浙贝母药材图

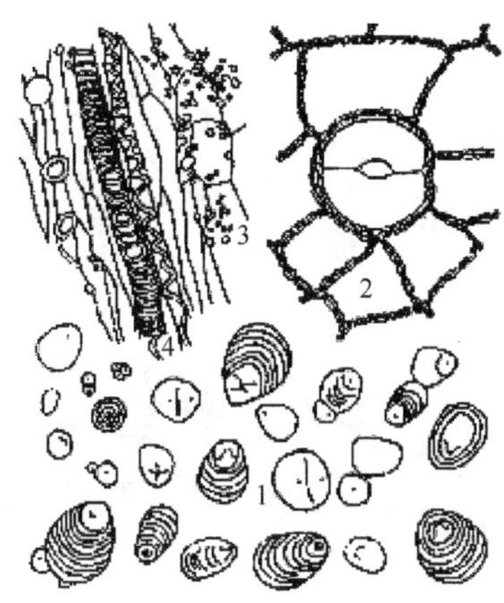

图 7-14　浙贝母粉末图
1—淀粉粒；2—表皮细胞及气孔；
3—草酸钙方晶；4—导管

(4) 导管多为螺纹，直径 18μm。

【成分】 含多种生物碱，如浙贝碱、去氢浙贝碱等。

【理化鉴别】 1. 取本品横切片，加碘试液 2～3 滴，即显蓝紫色，但边缘一圈仍为类白色。

2. 取本品粉末，置紫外光灯 (365nm) 下观察，显亮淡绿色荧光。

3. 取本品粉末 1g，加 70%乙醇 20mL，加热回流 30min，滤过，滤液蒸干，残渣加 1%盐酸溶液 5mL 使溶解，滤过，取滤液分置两支试管中，一管中加碘化铋钾试液 3 滴，生成橘红色沉淀；另一管中加硅钨酸试液 1～3 滴，生成白色絮状沉淀。

川　贝　母

百合科植物川贝母 *Fritillaria cirrhosa* D. Don、暗紫贝母 *Fritillaria unibracteata* Hsiao et K. C. Hsia、甘肃贝母 *Fritillaria przewalskii* Maxim. 或梭砂贝母 *Fritillaria delavayi* Franch. 的干燥鳞茎。前三者按性状不同分别习称“松贝”和“青贝”，后者习称“炉贝”。夏、秋二季或积雪融化时采挖，除去须根、粗皮及泥沙，晒干或低温干燥。主产于四川、西藏、云南等省。

【性状鉴别】 川贝母药材图见图 7-15。

项　目	正品川贝母性状
	松贝
形态	呈类圆锥形或近球形，高 0.3～0.8cm，直径 0.3～0.9cm
表面	类白色。外层鳞叶 2 瓣，大小悬殊，大瓣紧抱小瓣，未抱部分呈新月形，习称“怀中抱月”；顶端闭合，内有类圆柱形、顶端稍尖的心芽和小鳞叶 1～2 枚；先端钝圆或稍尖，底部平，微凹入，多数可以直立坐稳，习称“观音坐莲”；中心有 1 灰褐色的鳞茎盘，偶有残存须根
质地	质硬而脆
断面	白色，富粉性
气味	气微，味微苦
	青贝
	类扁球形，高 0.4～1.4cm，直径 0.4～1.6cm。外层鳞叶 2 瓣，大小相近，相对抱合，顶端开裂，内有心芽和小鳞叶 2～3 枚及细圆柱形的残茎
	炉贝
	呈长圆锥形，高 0.7～2.5cm，直径 0.5～2.5cm。表面类白色或浅棕黄色，有的具棕色斑点，习称“虎皮斑”。外层鳞叶 2 瓣，大小相近，顶部开裂而略尖，基部稍尖或较钝

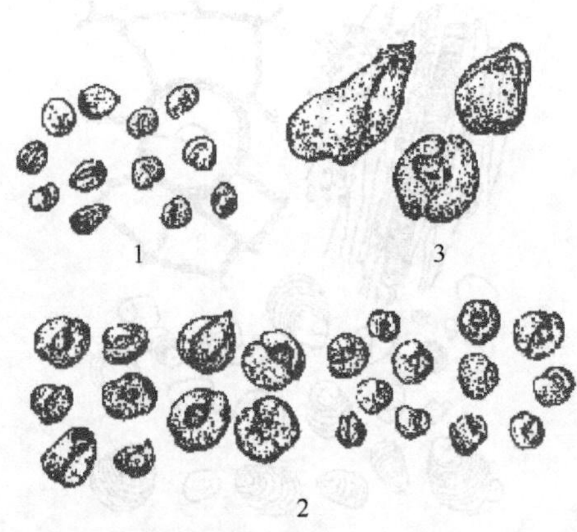

图 7-15　川贝母药材图

1—松贝；2—青贝；3—炉贝

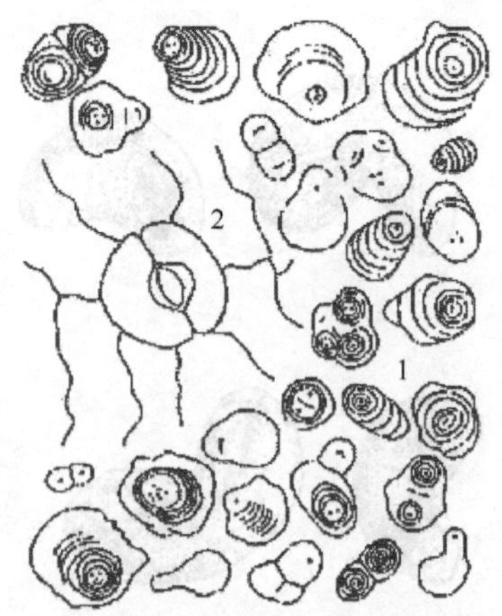

图 7-16　川贝母（暗紫贝母）粉末图

1—淀粉粒；2—气孔与表皮细胞

【显微鉴别】　粉末　类白色。川贝母（暗紫贝母）粉末图见图 7-16。

1. 松贝、青贝

（1）淀粉粒甚多，广卵形、长圆形或不规则圆形，有的边缘不平整或略作分枝状，直径 5～64μm，脐点短缝状或马蹄状，层纹隐约可见。

（2）表皮细胞类长方形，垂周壁微波状弯曲，偶见不定式气孔。

（3）螺纹导管，直径 5～26μm。

2. 炉贝　淀粉粒广卵形、贝壳形、肾形或椭圆形，直径约 60μm，脐点人字状、星状或点状，层纹明显。螺纹及网纹导管直径可达 64μm。

【成分】　含多种生物碱，如西贝碱、青贝碱、川贝碱等。

【理化鉴别】　薄层色谱　取粉末 1g，加三氯甲烷 30mL、浓氨试液 5mL，置水浴中加热回流 30min，滤过，滤液蒸干，残渣加甲醇 1mL 使溶解，作为供试品溶液。另取川贝母对照药材，同法制成对照药材溶液。吸取上述两种溶液各 20μL，分别点于同一以 CMC-Na 为黏合剂的硅胶 G 薄层板上，以正己烷-乙酸乙酯-二乙胺（12：10：1）展开，依次喷以稀碘化铋钾试液和亚硝酸钠试液。供试品色谱在与对照药材色谱相应的位置上，显相同颜色的条斑。

【附注】　在云南和四川有一种“土贝母”，为同科植物益辟坚 *Iphigenia indica* Kunth. et Benth. 的鳞茎，又称“草贝母”。还有光慈菇，为同科植物老鸭瓣 *Tulipa edulis* Baker 的鳞茎，有误当贝母服用造成中毒死亡的报道。川贝母与伪品草贝母、光慈菇的区别如下：

名称	川贝母	草贝母	老鸭瓣
形态	顶端尖或圆尖，基部宽阔	顶端钝圆，基部平或凹入	顶端渐尖，基部圆平
外层	两瓣鳞叶等大或大小悬殊(松贝)	不分瓣，一侧有一浅槽	不分瓣，一侧有一条明显纵沟
内部	具小鳞瓣及圆柱形残茎	实心，无鳞瓣。无心芽	具一圆锥心芽
味	微苦	苦	淡

黄　　精

百合科植物滇黄精 *Polygonatum kingianum* Coll. et Hemsl. 、黄精 *Polygonatum sibiri-*

cum Red. 或多花黄精 *Polygonatum cyrtonema* Hua 的干燥根茎。按形状不同，习称“大黄精”、“鸡头黄精”、“姜形黄精”。春、秋二季采挖，除去须根，洗净，置沸水中略烫或蒸至透心，干燥。滇黄精主产于云南、贵州、广东等省。黄精主产于河北、内蒙古、陕西等省。多花黄精主产于贵州、湖南、云南等省。

【性状鉴别】

项目	正品黄精性状
	大黄精
形态	呈肥厚肉质的结节块状，结节长可达10cm以上，宽3～6cm，厚2～3cm
表面	淡黄色至黄棕色，具环节，有皱纹及须根痕，每一结节上有一呈圆盘状的茎痕，圆周凹入，中部突出，习称“鸡眼”
质地	质硬而韧，不易折断
断面	角质，淡黄色至黄棕色
气味	气微，味甜，嚼之有黏性
	鸡头黄精
	呈结节状弯柱形，长3～10cm，直径0.5～1.5cm。结节长2～4cm，略呈圆锥形，常有分枝形如“鸡头”；表面黄白色或灰黄色，半透明，有纵皱纹，茎痕圆形，直径5～8mm
	姜形黄精
	呈长条结节块状，长短不等，常数个块状结节相连。表面灰黄色或黄褐色，粗糙，结节上侧有突出的圆盘状茎痕，直径0.8～1.5cm

【显微鉴别】 横切面

大黄精 表皮细胞1列，外壁较厚。薄壁组织间散有多数大的黏液细胞，内含草酸钙针晶束。维管束散列，大多为周木型。

鸡头黄精、姜形黄精 维管束多为外韧型，少数为周木型。

【成分】 主含甾体皂苷。尚含多糖成分，如黄精多糖甲、黄精多糖乙、黄精多糖丙等。

【附注】 味苦者不可入药。

知 母

百合科植物知母 *Anemarrhena asphodeloides* Bge. 的干燥根茎。春、秋二季采挖，除去须根及泥沙，晒干，习称“毛知母”；或除去外皮，晒干，习称“知母肉”。主产于河北、山西、陕西、内蒙古等地。以河北易县（清代称西陵）产者质量最佳，习称“西陵知母”。

【性状鉴别】 知母药材图见图7-17。

项目	正品知母性状
	毛知母
形态	呈长条状，微弯曲，略扁，偶有分枝，长3～15cm，直径0.8～1.5cm，一端有浅黄色的茎叶残痕，习称“金包头”
表面	黄棕色至棕色，上面有一凹沟，具紧密排列的环状节，节上密生黄棕色的残存叶基，由两侧向根茎上方生长；下面隆起而略皱缩，并有凹陷或突起的点状根痕
质地	质硬，易折断
断面	黄白色
气味	气微，味微甜、略苦。嚼之带黏性
	知母肉
	表面白色，有扭曲的沟纹，有的可见叶痕及根痕

【显微鉴别】 知母粉末图见图7-18。

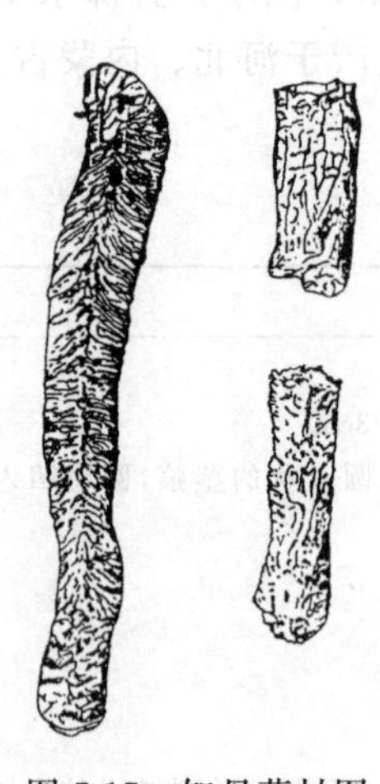

图 7-17 知母药材图

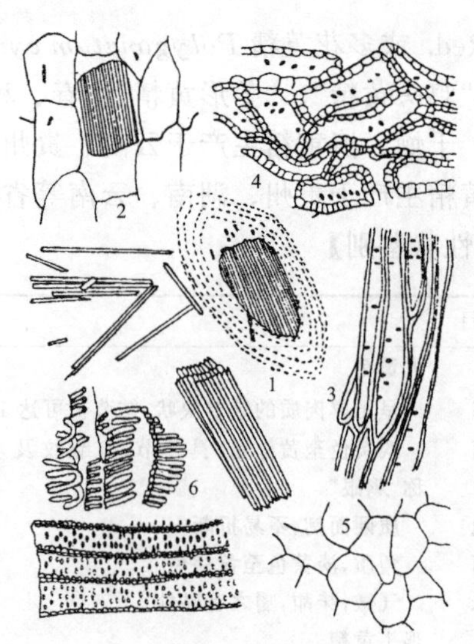

图 7-18 知母粉末图

1—黏液细胞（壁已溶化）；2—草酸钙针晶；3—纤维束；4—木化厚壁细胞；5—木栓细胞；6—导管

粉末 （1）黏液细胞类圆形，较大，无色或淡黄色，半透明，胞腔内含针晶束，针晶长36～110μm。（2）纤维淡黄色，细长，壁稍厚，木化。有稀而细小纹孔，胞腔大。（3）导管为具缘纹孔、网纹及螺纹导管。（4）木化厚壁细胞（鳞叶组织）呈类长方形、类多角形或延长呈短纤维状，孔沟较密，胞腔内含棕黄色物。（5）木栓细胞壁薄，常多层上下重叠。

【成分】 含多种甾体皂苷。

【理化鉴别】 取本品粉末 2g，加乙醇 10mL，振摇后放置 20min，吸取上清液 1mL，蒸干，残渣加硫酸 1 滴，初显黄色，继变红色、紫堇色，最后显棕色。

山 药

薯蓣科植物薯蓣 *Dioscorea opposita* Thunb. 的干燥根茎。冬季茎叶枯萎后采挖，切去根头，洗净，除去外皮及须根，用硫黄熏后，干燥，即为“毛山药”，也有选择肥大顺直的干燥山药，置清水中，浸至无干心，闷透，用硫黄熏后，切齐两端，用木板搓成圆柱状，晒干，打光，习称“光山药”。主产于河南温县、武陟、博爱、沁阳等地（旧怀庆府），湖南、江西等省区也产。均为栽培品。

【性状鉴别】

项 目	正品山药性状
	毛山药
形态	本品略呈圆柱形，弯曲而稍扁，长 15～30cm，直径 1.5～6cm
表面	表面黄白色或淡黄色，有纵沟，纵皱纹及须根痕，偶有浅棕色外皮残留
质地	体重，质坚实，不易折断
断面	断面白色，粉性
气味	味淡、微酸，嚼之发黏
	光山药
	呈圆柱形，两端平齐，长 9～18cm，直径 1.5～3cm。粗细均匀，挺直。表面光滑，白色或黄白色，粉性足

【显微鉴别】 粉末 类白色。

（1）淀粉粒 单粒扁卵形、类圆形，直径 8～35μm，脐点点状、人字状、十字状或短缝状，可见层纹；复粒稀少，由 2～3 分粒组成。

（2）草酸钙针晶束存在于黏液细胞中，长约至 240μm，针晶粗 2～5μm。

（3）具缘纹孔导管、网纹导管、螺纹导管及环纹导管，直径 12～48μm。

【成分】 含淀粉 16%、黏液质、胆碱、糖蛋白、多酚氧化酶、维生素 C 等。

【理化鉴别】 1. 取粉末少许，加浓硝酸 1mL，显鲜黄色。

2. 取粉末 1g。加水 10mL，煮沸后滤过。取滤液 1mL，加 5%氢氧化钠液 2 滴，再加稀硫酸铜溶液 2 滴，呈蓝紫色（检查蛋白质）。取滤液 1mL，加斐林试液 1mL，水浴加热，产生红色沉淀（检查还原糖类）。

【附注】 山药与天花粉（葫芦科栝楼 *Trichosanthes kirilowii* Maxim. 的根）易混淆，其主要区别如下：

名　称	山　药	天　花　粉
表面	黄白色淡棕色，偶有外皮残留	黄白或淡棕黄色，偶有外皮残留及皮孔
断面	具发亮小点	黄色导管略呈放射状排列
味	淡微酸	微苦

射　干

鸢尾科植物射干 *Belamcanda chinensis*（L.）DC. 的干燥根茎。春初刚发芽或秋末茎叶枯萎时采挖，除去须根及泥沙，干燥。主产于湖北、河南、江苏、安徽等省。

【性状鉴别】 射干药材图见图 7-19。

项　目	正品射干性状
形态	呈不规则结节状，长 3～10cm，直径 1～2cm
表面	表面黄褐色、棕褐色或黑褐色，皱缩，有较密的环纹。上面有数个圆盘状凹陷的茎痕，偶有茎基残存；下面有残留细根及根痕
质地	质硬
断面	断面黄色，颗粒性
气味	气微，味苦、微辛

【显微鉴别】 射干横切面简图、及柱晶图见图 7-20。

横切面

（1）表皮有时残存。木栓细胞多列。

（2）皮层稀有叶迹维管束；内皮层不明显。

（3）中柱维管束为周木型及外韧型，靠外侧排列较紧密。

（4）薄壁组织中有草酸钙柱晶，并含淀粉粒及油滴。

粉末 橙黄色。

（1）草酸钙柱晶 较多，棱柱形，多已破碎，完整者长 49～240(315)μm，直径约 49μm。

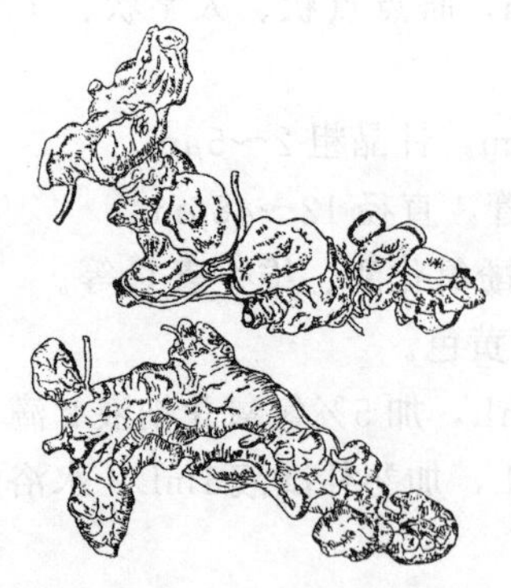
图 7-19 射干药材图

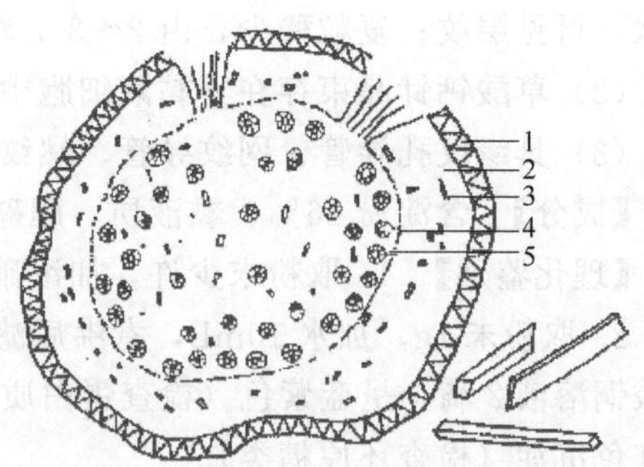

图 7-20 射干横切面简图、吉柱晶图

1—木栓层；2—皮层；3—草酸钙柱晶；4—内皮层；5—维管束

（2）淀粉粒 单粒圆形或椭圆形，直径 2～17μm，脐点点状；复粒极少，由 2～5 分粒组成。

（3）薄壁细胞 类圆形或椭圆形，壁稍厚或连珠状增厚，有单纹孔。

（4）木栓细胞 棕色，表面观多角形，壁薄，微波状弯曲，有的含棕色物。

【成分】 含野鸢尾苷、野鸢尾黄素、洋鸢尾素，并含芒果苷及β-葡萄糖。

【理化鉴别】 1. 取粉末 0.5g，置试管中，加水 2mL，管口盖一块用水湿润的滤纸，滤纸上加氯亚胺基-2,6-二氯醌 1 份与四硼酸钠 32 份的混合试剂少量，铺匀，将试管加热至微沸，滤液即显蓝色。

2. 取粉末 1g，加乙醚 10mL，密塞，振摇 15min，滤过，取滤液 5mL 置蒸发皿中，挥去乙醚，残渣加硝酸数滴，初显棕黄色，后显蓝绿色。

【附注】 有人将鸢尾科植物鸢尾 *Iris teotorum* Maxim. 的干燥根茎作射干入药，其区别如下：

项　目	射　干	鸢　尾
形态	呈不规则结节状，有分枝	上端膨大，另一端渐小，呈鸭头形
表面	环节紧密，上面有数个凹陷的圆盘状茎痕	有横环纹及纵沟纹，与圆点状根痕
质地	质坚硬	质疏脆，易折断
断面	断面黄色，颗粒状	断面黄白色
组织	木栓细胞十余列，排列不整齐，内皮层不明显，草酸钙柱晶较短	木栓细胞 10～20 列，排列较整齐，内皮层明显，草酸钙柱晶较长

干　姜

姜科植物姜 *Zingiber officinale* Rosc. 的干燥根茎。本品于冬季植株枯萎时采挖，除去地上部分、须根及泥沙，晒干或低温干燥。主产于四川犍为，贵州长顺、兴仁，湖北来凤，广东新会及浙江、山东、湖南、广西、江西、福建等地。

【性状鉴别】

项　目	正品干姜性状
形态	药材呈扁平块状，具指状分枝，长 3～7cm，厚 1～2cm
表面	表面灰黄色或浅灰棕色，粗糙，具纵皱纹及明显的环节；分枝处常有鳞叶残存，分枝顶端有茎痕或芽
断面	断面黄白色或灰白色，粉性或颗粒性，内皮层环明显，筋脉点及黄色油点散在
气味	气香特异，味辛辣

【显微鉴别】 干姜横切面简图见图 7-21。

横切面

(1) 木栓层为多列扁平木栓细胞。

(2) 皮层散列多数叶迹维管束；油细胞随处可见；内皮层明显，可见凯氏带。

(3) 中柱占根茎的大部分，散列多数外韧型维管束，近中柱鞘处维管束形小，排列较紧密，木质部内侧或周围有非木化的纤维束，并有油细胞。

(4) 薄壁细胞中含有淀粉粒，呈广卵形而扁，长 5～60μm，直径 10～32μm，脐点点状，位于较小端，层纹有的明显。

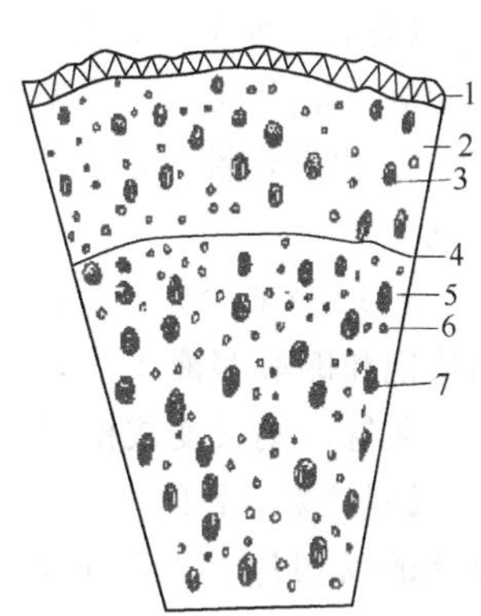

图 7-21　干姜横切面简图
1—木栓层；2—皮层；3—叶迹维管束；4—内皮层；5—中柱；6—油细胞；7—维管束

粉末　淡黄棕色。

(1) 淀粉粒极多。单粒呈扁平广卵形、长卵形、类圆形或不规则形，侧面观呈棒形，有的较小端略尖突或鸟喙状，脐点细点状，位于较小端，层纹明显。

(2) 油细胞随处散在。呈椭圆形或类圆形，壁较薄，胞腔内含淡绿黄色油滴。

(3) 纤维成束或单个散离，无色或淡黄棕色。通常一边微波状或略呈锯齿状，末端短尖、钝圆或分叉，壁厚，非木化。

(4) 色素细胞棕色，呈细管状，其中充满棕色或暗红棕色物。

(5) 草酸钙方晶，少数。细小、方形或长方形，有的颗粒状，有的一个细胞中含数个结晶。

【理化鉴别】 取粉末 1～2g，置于两支具塞试管中，分别加乙醇、水各 15mL，浸渍，随时振摇 1h，滤过，取滤液滴于滤纸上，晾干，置紫外光灯（365nm）下观察，乙醇液斑点显亮黄绿色荧光，水浸液斑点显灰蓝色荧光。

姜　黄

姜科植物姜黄 *Curcuma longa* L. 的干燥根茎。冬季茎叶枯萎时采挖，洗净，煮或蒸至透心，晒干，除去须根。主产于四川乐山、重庆新津等地。

【性状鉴别】

项　目	正品姜黄性状
形态	呈不规则卵圆形、圆柱形或纺锤形，常弯曲，有的具短叉状分枝，长 2～5cm，直径 1～3cm
表面	表面深黄色，粗糙，有皱缩纹理和明显环节，并有圆形分枝痕及须根痕
质地	质坚实，不易折断
断面	断面棕黄色至金黄色，角质样，有蜡样光泽，内皮层环纹明显，维管束呈点状散在
气味	气香特异，味苦、辛

【显微鉴别】 横切面

(1) 表皮细胞为1列，细胞扁平，壁薄。

(2) 皮层宽广，有叶迹维管束；外侧近表皮处有6～8列木栓细胞，扁平，壁薄，排列较整齐；内皮层细胞凯氏点明显。

(3) 中柱鞘为1～2列薄壁细胞；维管束有限外韧型，散列，近中柱鞘处较多，向内渐减少。

(4) 薄壁细胞含油滴、淀粉粒及红棕色色素。

【成分】 含挥发油4.0%～8.0%，油中主要成分为姜黄酮、芳姜酮、吉马酮等。

【理化鉴别】 1. 荧光检查 取细粉10mg，加醋酐3mL，振摇后加硫酸1～2滴，在紫外光灯下呈血红色（片姜黄为土灰色）。

2. 化学定性 取硫酸与乙醇各1滴，置点滴板上，加粉末少量于混合液中，粉末为紫红色。

3. 取粉末少许，置滤纸上，滴加乙醇与乙醚各1滴，待干，除去粉末，滤纸染成黄色，加热饱和硼酸溶液1滴，则渐变为橙红色，再加氨试液1滴，则变成蓝黑色，后渐变为褐色，久置，则又变成橙红色（姜黄素的反应）。

【附注】 片姜黄 为姜科植物温郁金 *Curcuma wenyujin* Y. H. Chen et C. Ling 的干燥根茎的纵切片。主产于浙江瑞安等地。原药材形状呈长圆形或不规则的薄片，大小不一，长3～6cm，宽1～3cm。外皮粗糙皱缩，有时可见环节及须根痕。外皮灰黄色。质地脆而稍坚实，略粉质。断面为黄白色至棕黄色，有1圈环纹及多数筋脉小点。断面灰白色至棕黄色。气香特异，味微苦而辛凉。含挥发油1%，油中主要成分与温莪术相似，有莪术醇、莪术双酮、异呋吉马烯、樟脑、龙脑、异龙脑等。化学定性：取粉末0.5g，加石油醚5mL，振摇5min，滤过，取滤液滴于滤纸上，稍干，加香草醛试液1滴，即显樱红色。

莪 术

姜科植物蓬莪术 *Curcuma phaeocaulis* Val.、广西莪术 *Curcuma kwangsiensis* S. G. Lee et C. F Liang 或温郁金 *Curcuma wenyujin* Y. H. Chen et C. Ling 的干燥根茎。后者习称“温莪术”。冬季茎叶枯萎后采挖，洗净，蒸或煮至透心，晒干或低温干燥后除去须根及杂质。蓬莪术主产于四川成都、乐山地区，商品称“川莪术”。广西莪术主产于广西，商品称“桂莪术”。

【性状鉴别】 莪术药材图见图7-22。

项 目	正品莪术性状
	蓬莪术
形态	呈卵圆形、长卵形、圆锥形或长纺锤形，顶端多钝尖，基部钝圆，长2～8cm，直径1.5～4cm
表面	表面灰黄色至灰棕色，上部环节凸起，有圆形微凹的须根痕或有残留的须根，有的两侧各有1列下陷的芽痕和类圆形的侧生根茎痕，有的可见刀削痕
质地	体重，质坚实
断面	断面灰褐色至蓝褐色，蜡样，常附有灰棕色粉末，皮层与中柱易分离，内皮层环纹棕褐色
气味	气微香，味微苦而辛
	桂莪术
	环节稍凸起，断面黄棕色至棕色，常附有淡黄色粉末，内皮层环纹黄白色
	温莪术
	断面黄棕色至棕褐色，常附有淡黄色至黄棕色粉末。气香或微香

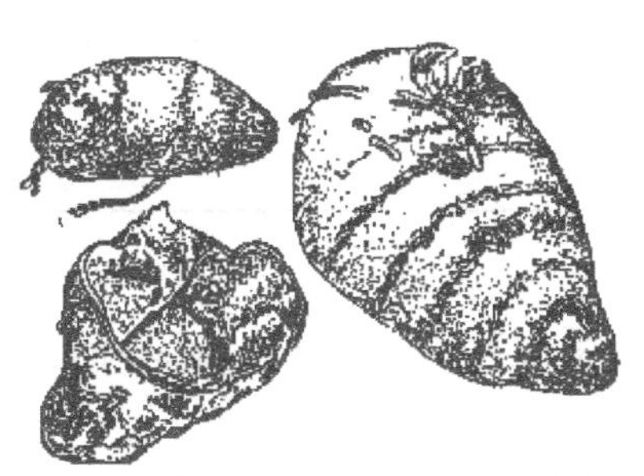
图 7-22 莪术（蓬莪术）药材图

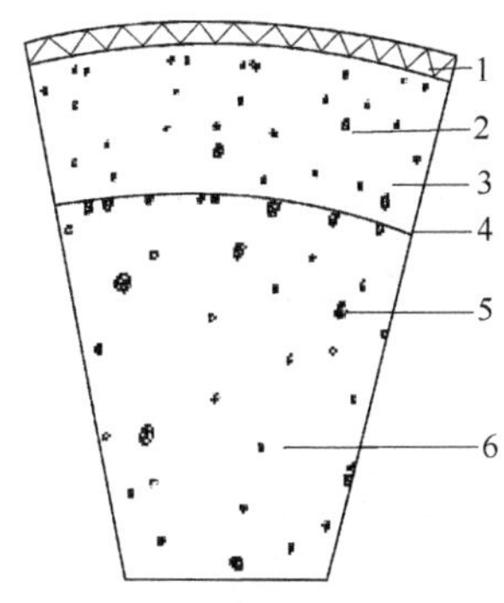

图 7-23 莪术（蓬莪术）横切面简图
1—木栓层；2—叶迹维管束；3—皮层；
4—内皮层；5—维管束；6—油细胞

【显微鉴别】 横切面 莪术（蓬莪术）横切面简图见图 7-23。

（1）木栓细胞数列，有时已除去。

（2）皮层散有叶迹维管束；内皮层明显。

（3）中柱较宽，维管束外韧型，散在，沿中柱鞘部位的维管束较小，排列较密。

（4）薄壁细胞充满糊化的淀粉粒团块，薄壁组织中有含金黄色油状物的细胞散在。

【成分】 三种莪术均含挥发油及姜黄素类成分。其中温莪术含挥发油 3.38%，广西莪术含 2.38%。

天 麻

兰科植物天麻 *Gastrodia elata* Bl. 的干燥块茎。立冬后至次年清明前采挖。选择晴天挖取块茎，洗净，刮去外皮或用谷壳搓擦去掉外皮，随即用清水或白矾水微浸泡，以防变黑，再置沸水中煮或蒸 20～30min 至透心、切开后无白色小点为度，取出，置通风处晾干，再晒或低温烘干。冬季采收者，习称“冬麻”；春季采收者，习称“春麻”。习以冬麻为优。主产于云南、四川、贵州、陕西、湖北、湖南及东北各省。现多为人工培植。

【性状鉴别】 天麻药材图见图 7-24。

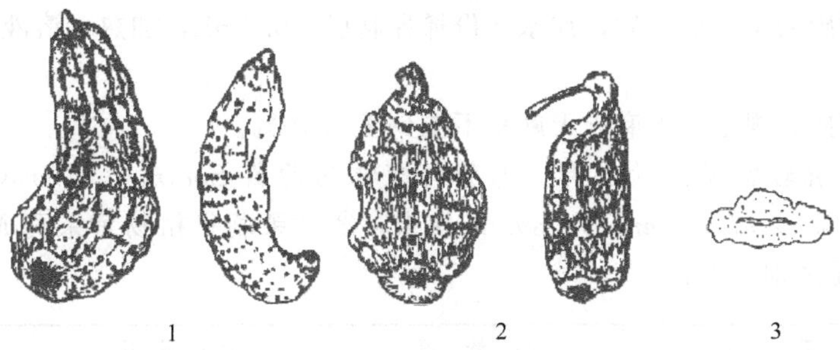

图 7-24 天麻药材图
1—冬麻；2—春麻；3—饮片

项　目	正品天麻性状
形态	呈椭圆形或长条形，略扁，皱缩而稍弯曲，长 3～15cm，宽 1.5～6cm，厚 0.5～2cm
表面	表面淡黄白色至淡黄棕色，有纵皱纹及由潜伏芽排列而成的横环纹多轮。冬麻顶端有红棕色至深棕色干枯的芽苞（习称“鹦哥嘴”），春麻有残留茎基；另一端有自母麻脱落后的圆脐形疤痕，习称“肚脐疤”

续表

项 目	正品天麻性状
质地	质坚硬,不易折断
断面	断面较平坦,黄白色至淡棕色,角质样
气味	气微,味甘

【显微鉴别】 横切面（图 7-25）

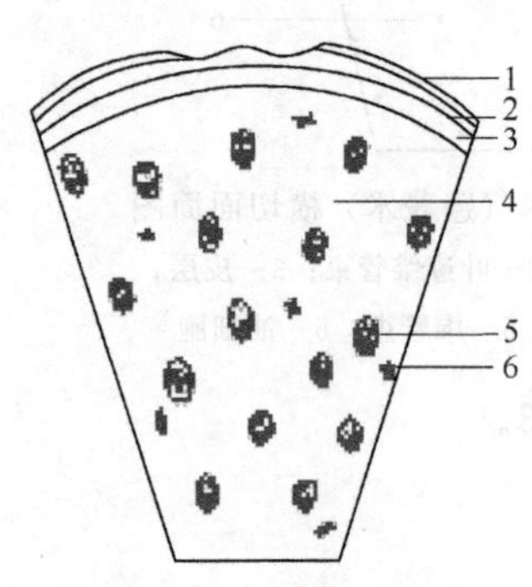

图 7-25 天麻横切面简图
1—表皮；2—下皮；3—皮层；4—中柱；5—维管束；6—草酸钙针晶束

(1) 表皮有残留，下皮由 2～3 列切向延长的栓化细胞组成。

(2) 皮层为十数列多角形细胞，有的含草酸钙针晶束。较老块茎皮层与下皮相接处有 2～3 列椭圆形厚壁细胞，木化，纹孔明显。

(3) 中柱大，散列小型周韧维管束；薄壁细胞亦含草酸钙针晶束。

(4) 髓部细胞类圆形，具纹孔。

粉末 黄白色至黄棕色。

(1) 厚壁细胞椭圆形或类多角形，直径 70～180μm，壁厚 3～8μm，木化，纹孔明显。

(2) 草酸钙针晶成束或散在，长 25～75(93)μm。

(3) 用醋酸甘油水装片观察含糊化多糖类物的薄壁细胞无色，有的细胞可见长卵形、长椭圆形或类圆形颗粒，遇碘液显棕色或淡棕紫色。

(4) 螺纹导管、网纹导管及环纹导管，直径 8～30μm。

【成分】 含天麻素（对羟基苯甲醇-β-D-葡萄糖苷），对羟基苯甲醚、对羟基苯甲醇，对羟基苯甲醛等。

【理化鉴别】 1. 荧光检查 乙醇浸出液置紫外光灯（365nm）下，显碧绿色荧光。

2. 取粉末 1g 加水 10mL，浸渍 4h，随时振摇，滤过。滤液加碘试液 2～4 滴，显紫红色至酒红色。

3. 取粉末 1g，加 45%乙醇 10mL，浸泡 4h，时时振摇，滤过。滤液加硝酸汞溶液（取汞 1 份，加发烟硝酸 1 份溶解后，加水 2 份稀释制成）0.5mL，加热，溶液显玫瑰红色，并产生黄色沉淀。

4.《中国药典》规定，天麻含天麻素不得少于 0.10%。

【附注】 天麻较常见的伪品有：①茄科植物马铃薯 *Solanum tuberosum* L. 的块茎；②菊科植物大丽菊 *Dahlia pinnata* Cav. 的块根；③紫茉莉科植物紫茉莉 *Mirabilis jalapa* L. 的根。其主要区别如下：

项 目	天 麻	马 铃 薯	大丽菊根	紫茉莉根
形态	长椭圆形、扁缩稍弯曲	椭圆形、稍扁缩	纺锤形、扁缩	长圆锥形
两端	顶端有干枯芽苞,末端有肚脐疤	顶端有茎基痕	顶端残留茎基痕	顶端有茎基痕
表面	有点状环纹	有皱纹	有纵沟纹	有纵沟
气味	气特异,味甜,嚼之有脆响声	气无,味甜,嚼之有马铃薯味	气微,味淡,嚼之粘牙	味淡,嚼之麻舌

续表

项目	天麻	马铃薯	大丽菊根	紫茉莉根
显微	有针晶束	有砂晶	有石细胞、菊糖	有针晶束
加碘液	显酒红色	显蓝紫色	显淡棕色	显蓝紫色
硝酸汞反应	显玫瑰红色,有黄色沉淀	显乳白色沉淀	显浅棕色沉淀	显乳黄色沉淀

本章其他药材

药名	来源	产地	主要性状特征
拳参	蓼科植物拳参 *Polygonum bistorta* L. 的干燥根茎	河北、山西	呈扁长条形或扁圆柱形而弯曲,两端略尖或一端渐细,有的对卷弯曲,长6～13cm,直径1～2.5cm 表面紫褐色或紫黑色,粗糙,一面隆起,一面稍平坦或略具凹糟,全体密具粗环纹 质硬 断面浅棕红色或棕红色,维管束呈黄白色点状,排列成环 无臭,味苦、涩
骨碎补	水龙骨科植物槲蕨 *Drynaria fortunei* (Kunze) J. Sm. 的干燥根茎	浙江、福建、湖南、湖北、江西、广东	呈扁平长条状,多弯曲,有分枝,长5～15cm,宽1～1.5cm,厚0.2～0.5cm 表面密被深棕色至暗棕色的小鳞片,柔软如毛,经火燎者呈棕褐色或暗褐色,两侧及上表面均具凸起或凹下的圆形叶痕 体轻,质脆,易折断 断面红棕色,维管束(分体中柱)呈黄色点状,排列成环 无臭,味淡,微涩
升麻	毛茛科植物大三叶升麻 *Cimicifuga heracleifolia* Kom.、兴安升麻 *Cimicifuga dahurica* (Turcz.) Maxim. 或升麻 *Cimicifuga foetida* L. 的干燥根茎	东北、河北	为不规则的长形块状,多分枝,呈结节状,长10～20cm,直径2～4cm 表面黑褐色或棕褐色,粗糙不平,有坚硬的须根残留,上面有数个圆形空洞的茎基痕,洞内壁显网状沟纹;下面凹凸不平,具须根痕 体轻,质坚硬,不易折断,断面不平坦,有裂隙,纤维性,黄绿色或淡黄白色 气微,味微苦而涩
北豆根	防己科植物蝙蝠葛 *Menispermum dauricum* DC. 的干燥根茎	东北、河北	呈细长圆柱形,弯曲,有分枝,长可达50cm,直径0.3～0.8cm 表面黄棕色至暗棕色,多有弯曲的细根,外皮易剥落 质韧,不易折断,断面不整齐,纤维细,木部淡黄色,呈放射状排列,中心有髓 气微,味苦
延胡索	罂粟科植物延胡索 *Corydalis yanhusuo* W. T. Wang 的干燥块茎	浙江、湖北、湖南	呈不规则的扁球形,直径0.5～1.5cm 表面黄色或黄褐色,有不规则网状皱纹。顶端有略凹陷的茎痕,底部常有疙瘩状凸起 质硬而脆,断面黄色,角质样,有蜡样光泽 气微,味苦
夏天无	罂粟科植物伏生紫堇 *Corydalis decumbens* (Thunb.) Pers. 的干燥块茎	江西	呈类球形、长圆形或不规则块状,长0.5～3cm,直径0.5～2.5cm 表面灰黄色、暗绿色或黑褐色,有瘤状突起和不明显的细皱纹,顶端钝圆,可见茎痕,四周有淡黄色点状叶痕及须根痕 质硬,断面黄白色或黄色,颗粒状或角质样,有的略带粉性 无臭,味苦

续表

药名	来源	产地	主要性状特征
藁本	伞形科植物藁本 *Ligusticum sinense* Oliv. 或辽藁本 *Ligusticum jeholense* Nakai et Kitag. 的干燥根茎及根	陕西、甘肃、河南	藁本 根茎呈不规则结节状圆柱形，稍扭曲，有分枝，长 3～10cm，直径 1～2cm 表面棕褐色或暗棕色，粗糙，有纵皱纹，上侧残留数个凹陷的圆形茎基，下侧有多数点状突起的根痕及残根 体轻，质较硬，易折断，断面黄色或黄白色，纤维状 气浓香，味辛、苦、微麻 辽藁本 较小，根茎呈不规则的团块状或柱状，有多数细长弯曲的根。气浓香，味辛、苦、微麻
胡黄连	玄参科植物胡黄 *Picrorhiza scrophulariiflora* Pennell 的干燥根茎	西藏、云南、四川	呈圆柱形，略弯曲，偶有分枝，长 3～12cm，直径 0.3～1cm 表面灰棕色至暗棕色，粗糙，有较密的环状节，具稍隆起的芽痕或根痕，上端密被暗棕色鳞片状的叶柄残基 体轻，质硬而脆，易折断，断面略平坦，淡棕色至暗棕色，木部有 4～10 个类白色点状维管束排列成环 气微，味极苦
白附子	天南星科植物独角莲 *Typhonium giganteum* Engl. 的干燥块茎	河南、甘肃、湖北	呈椭圆形或卵圆形，长 2～5cm，直径 1～3cm 表面白色至黄白色，略粗糙，有环纹及须根痕，顶端有茎痕或芽痕 质坚硬，断面白色，粉性 无臭，味淡、麻辣刺舌
石菖蒲	天南星科植物石菖蒲 *Acorus tatarinowii* Schott 的干燥根茎	四川、浙江、江西	呈扁圆柱形，多弯曲，常有分枝，长 3～20cm，直径 0.3～1cm 表面棕褐色或灰棕色，粗糙，有疏密不匀的环节，节间长 0.2～0.8cm，具细纵纹，一面残留须根或圆点状根痕；叶痕呈三角形，左右交互排列，有的其上有毛鳞状的叶基残余 质硬，断面纤维性，类白色或微红色，内皮层环明显，可见多数维管束小点及棕色油细胞 气芳香，味苦、微辛
玉竹	百合科植物玉竹 *Polygonatum odoratum* (Mill.) Druce 的干燥根茎	湖南、河南、江苏	呈长圆柱形，略扁，少有分枝，长 4～18cm，直径 0.3～1.6cm 表面黄白色或淡黄棕色，半透明，具纵皱纹及微隆起的环节，有白色圆点状的须根痕和圆盘状茎痕 质硬而脆，受潮后稍软，易折断 断面角质样或显颗粒性 气微，味甘。嚼之发黏
粉萆薢	薯蓣科植物粉背薯蓣 *Dioscorea hypoglauca* Palibin 的干燥根茎	浙江、安徽、江西	为不规则的薄片，边缘不整齐，大小不一，厚约 0.5mm。有的有棕黑色或灰棕色的外皮 切面黄白色或淡灰棕色，维管束呈小点状散在。质松，略有弹性。气微，味辛。微苦
百合	百合科植物卷丹 *Lilium lancifolium* Thunb.、百合 *Lilium brownii* F. E. Brown var. *viridulum* Baker 或细叶百合 *Lilium pumilum* DC. 的干燥肉质鳞叶	湖南	呈长椭圆形，长 2～5cm，宽 1～2cm，中部厚 1.3～4mm 表面类白色，淡棕黄色或微带紫色，有数条纵直平行的白色维管束 顶端稍尖，基部较宽，边缘薄，微波状，略向内弯曲 质硬而脆，断面较平坦，角质样 无臭，味微苦

续表

药名	来源	产地	主要性状特征
藜芦	百合科植物藜芦 *Veratrum nigrum* L. 的干燥根及根茎		根茎粗短，圆柱形，长 2～4cm，直径 0.7～1.5cm。上端残留棕色毛须状叶基维管束，形如蓑衣，故有“藜芦穿蓑衣”之称。下部簇生众多细根，根细长，略弯曲，长短不等，直径 0.2～0.4cm 表面土黄色或黄棕色，根上端具较密的横皱纹，下端多纵皱纹 质坚脆 根断面类白色，中心有淡黄色中柱，易与皮部分离 气微，味极苦，粉末有强烈的催嚏性
白及	兰科植物白及 *Bletilla striata*（Thunb.）Reichb. f. 的干燥块茎	贵州、四川、云南	呈不规则扁圆形，多有 2～3 个爪状分枝，长 1.5～5cm，厚 0.5～1.5cm 表面灰白色或黄白色，有数圈同心环节和棕色点状须根痕，上面有凸起的茎痕，下面有连接另一块茎的痕迹 质坚硬，不易折断，断面类白色，角质样 无臭，味苦，嚼之有黏性

思考与练习

1. 对根茎类中药性状鉴别时应注意些什么？
2. 试述单子叶植物根茎的组织构造特征。
3. 试述双子叶植物根茎的组织构造特征。
4. 试述绵马贯众的横切面组织构造特征。
5. 大黄来源于哪些植物？常见伪品有哪些？其伪品与正品有哪些区别？
6. 味连、雅连、云连三者在性状、显微组织构造方面有哪些区别？
7. 南苍术与北苍术在来源、形状、显微特征方面有何区别？
8. 天麻及其伪品大丽菊、紫茉莉根、马铃薯在来源、性状、显微特征上有何主要区别？
9. 解释名词：星点、过桥、云头鹤茎、起霜、朱砂点、岗纹、怀中抱月、虎皮斑、金包头、鹦哥嘴。
10. 试述下列中药的理化鉴别特征：大黄、黄连、浙贝母、天麻。

（祖炬雄）

实验六　干姜根茎横切面组织观察

一、目的要求

1. 掌握单子叶植物根茎的组织构造。
2. 掌握干姜根茎横切面组织构造特征。
3. 熟练掌握切片标本片制片方法。

二、显微鉴别

横切面

(1) 木栓层　多列扁平木栓细胞。

(2) 皮层　薄壁细胞。散在叶迹维管束、油细胞。内皮层明显，可见凯氏带。

(3) 中柱　占根的大部分。散列外韧型维管束、油细胞。靠近内皮层处，维管束小，排列紧密。向中央，维管束大，排列稀疏。

三、作业

绘干姜显微特征图。

（吕　薇）

实验七　黄连的鉴定

一、目的要求

掌握黄连根茎横切面组织与粉末鉴定的主要显微特征。

二、显微鉴别

1. 横切面　味连根茎

(1) 木栓层　观察其排列及数列。

(2) 皮层　宽度比例、石细胞分布及胞壁色泽、中柱鞘纤维束及色泽。

(3) 维管束　类别、束间形成层是否明显。

(4) 髓部　有无石细胞，分布淀粉粒情况。

其他如雅连根茎和云连根茎横切面组织观察时，与味连根茎组织的主要区别点在于皮层、髓部是否有石细胞分布。

2. 粉末　味连粉末显深棕黄色，气微，味极苦。

(1) 石细胞　观察壁色、形态、直径、壁厚度、纹孔及层纹特征。

(2) 韧皮纤维　颜色、形态、端面尖锐程度、长度与直径、纹孔和壁厚。

(3) 木纤维　颜色、直径、壁厚、纹孔类别。

(4) 木薄壁细胞　形态、直径、壁厚、纹孔。

(5) 鳞叶表皮细胞　形态、颜色、壁增厚显见的纹理特征。

(6) 导管　观察其类别、直径、并显少量网纹管胞。

(7) 淀粉粒　观察其类别、形态、直径、脐点类别等。

另有少量草酸钙方晶分布于薄壁细胞中及黄棕色木栓细胞。

三、理化鉴别

1. 取粗粉约 1g，加乙醇 10mL，加热至沸腾，放冷，滤过。取滤液 5 滴，加稀盐酸 1mL 与漂白粉少量，即显樱红色；另取滤液 5 滴，加 5％五倍子酸的乙醇溶液 2～3 滴，蒸干，趁热加硫酸数滴，即显深绿色（检查小檗碱）。

2. 取黄连饮片在紫外光灯下显金黄色荧光，木质部尤为显著。

四、作业

绘味连显微特征图。

（祖炬雄）

实验八　大黄、半夏粉末的鉴定

一、目的要求

1. 掌握根茎类药材粉末观察注意点。
2. 掌握大黄、半夏的粉末特征。
3. 熟练掌握粉末标本片的制片方法。

二、显微鉴别

大黄粉末　黄白色。

(1) 木栓细胞　少见。

(2) 草酸钙簇晶　较多，类方形，大小不一，直径 20～106μm，棱角大多宽。

(3) 导管　主要为网纹导管，也有螺纹导管、具缘纹孔导管。

(4) 淀粉粒　极多但较小（鉴定意义不明显），有单粒也有复粒。

半夏粉末　类白色，味微辛辣、有麻舌刺喉感。半夏粉末图见图 7-26。

(1) 草酸钙针晶　散在或呈束状，针晶细长，较多，长 20～144μm。

(2) 导管　细小，主要为螺纹导管，也有环纹导管。

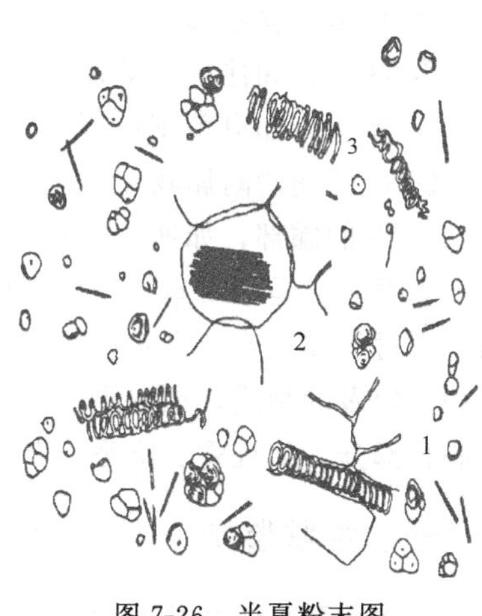

图 7-26　半夏粉末图
1—淀粉粒；2—草酸钙针晶；3—导管

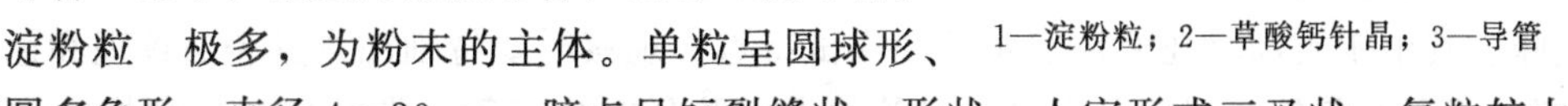
(3) 淀粉粒　极多，为粉末的主体。单粒呈圆球形、半圆形和圆多角形，直径 4～30μm，脐点呈短裂缝状、形状、人字形或三叉状。复粒较大，由 2～8 分粒组成。

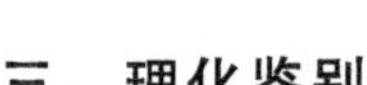
三、理化鉴别

1. 量升华法　观察蒽醌类结晶形式。
2. 光反应　生药新鲜断面或粉末，在紫外光照射下显的荧光。

四、作业

绘出大黄、半夏粉末显微特征图。

（祖炬雄）

第八章　茎木、树脂类药材

第一节　茎木类药材

概　　述

茎类药材是指药用植物地上茎或茎的一部分，主要包括：

① 木本植物的茎藤，如关木通、海风藤、大血藤、鸡血藤等；

② 草本植物茎藤，如首乌藤、天仙藤；

③ 茎枝，如桂枝、桑枝、桑寄生等；

④ 茎刺，如皂角刺；

⑤ 茎的翅状附属物，如鬼箭羽；

⑥ 茎的髓部，如通草、小通草、灯心草等。

木类药材是指木本植物茎形成层以内的木质部部分入药，通称木材。木材又分边材和心材，边材形成较晚，含水分较多，颜色稍浅，亦称液材；心材形成较早，位于木质部内方，蓄积了较多的物质，如树脂、树胶、丹宁、油类等，颜色较深，质地较致密。木类中药多采用心材部分，如沉香、降香、苏木等，木材常因形成的季节不同而出现年轮。

一、性状鉴别

茎木类药材的性状鉴别按下列顺序进行：形状—大小—表面纹理—颜色—质地—断面—气味。其中木类药材还要注意水试和火试特点。观察时要特别注意其表面纹理和色泽、横切（断）面上的年轮、射线及密度、导管的大小及分布状态等。带叶的茎枝则按叶类药材的要求进行观察。

二、显微鉴别

一般以横切片和粉末制片最为常见。

1. 茎类中药的组织构造　目前以茎入药的大部分为双子叶木本植物或草质藤本，应注意以下几部分的特征：

（1）周皮或表皮　周皮注意木栓细胞的形状、层数、增厚情况等。表皮注意角质层的厚度、毛茸和气孔。

（2）皮层　注意其存在与否及在横切面所占的比例。其次观察纤维、石细胞、分泌组织类型及细胞内含物的特点。

（3）韧皮部　注意韧皮薄壁组织、筛管群、射线、厚壁组织的细胞形态和排列情况。

（4）形成层　注意是否明显，一般都成环状。

（5）木质部　注意导管、管胞、纤维、薄壁细胞、射线细胞的形状和排列情况。木质藤本导管孔径较大，导管增厚所形成的纹理不同。

（6）髓部　大多由薄壁细胞组成。草质茎髓部较发达，木质茎髓部较小。

2. 木类药材的组织构造 应分别制作三个方向的切面：横切面、径向纵切面、切向纵切面。观察下列组织特征：

(1) 导管 注意导管分子的形状、宽度及长度，导管壁上纹孔的类型。

(2) 木纤维 占木材的大部分，纵切面观为狭长的厚壁细胞；横切面观多呈类三角形，具胞腔。

(3) 木薄壁细胞 是贮藏养料的生活细胞，有时内含淀粉粒或草酸钙结晶。

(4) 木射线 细胞形状与木薄壁细胞相似，但不同的切面，射线表现形式不一，横切面所见射线是从中心向四周发射的辐射状线条，显示射线的宽度和长度。切向切面所见射线的轮廓略呈纺锤形，显示射线的宽度和高度。径向切面所见各组成细胞是纵切，所见射线细胞是多列长形细胞，从中部向外周横叠着，显示射线高度和长度。

川 木 通

毛茛科植物小木通 *Clematis armandii* Franch. 或绣球藤 *Clematis montana* Buch. -Ham. 的干燥藤茎。春、秋两季采收，除去粗皮、晒干，或趁鲜切薄片，晒干。主产于四川。

【性状鉴别】 川木通外形及饮片见图 8-1。

项 目	正品川木通性状
形态	呈长圆柱形，略扭曲，长 50～100cm，直径 2～3.5cm；切厚片 0.2～0.4cm
表面	黄棕色或黄褐色，有纵向凹沟及棱线；节膨大，有叶痕及侧枝痕。残余皮部易撕裂
质地	质坚硬，不易折断
切面	边缘不整齐，残存皮部黄棕色，木部浅棕色或浅黄色，黄白色放射状纹理及裂隙，其间布满导管孔，髓部较小，类白色或黄棕色，偶有空腔
气味	无臭，味淡

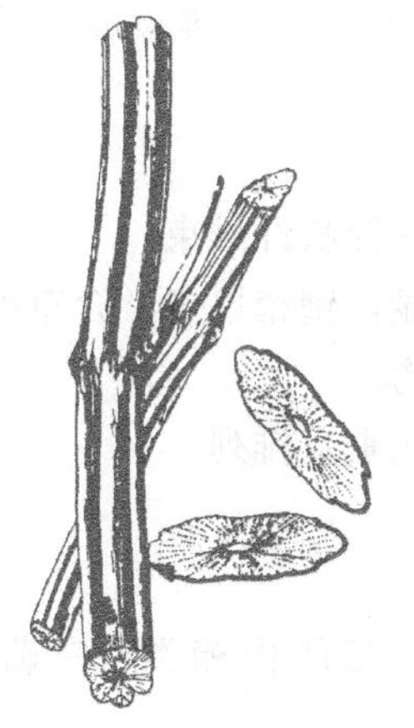

图 8-1 川木通外形及饮片

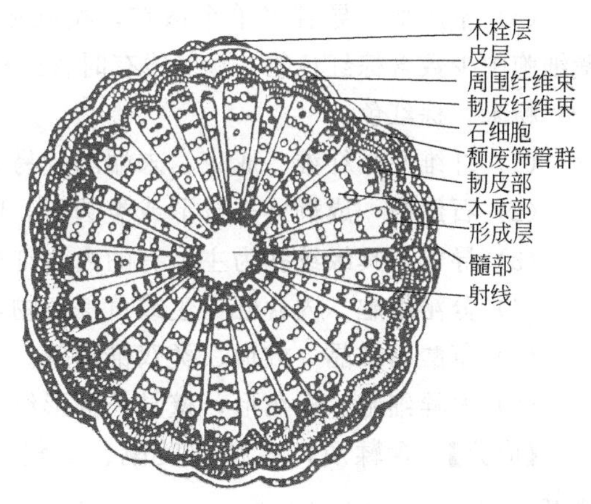

图 8-2 小木通茎横切面图

【显微鉴别】 小木通茎横切面 木栓层及皮层多已除去（图 8-2）。

(1) 纤维 波状环。

(2) 韧皮部 纤维束 1～2 层，外层多连成波状环，筛管群部分颓废压扁。

(3) 木质部 细胞均木化，髓射线较宽，木质部束大小相间排列。

(4) 髓部 细胞类圆形，排列疏松。

(5) 薄壁细胞 无草酸钙结晶。

【理化鉴别】 取粉末1g，加乙醇10mL，浸泡1h，加热3min，放冷，滤过。取滤液0.5mL，置小瓷皿中，蒸干，残渣加2%磷钼酸溶液2滴使溶解，加浓氨液1滴，显蓝色。

鸡 血 藤

豆科植物密花豆 *Spatholobus suberectus* Dunn 的干燥藤茎。秋、冬两季采收，除去枝叶，切片晒干。主产于广西、云南、广东。

【性状鉴别】

项 目	正品鸡血藤性状
形态	扁圆柱形
表面	表面灰棕色，栓皮脱落处呈红褐色，有纵沟
质地	质坚实，难折断，折断面呈不整齐的裂片状
切面	木部红棕色或棕色，导管孔多数；韧皮部有树脂状分泌物呈红褐色或黑棕色，与木部相间排列呈3～8个偏心性半圆形的环；髓部偏向一侧
气味	气微，味涩

【显微鉴别】 茎横切面

(1) 木栓层　数列细胞，内含棕红色物。

(2) 皮层　较窄，散有石细胞群；薄壁细胞含草酸钙方晶。

(3) 维管束　异型，由韧皮部与木质部相间排列成数轮。

(4) 韧皮部　外侧为石细胞群与纤维束组成的厚壁细胞层；分泌细胞甚多，充满棕红色物，常数个至十多个切向排列成层；纤维束较多，周围细胞含草酸钙方晶，形成晶纤维；含晶细胞壁木化增厚；石细胞群散在；射线多被挤压。

(5) 木质部　导管多单个散在，类圆形，直径约400μm；木纤维束亦为晶纤维；木薄壁细胞中少数含棕红色物；木射线有时含红棕色物。

粉末　棕红色。

(1) 纤维及晶纤维　成束，末端的壁易分裂成数条，呈针状纤维束。

(2) 石细胞　成群，类方形或类圆形，壁厚者层纹明显，壁稍厚者常含草酸钙方晶。

(3) 导管　具缘纹孔为主，有的内含红棕色或黄棕色物。

(4) 分泌细胞　内含红棕色或黄棕色物，常与韧皮射线垂直排列。

(5) 草酸钙结晶　方形、类双锥形等。

(6) 木栓细胞　多角形，壁具长圆形纹孔。

【成分】 含鞣质，多种异黄酮、二氢黄酮、查耳酮、拟雌内酯类、三萜类和甾醇类成分。

沉 香

瑞香科白木香 *Aquilaria sinensis* (Lour.) Gilg、沉香 *A. agallocha* Roxb. 含有树脂的心材。全年均可采收，割取含树脂的心材，再用小刀剔除不含树脂的黄白色木质部及朽木部分，阴干。白木香主产于广东省、海南省。沉香主产于印度尼西亚、马来西亚、柬埔寨及越南等国，我国台湾亦有栽培。

【性状鉴别】 沉香外形图见图8-3。

项目	国产沉香	进口沉香
形态	呈不规则块、片或盔帽状，有的为小碎块	呈圆柱状或不规则棒状，长约 10cm，宽约 2～4cm 的条块
表面	凹凸不平，凹处多为白色，凸处多为黑褐色，有刀痕，偶有孔洞，可见黑褐色或棕黑色的树脂斑块和黄白色不含树脂部分交互形成的斑纹。空洞及凹窝的表面多呈朽木状	黄棕色或灰黑色，有刀劈痕，密布断续棕黑色的细纵纹(系含树脂的部分)，有时可见黑棕色树脂斑痕
质地	质疏松或较坚实	质坚硬而重
气味	有特异香气，味微苦	气味较浓
断面	刺状，纹理不明显	
水试	大多不沉于水	沉水或半沉水

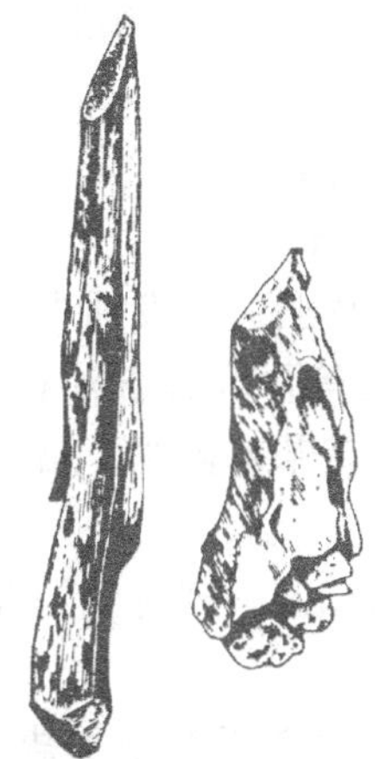

图 8-3 沉香外形图

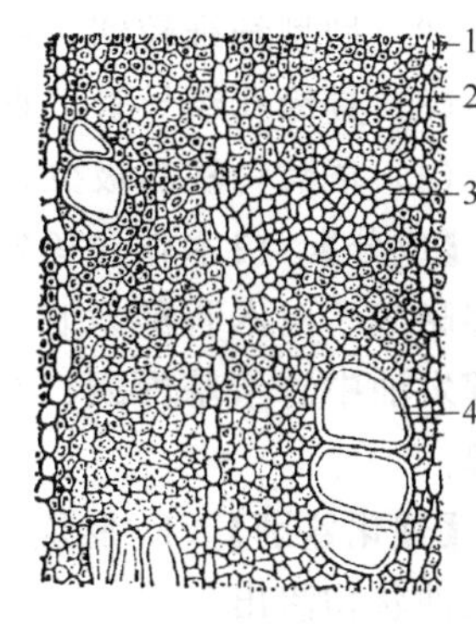

(a) 横切面

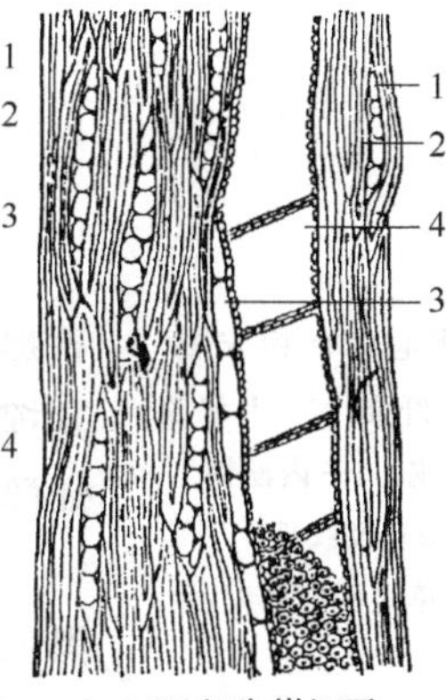

(b) 切向纵切面

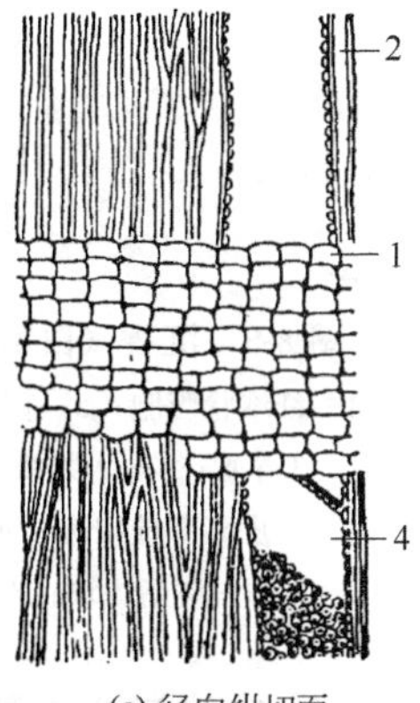

(c) 径向纵切面

图 8-4 沉香（白木香心材）三切面详图

1—射线；2—木纤维；3—内涵韧皮薄壁细胞；4—导管

【显微鉴别】 白木香三切面（图 8-4）

（1）木射线 宽 1～2 列细胞，壁非木化或微木化，有的具壁孔，含棕色树脂。

（2）导管 圆形、多角形，成群存在，有的含棕色树脂。

（3）木纤维 多角形，壁稍厚，木化。

（4）木薄壁细胞 壁薄，非木化，内含棕色树脂状物质，或含草酸钙柱晶。

（5）内涵韧皮薄壁细胞 长椭圆状或条带状，常与射线相交，细胞壁薄，内含棕色树脂及丝状物（菌丝）。

切向纵切面

（1）木射线细胞同型性，宽 1～2 列细胞，高 4～20 个细胞。

（2）导管 具缘纹孔，多为短节导管。

（3）纤维 细长，壁薄，有壁孔。

（4）内涵韧皮部细胞 长方形。

径向纵切面

（1）木射线 横向带状，细胞为方形。

（2）纤维 有时可见，径向壁上有单纹孔。

（3）其余同切向纵切面。

粉末　白木香黑棕色（图 8-5）。

（1）木纤维　纤维状管胞，长梭形，多成束，壁较薄，有具缘纹孔，纹孔相交成十字形或斜裂缝状。

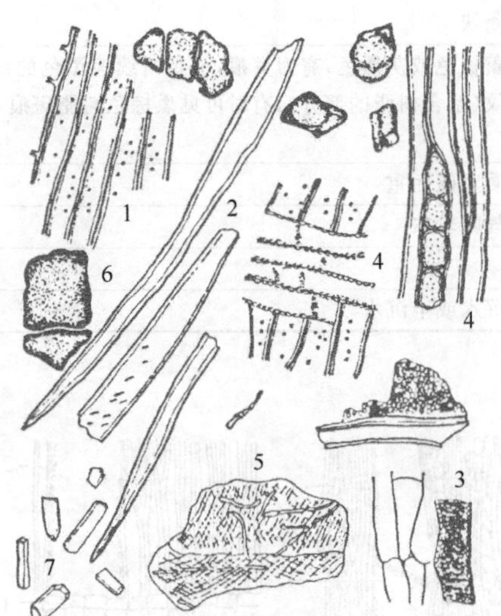

图 8-5　沉香（白木香心材）粉末图
1—纤维状管胞；2—韧型纤维；3—具缘纹孔导管；4—木射线细胞；5—内涵韧皮部薄壁细胞，示菌丝及纹理；6—树脂团块；7—草酸钙柱晶

（2）韧型纤维　少见，壁上具单斜纹孔。

（3）导管　多见具缘纹孔导管。

（4）木射线细胞　单纹孔较密。

（5）内涵韧皮部薄壁细胞　含黄棕色物质，细胞壁非木化，有时可见纵斜交错纹理及菌丝。

（6）可见草酸钙柱晶。

沉香显微特征为：

（1）木射线大多宽为 1 列细胞，高 5 个细胞。

（2）韧型纤维较细，壁不具单纹孔。

（3）具缘孔纹导管，直径 150μm。

（4）草酸钙柱晶极少，长 80μm。

【成分】　白木香含挥发油及树脂。挥发油中含沉香螺萜醇、白木香酸及白木香醛等；沉香含油树脂，其挥发油中含苄基丙酮、对甲氧基苄基丙酮、倍半萜烯醇。

【理化鉴别】　1. 燃烧时发浓烟及强烈香气，并有黑色油状物渗出。

2. 取热浸法乙醇浸出物进行微量升华得黄褐色油状物，香气浓郁，于油状物上加盐酸 1 滴与香草醛颗粒少量，再滴加乙醇 1～2 滴，渐显樱红色，放置后颜色加深。

3.《中国药典》规定沉香醇溶性浸出物不得少于 15.0%。

钩　藤

茜草科植物钩藤 *Uncaria rhynchophylla*（Miq.）Jacks.、大叶钩藤 *U. macrophylla* Wall.、毛钩藤 *U. hirsuta* Havil.、华钩藤 *U. sinensis*（Oliv.）Havil.、无柄果钩藤 *U. sessilifructus* Roxb. 的干燥带钩茎枝。秋、冬两季采收，去叶，切段，晒干。主产于广东、广西、湖南等省。

【性状鉴别】　钩藤外形图见图 8-6。

项　目	正品钩藤性状
形态	茎枝圆柱形或类方柱形，长约 2～3cm，直径 0.2～0.5cm
表面	红棕色至紫红色，光滑无毛；黄绿色至灰褐色者有的可见白色点状皮孔被黄褐色柔毛。多数枝节上对生两个向下弯曲的钩（不育花序梗），或仅一侧有钩、另一侧为凸起的疤痕；钩略扁或稍圆，基部较阔，先端细尖；钩基部的枝上可见环状托叶痕和窝点状叶柄痕
质地	质坚韧，易折断
断面	黄棕色，皮部纤维性，髓部黄白色，疏松似海绵或萎缩性空洞
气味	无臭，味淡

【成分】　茎和根含钩藤碱、异钩藤碱，去氢钩藤碱、去氢异钩藤碱、柯南因。

【理化鉴别】　1. 取粉末 1g，加浓氨试液湿润，加三氯甲烷 30mL，振摇提取，滤过，

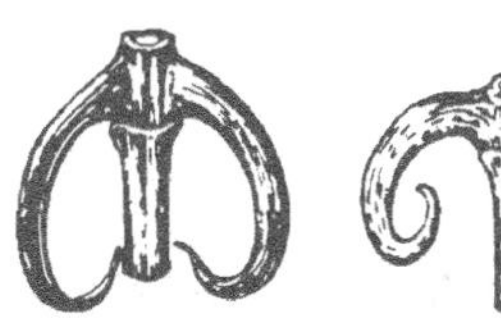
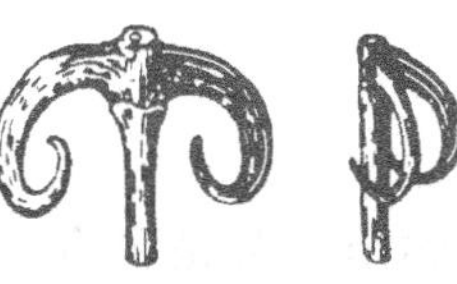
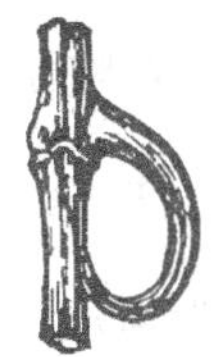

图 8-6　钩藤（钩及茎）外形图

滤液蒸干，残渣加盐酸（1→100）5mL 使溶解，滤过，分三支试管，一管加碘化铋钾，即生成橙红色沉淀，一管加碘化汞钾，即生成白色沉淀，一管加硅钨酸，即生成白色沉淀（检查生物碱）。

2. 取横切面置紫外光下观察，外皮呈浓紫褐色，切面呈蓝色。

桑寄生

桑寄生科植物桑寄生 *Taxillus chinensis*（DC.）Danser 的干燥带叶茎枝。冬季至次春采割，除去粗茎，切段，干燥，或蒸后干燥。主产于广东、广西、福建。

【性状鉴别】

部　位	项　目	正品桑寄生性状
茎枝	形态	圆柱形，有分枝，直径 0.2～1cm
	表面	红褐色或灰褐色，具棕色点状纵裂的皮孔，嫩枝有的可见棕褐色茸毛
	质地	质坚硬
	断面	不整齐，皮部红棕色，木部色较浅，射线明显，并可见年轮
叶	形态	多卷曲，具短柄；叶片展开后卵形或椭圆形，长 3～8cm，宽 2～5cm，全缘
	表面	黄棕色，幼叶被细茸毛，先端钝圆，基部原型，革质
	气味	无臭，味淡微涩

【显微鉴别】　茎横切面

（1）表皮　有时残存。

（2）木栓层　十余列细胞，常含棕色物质。

（3）皮层　窄，薄壁细胞含棕色物质，有石细胞和纤维束断续环列，有的石细胞胞腔内含草酸钙方晶、簇晶或棕色团块状物。

（4）维管束　韧皮部窄，木质部占大部分，导管单个或 2～3 个相聚，周围为木薄壁细胞或木纤维，射线内可见石细胞。

（5）髓部　具纹孔，散有石细胞群，薄壁细胞含棕色物质或淀粉粒。

【成分】　含槲皮素及广寄生苷。

第二节　树脂类药材

概　述

树脂类中药是一类较常用的药物，均为天然产物，大多数来源于植物体。

树脂在植物中被认为是植物组织的正常代谢产物或分泌产物，亦可因植物受机械损伤如割伤后分泌物逐渐增加，如松树中的松油脂；但也有些植物原来组织中并无分泌组织，只有损伤后才产生新的木质部或新的韧皮部，并形成分泌组织或树脂道而渗出树脂，如吐鲁香树、安息香树、苏合香树等。

一、树脂的通性

树脂是一类化学组成比较复杂的物质，常是很多高分子脂肪族和芳香族化合物的混合物，是由树脂烃、树脂酸、高级醇及酯等多种成分所组成的混合物。大多为无定形的固体，表面微有光泽，质硬而脆；少数为半固体。它们不溶于水，也不吸水膨胀，易溶于醇、乙醚、三氯甲烷等大多数有机溶剂中，在碱性溶液中能部分或完全溶解，在酸性溶液中不溶。加热至一定的温度则软化，最后熔融，燃烧时有浓烟，并有特殊的香气或臭气。

二、树脂的性状鉴定

树脂类药材的性状鉴别应注意观察药材的形状、大小、颜色、表面特征、质地、断面、气味、水试和火试现象。一般常呈泪滴状、颗粒状、不规则块状、流体状态或加工成特定的形状；久置则颜色变深；表面光滑、粉尘状、多皱或有裂纹；断面或破碎面呈贝壳状、玻璃状、颗粒状等；具蜡样光泽、玻璃样光泽或不同的颜色等。

乳　香

橄榄科植物卡氏乳香树 *Boswellia carterii* Birdw. 及同属其他数种植物皮部切伤后渗出的油胶树脂。为进口商品。主产于索马里、埃塞俄比亚等国。

【性状鉴别】

项　目	正品乳香性状
形态	乳头状、泪滴状或不规则小块状，大小不一，有时粘连成团块
表面	淡黄色，有时微带绿色、蓝色或棕红色。半透明，有的表面无光泽并带有一层类白色粉霜
质地	质坚脆，受热后变软变黏
破碎面	蜡样，亦有少部分显玻璃样光泽
气味	气微芳香，味微苦。嚼之开始破碎成小块，迅速软化成胶块，粘牙，唾液呈乳白色

【成分】　含树脂、树胶、挥发油。

【理化鉴别】　1. 水试　加水共研生成白色或黄色乳状液。

2. 本品遇热变软，烧之微有香气（但不应有松香气），冒黑烟，并残留黑色残渣。

3. 取粗粉 0.05g，置小蒸发皿中，加入苯酚-四氯化碳（1∶5）液 1 滴，即显褐色或紫色。

4. 取本品 1g，研碎，加甲醇 10mL，振摇，放置 24h，滤过。滤液 5mL，蒸干，残渣加稀硫酸 10mL 转移到分液漏斗中，用三氯甲烷 20mL，振摇提取 2 次，每次 10mL，合并三氯甲烷液并浓缩至除尽三氯甲烷，残渣加醋酸 1mL 溶解，再加醋酸酐-浓硫酸（19∶1）试剂 1mL，溶液很快变成紫色（检查乳香酸）。

没　药

橄榄科植物卡氏没药树 *Commiphora myrrha* Engl. 及同属其他植物树干皮部渗出的油胶树脂。为进口商品。主产于索马里、埃塞俄比亚等国。

【性状鉴别】

项　目	正品没药性状
形态	不规则颗粒状或黏结成大小不等的团块，一般直径约 2.5cm，有的可达 10cm
表面	黄棕色或红棕色，凹凸不平，近半透明；一部分呈棕黑色，被有黄色粉尘
质地	质坚脆，受热后变软变黏
破碎面	颗粒状，带棕色油样光泽，并常伴有白色斑点或纹理；薄片半透明或近透明
气味	气香特异，味苦、微辛

【成分】　因来源不同而有差异，一般商品含树脂、树胶、挥发油。尚含苦味质少量、蛋白质、甾体、没药酸、甲酸、乙酸及氧化酶等。

【理化鉴别】　1. 水试　加水共研生成黄棕色乳状液。

2. 取本品 0.1g，加细砂 0.5g，研匀置试管中，加乙醚振摇提取，将提取液置蒸发皿中，待乙醚挥散后，残留一层薄膜，用溴或发烟硝酸蒸气接触皿底残渣，即显紫红色（检查挥发油，伪品无此反应）。

3. 取粉末少许，加新配置的香草醛盐酸试液数滴，挥发油含量高者立即显紫红色，挥发油含量低者，则初显黄色，渐渐变成紫红色。

血　竭

棕榈科植物麒麟竭 *Daemonorops draco* Bl. 果实渗出的树脂经加工制成。主产于印度尼西亚、马来西亚。

【性状鉴别】

项　目	正品血竭性状	项　目	正品血竭性状
形态	略呈类圆四方形或方砖形	破碎面	红色，研粉为砖红色
表面	暗红色，有光泽，附有因摩擦而成的红粉	气味	气微，味淡
质地	质硬而脆，用力可砸碎		

【成分】　含红色树脂约 57%，从中分离出结晶形红色素、血竭素、血竭红素、去甲基血竭红素、去甲基血竭素等，尚含黄烷醇、松脂酸等成分。

【理化鉴别】　1. 水试　热水中软化，但水液不被染红。

2. 火试　取本品粉末，置白纸上，用火隔纸烤即熔化，但无扩散的油迹，对光照视呈鲜艳的红色。在水中不溶，燃烧发生类似苯甲酸的呛鼻烟气。

本章其他药材

品种	来　源	产　地	主要性状鉴定特征
槲寄生	桑寄生科植物槲寄生 *Viscum coloratun*（Komar.）Nakai 的干燥带叶茎枝	东北、华北	茎枝圆柱形，2～5 叉状分枝。表面黄绿色、金黄色或黄棕色，有纵皱纹；节膨大，节上有分枝或枝痕。体轻，质脆，易折断。断面不平坦，皮部黄色，木部色较浅，射线放射状，髓部常偏向一边 叶片呈长椭圆状披针形，先端钝圆，基部楔形，全缘，革质。表面黄绿色，有细皱纹，叶脉 5 出，中间 3 条明显。味微苦，嚼之有黏性

续表

品种	来 源	产 地	主要性状鉴定特征
桂枝	樟科植物肉桂 *Cinnamomum cassia* Presl 的干燥嫩枝	广东、广西	长圆柱形，多分枝，最细枝略呈四棱形，红棕色至棕色，有纵棱线及小疙瘩状的叶痕、枝痕、芽痕，皮孔点状。质硬而脆，易折断。皮部红棕色，木部黄白色至浅黄棕色，髓部略呈方形，浅红棕色。有特异香气，味甜、微辛，皮部味较浓
大血藤	木通科植物大血藤 *Sargentodoxa cuneata* (Oliv.) Rehd. et Wils. 的藤茎	湖北、湖南、河南	圆柱形，略弯曲，灰棕色，外皮常鳞片状剥落，剥落处可见红棕色，有的可见膨大的节及枝痕或叶痕。质坚体轻。断面皮部呈红棕色环状，有六处向内嵌入木部，木部黄白色，排列不规则的细孔（导管）被红棕色射线隔开，呈放射状花纹（车轮纹）。气微，味微涩
海风藤	胡椒科植物风藤 *Piper kadsura* (Choisy) Ohwi 的干燥藤茎	福建、广东、浙江	扁圆柱形，微弯曲，表面灰褐色或褐色，粗糙，有纵棱状纹理和明显的节，节部膨大，节上生不定根。体轻，质脆，易折断。断面不整齐，皮部窄，木部宽广，浅黄色有导管孔，射线灰白色，放射状排列，皮部与木部交界处常有裂隙，髓部灰褐色。气香似胡椒，味微苦、辛
通草	五加科植物通脱木 *Tetrapanax papyriferus* (Hook.) K. Koch 的干燥茎髓	南方地区均产	圆柱形，表面白色或淡黄色，有浅纵沟纹。体轻，质柔软，稍有弹性，易折断。断面平坦，显银白色光泽，中部有直径 0.3～1.5cm 的空洞或半透明的薄膜，纵剖面呈梯状排列，实心者少见。无臭，无味
夜交藤	蓼科植物何首乌 *Polygonum multiflorum* Thunb. 的藤茎	全国大部分地区	主藤茎粗大，有分枝。外表褐红色，有明显纵皱纹及突起皮孔小点，栓皮易片状剥落，茎节膨大。质硬而带韧性，断面棕红色，有放射状车轮纹，髓部浅紫红色。味微苦涩
银花藤	忍冬科植物忍冬 *Lonicera japonica* Thunb.、红腺忍冬 *Lonicera hypoglauca* Miq.、山银花 *Lonicera confusa* DC. 或毛花柱忍冬 *Lonicera dasystyla* Rehd. 等的干燥花蕾或带初开的藤茎	山东、河南	藤茎圆柱形，节明显。外表暗棕红色，外皮易脱落，并可撕开呈层片状纤维状。质硬不易断，断面中空有髓，味淡
苏合香	金缕梅科植物苏合香树 *Liquidambar orientalis* Mill. 的树干渗出的香树脂，经加工精制而成	土耳其、叙利亚、埃及	半流动性的浓稠液体。表面灰棕色、棕黄色或暗棕色，半透明。质细腻，极黏稠，挑起时则呈胶样，连绵不断。较水为重。气芳香，味苦、辣。嚼之粘牙

思考与练习

1. 茎木类药材包括哪些？
2. 简述茎木类药材的性状鉴别要点。
3. 进行茎类药材和木类药材的显微鉴别时，应注意哪些特征？
4. 鸡血藤常见的地方习用品有哪些？分别叙述鸡血藤及其地方习用品的主要鉴别特征。

5. 沉香来源于何种植物含树脂的心材？从性状和显微两个方面鉴别国产沉香和进口沉香。

6. 寄生的商品药材有哪两种？分述其来源、主要鉴别特征。

7. 海风藤常见伪品有哪些，如何鉴别？

8. 通草的常见伪品是什么？试述其来源及与正品药材的不同点。

（周　宁）

第九章　皮类药材

概　　述

皮类中药通常是指来源于裸子植物或被子植物（其中主要是双子叶植物）的茎干、枝和根的形成层以外部分的药材。它由内向外包括次生和初生韧皮部、皮层和周皮等部分。其中大多为木本植物茎干的皮，少数为根皮或枝皮。

一、性状鉴别

皮类药材的性状鉴定顺序：形态→外表面→内表面→质地→横断面→气味，其中横断面的特征和气味常常具有重要的鉴别意义。

1. 形态　皮类药材的形态主要取决于取皮的部位、采皮的方法以及干燥时皮的收缩程度。常见的形态有板状和卷曲状，卷曲状又根据卷曲程度不同，可分为弯曲状、槽状、管状、单卷状和双卷筒状等。

2. 外表面　皮的外表面常可见皮孔，尤以枝皮为显著，皮孔的大小、形状、排列、颜色常作为鉴别点之一。有的树干皮外表面常有斑片状的地衣、苔藓等物附生，呈现不同颜色，有的外表面常有片状剥离的落皮层和纵横深浅不同的裂纹，有时亦有各种形状的突起物而使树皮表面显示不同程度的粗糙。

3. 内表面　一般比较光滑，并常有纵皱纹，有的内表面显网状皱纹或平滑坚硬；有的内表面可见具有一定形状的结晶性析出物。

4. 皮类中药横向折断面的特征和皮的各组织的组成和排列方式有密切关系，因此是皮类中药的重要鉴别特征。折断面的性状主要有平坦、颗粒状、纤维状和层状。有些皮的断面外层较平坦或呈颗粒状，内层显纤维状，说明纤维主要存在于韧皮部，如厚朴。有的皮类中药在折断时有胶质丝状物相连，如杜仲。亦有些皮在折断时有粉尘出现，这些皮的组织较疏松，含有较多的淀粉，如白鲜皮。

5. 气味　气味也是鉴别中药的重要方面，它和皮中所含成分有密切关系，各种皮的外形有时很相似，但其气味却完全不同。如香加皮和地骨皮，前者有特殊香气，味苦而有刺激感，后者气、味均较微弱。肉桂与桂皮外形亦较相似，但肉桂味甜而微辛，桂皮则味辛辣而凉。

二、显微鉴别

（一）皮类中药的组织构造特征

皮类中药的构造一般可分为周皮、皮层、韧皮部三部分，韧皮部（次生韧皮部）占极大部分。

1. 周皮　包括木栓层、木栓形成层与栓内层三部分。木栓层细胞常呈切向延长，壁薄，栓化或木化。栓内层细胞一般壁较薄，有的细胞含叶绿体。

2. 皮层　多由薄壁细胞组成，略呈切向延长，靠近周皮的部分常分化成厚角组织，皮层中有时可见到纤维，石细胞和分泌细胞（如油细胞、油管等）。

3. 中柱鞘　一般仅为1列至数列薄壁细胞，有时有纤维束或石细胞群，或几乎全部为厚壁组织；较厚的树皮，由于木栓形成层往往在中柱鞘部位或韧皮部产生，因此中柱鞘就不再存在。

4. 韧皮部　初生韧皮部菲薄，位于外侧，筛管常被挤压成线条状和颓废组织。树皮的韧皮部主要是次生韧皮部。韧皮部包括筛管、韧皮薄壁细胞及韧皮射线等，有时有厚壁组织（纤维、石细胞）及分泌细胞（油细胞、油管）的存在。韧皮部与外方组织的区别，一般是根据韧皮射线来区分，即有韧皮射线贯穿的部位全为韧皮部，习称“内皮部”；在韧皮射线所达部位以外的组织，习称为“外皮部”。

（二）皮类药材中的显微观察注意点

1. 木栓层　注意木栓细胞的层数、细胞壁的增厚程度、颜色及有无木栓石细胞，同时要注意木栓形成层发生的部位。

2. 皮层　多为次生皮层，注意细胞的形状及其内含物，有无厚壁组织及分泌组织。

3. 韧皮部　注意射线的宽度，平直或弯曲，注意筛管的明显与否。

在显微观察中要注意纤维、石细胞、草酸钙结晶、分泌组织等的有无及形态。

第一节　树皮类药材

肉　桂

樟科肉桂 *Cinnamomum cassia* Presl. 的干燥树皮。多于秋季剥取，阴干。主产于广东、广西。

【性状鉴别】　肉桂外形图见图 9-1。

项　目	正品肉桂性状
形态	呈槽状或卷筒状，长 30～40cm，宽或直径 3～10cm，厚 0.2～0.8cm
外表面	灰棕色，稍粗糙，有不规则的细皱纹及横向突起的皮孔，可见灰白色的斑纹
内表面	红棕色，略平坦，有细纵纹，划之显油痕
质地	质硬而脆，易折断
断面	颗粒性，外侧棕色而较粗糙，内侧红棕色而油润，中间有一条黄棕色的线纹（石细胞环带）
气味	气香浓烈，味甜，辣

【显微鉴别】　横切面（图 9-2）

（1）木栓层　数列细胞，最内一层木栓细胞的外壁特厚，木化。

（2）皮层　较宽厚，散有石细胞、油细胞及黏液细胞。

（3）中柱鞘　有石细胞群，排列成近于连续的环层，石细胞的外壁较薄，具壁孔及孔沟；石细胞层外侧时有纤维束存在。

（4）韧皮部　占皮的 1/2 厚度，可见油细胞、黏液细胞、纤维束，射线细胞内可见细小针晶；薄壁细胞可见淀粉粒。

粉末　红棕色（图 9-3）。

（1）石细胞（多）　类圆形、类方形或多角形，直径 32～88μm，壁常三面增厚，一面菲薄，木化。

（2）纤维（多）　单个散在，少数 2～3 个并列，长梭形，平直或波状弯曲，长 195～920μm，直径 24～50μm，壁极厚，纹孔不明显，木化。

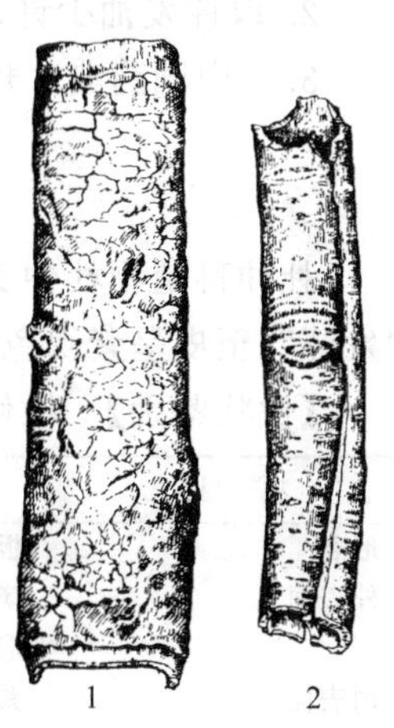

图 9-1　肉桂外形图
1—企边桂；2—油桂筒

（3）油细胞　类圆形或长圆形，直径 45～108μm，含黄色油滴状物。

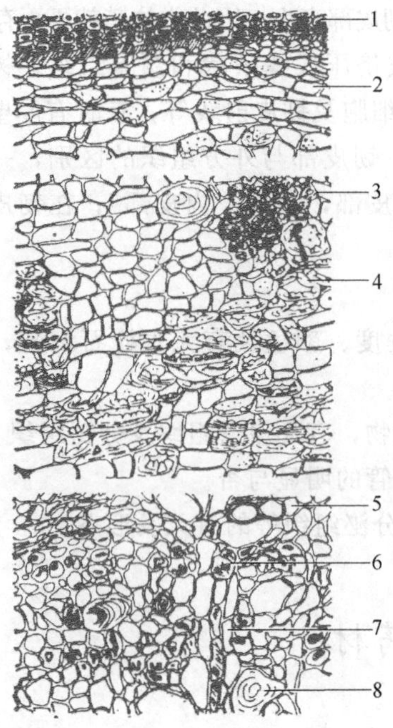

图 9-2 肉桂（树皮）横切面详图

1—木栓层；2—皮层；3—中柱鞘；4—中柱鞘石细胞群；5—韧皮部；6—草酸钙针晶；7—韧皮射线；8—分泌细胞

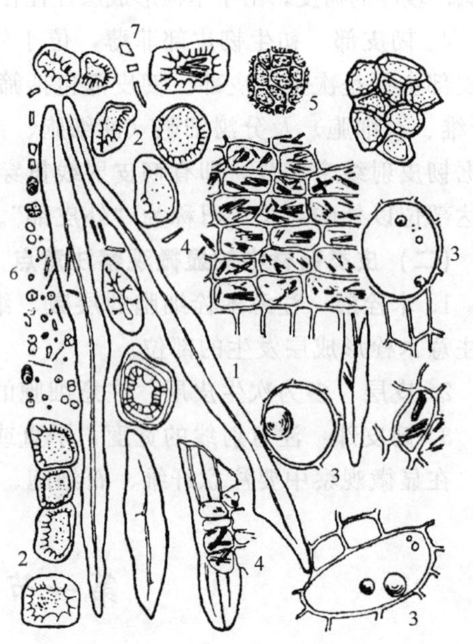

图 9-3 肉桂（树皮）粉末图

1—纤维；2—石细胞；3—油细胞；4—草酸钙针晶（射线细胞中）；5—木栓细胞；6—淀粉粒；7—片状草酸钙结晶

（4）草酸钙针晶　较细小，成束或零星散在，于射线细胞中尤多，也有呈短杆状。

（5）木栓细胞　多角形，一边壁较薄，含红棕色物质，细胞壁木化。

【成分】 含挥发油，油中主要成分为桂皮醛、醋酸桂皮酯。另含少量苯甲醛、丁香酚、桂皮酸等。

【理化鉴别】 1. 取粉末少许，加三氯甲烷振摇后，吸取三氯甲烷液 2 滴于载玻片上，待干，再滴加 10％的盐酸苯肼液 1 滴，加盖玻片镜检，可见桂皮醛苯肼的杆状结晶。

2. 取挥发油少许，滴加异羟肟酸铁试剂，显橙色（检查内酯类）。

3.《中国药典》规定，肉桂含水分不得过 15.0％；总灰分不得过 5.0％。

杜　仲

杜仲科植物杜仲 *Eucommia ulmoides* Oliv. 的干燥树皮。4～6 月剥取，刮去粗皮，堆置“发汗”至皮呈紫褐色，晒干。主产于四川、湖北等地。

【性状鉴别】 杜仲外形图见图 9-4。

项　目	正品杜仲性状
形态	板片状或两边稍向内卷，大小不一，厚 3～7mm
外表面	淡棕色或灰褐色，较厚的皮大多已刮去部分栓皮，未刮去粗皮者有不规则纵槽及裂纹，并有斜方形皮孔
内表面	紫褐色，光滑
质地	质脆，易折断
断面	有细密、银白色、富弹性的胶丝相连，一般可拉至 1cm 以上
气味	气微、味稍苦，嚼之有胶状感

【显微鉴别】 横切面（图 9-5）

（1）木栓组织　有 2～7 个层带，每层带多由 2～5 列内壁特别增厚且木质化的木栓细胞组成，在两个木栓层之间为被推出的颓废皮层组织，细胞壁木化，细胞间散有石细胞群。

（2）木栓形成层　2～3 列扁平细胞，排列整齐。

（3）韧皮部　有 5～7 条木化的石细胞环带，每环带为3～5列石细胞，并偶伴有少数纤维。近石细胞环处可见胶丝团块，此种胶丝存在于乳汁细胞中。

（4）射线　2～3 列细胞，穿过石细胞环向外辐射。

粉末　棕色（图 9-6）。

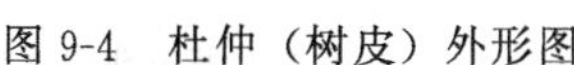

图 9-4　杜仲（树皮）外形图

（1）石细胞（多）　类长方形、类圆形、长条形或不规则形，直径 20～80μm，长约 180μm，壁厚，孔沟明显。有的胞腔中含有胶丝团块。

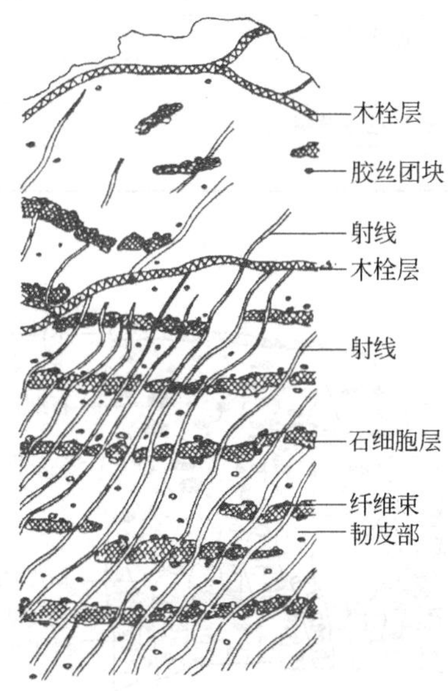

图 9-5　杜仲（树皮）横切面简图

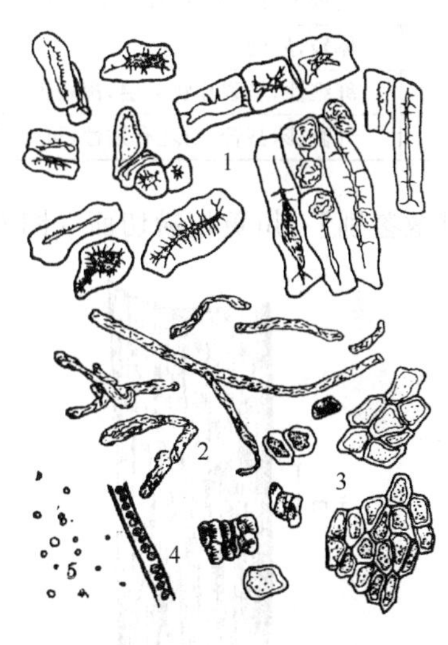

图 9-6　杜仲（树皮）粉末图
1—石细胞；2—胶丝；3—木栓细胞；4—筛管；5—淀粉粒

（2）胶丝　成条或扭曲成团，表面颗粒性。

（3）木栓细胞　成群或单个散在，表面观呈多角形，直径 15～40μm，壁不均匀地增厚，木化，有明显的细小纹孔；侧面观呈长方形，壁一面薄、三面增厚，孔沟明显。

【成分】 含杜仲胶、桃叶珊瑚苷、松脂醇二-β-D-葡萄糖苷等。

【理化鉴别】 1. 取杜仲粉末 2g，加蒸馏水 20mL，在 50～60℃水浴上加热 1h，滤过，取滤液滴在纸片上，喷洒三氯化铁-铁氰化钾试液呈蓝色斑点。

2. 取杜仲粉末 2g，加 20mL 95%乙醇，在水浴上回流半小时，滤过，将滤液滴在滤纸片上，喷洒 20%氢氧化钠水溶液显浅黄色斑点（同法，红杜仲显紫色斑点，丝木棉不显色）。

3. 取杜仲粉末 1g，加三氯甲烷 10mL，浸泡 2h，滤过，滤液挥干，加乙醇 1mL，产生具弹性的胶膜。

4.《中国药典》规定，杜仲含松脂醇二葡萄糖苷不得少于0.10%，醇溶性浸出物不得少于11.0%。

黄 柏

芸香科黄皮树 *Phellodendron chinense* Schneid.、黄檗 *Phellodendron amurense* Rupr. 的干燥树皮。前者习称“川黄柏”，主产于四川；后者习称“关黄柏”，主产于东北。3～6月间剥取生长10～15年的树皮，刮净粗皮，压成板状，晒干。

【性状鉴别】 川黄柏外形图见图9-7。

项 目	川 黄 柏	关 黄 柏
形态	板片状或浅槽状,长宽不一,厚3～6mm	同川黄柏,厚2～4mm
外表面	黄褐色或黄棕色,平坦或具纵沟纹,有的可见皮孔痕及残存的灰褐色粗皮	黄绿色或淡棕黄色,较平坦,有不规则的纵裂纹,皮孔痕小而少见,偶有灰白色的粗皮残留
内表面	暗黄色或淡棕色,具细密的纵棱线	黄色或黄棕色
质地	体轻,质硬	
断面	纤维性,呈裂片状分层,深黄色	鲜黄色或黄绿色
气味	气微、味甚苦,嚼之有黏性,可使唾液染成黄色	

【显微鉴别】 川黄柏横切面（图9-8）

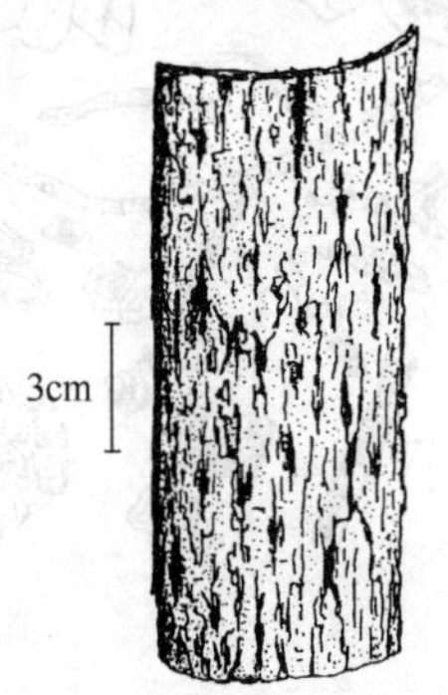

图9-7 川黄柏外形图

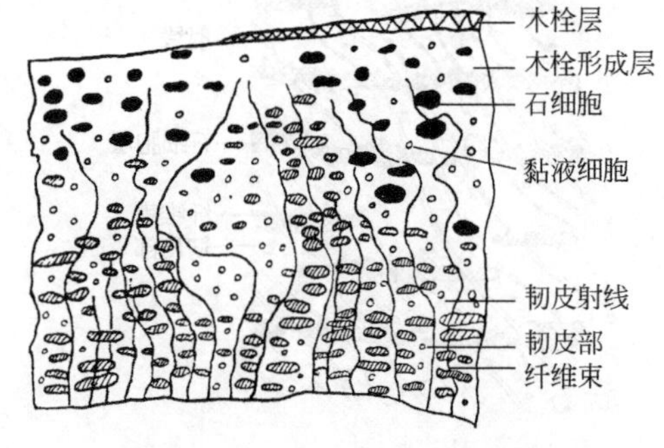

图9-8 川黄柏横切面简图

(1) 木栓层 未去净外皮者可见由多列长方形细胞组成，内含棕色物质。栓内层细胞中含草酸钙方晶。

(2) 皮层 比较狭窄，散有纤维群及石细胞群。

(3) 韧皮部 占树皮的极大部分，外侧有少数石细胞，纤维束切向排列呈断续的层带，纤维束周围薄壁细胞中常含草酸钙方晶，形成晶鞘纤维。

(4) 韧皮部射线 宽2～4列细胞，常弯曲而细长。

关黄柏与川黄柏相似，不同点是关黄柏木栓细胞呈方形，皮层比较宽广，石细胞较川黄柏略少，射线较平直，硬韧部不甚发达。

关黄柏粉末 呈绿黄色或黄色（图9-9）。

(1) 纤维 鲜黄色，直径16～38μm，常成束，周围的细胞含草酸钙方晶，形成晶纤维。

(2) 石细胞 众多，鲜黄色，长圆形、纺锤形或长条形，直径35～80μm，有的呈分枝状，枝端钝尖，壁厚，层纹明显。

（3）草酸钙方晶　极多，直径 12～30μm。

（4）黏液细胞　呈类球形，直径 32～42μm。

川黄柏粉末不同于关黄柏的特征是：石细胞大多呈分枝状，呈圆形者直径 40～128μm，纹孔沟可见。黄色黏液细胞多单个散离，遇水渐膨胀呈类圆形或矩圆形，直径 40～72μm，壁薄，有时胀裂，胞腔可见无定形黏液质。

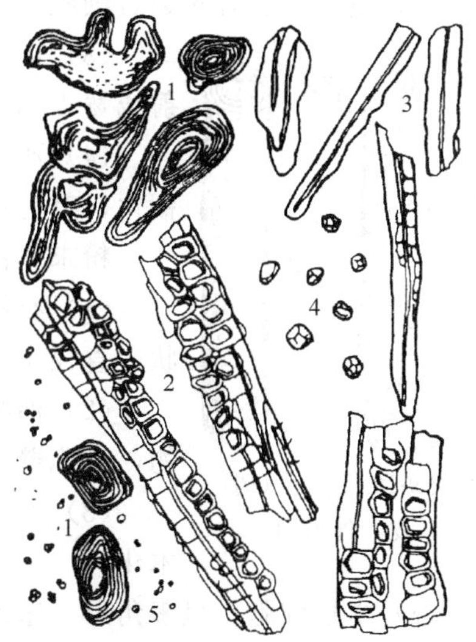

图 9-9　关黄柏粉末图
1—石细胞；2—晶纤维；3—纤维；4—草酸钙方晶；5—淀粉粒

【成分】　关黄柏含生物碱如小檗碱约 0.6%～2.5%、黄柏碱、木兰碱、掌叶防己碱等；另含苦味质黄柏酮、黄柏内酯（即柠檬苦素）、白鲜内酯、青荧光酸、γ-谷甾醇及β-谷甾醇、豆甾醇等。

川黄柏的成分与关黄柏相似，亦含小檗碱（约 1.4%～5.8%）、黄柏碱、掌叶防己碱等生物碱。

【理化鉴别】　1. 黄柏断面置紫外光灯下显亮黄色荧光。

2. 取粉末约 1g，加乙醚 10mL 冷浸，浸出液蒸除乙醚，残渣加冰醋酸使溶解，再加浓硫酸 1 滴，放置，溶液呈紫棕色（黄柏酮及甾醇的反应）。

3. 取粉末 0.1g，加乙醇 10mL 振摇数分钟，滤过，滤液加硫酸 1mL，沿管壁滴加氯试液 1mL，在两液接界处显红色环（检查小檗碱）。

厚　朴

木兰科厚朴 *Magnolia officinalis* Rehd. et Wils. 或凹叶厚朴 *Magnolia officinalis* Rehd. et Wils. var. *biloba* Rehd. et Wils. 的干燥干皮、枝皮和根皮。4～6 月剥取，根皮及枝皮直接阴干；干皮置沸水中微煮后，堆置阴湿处，“发汗”至内表面变紫褐色或棕褐色时，蒸软，取出，卷成筒状，干燥。干皮习称“筒朴”；近根部干皮一端展开如喇叭口，习称“靴筒朴”；呈片状或半卷筒状者，多似耳形，习称“耳朴”；根皮习称“鸡肠朴”；枝皮称“枝朴”。主产于福建、浙江、四川等省。

【性状鉴别】　厚朴外形图见图 9-10。

项　目	正品厚朴性状
形态	呈卷筒状或双卷筒状，长 30～35cm，厚约 0.2～0.7cm；靴筒朴长 13～25cm，厚 0.3～0.8cm；鸡肠朴呈单筒状或不规则块片，有的劈破，有的弯曲似鸡肠，枝朴长约 10～20cm，厚 0.1～0.2cm
外表面	灰棕色或灰褐色，粗糙，有时呈鳞片状易剥落，有明显的椭圆形皮孔和纵皱纹，刮去粗皮者显黄棕色
内表面	紫棕色或深紫褐色，较平滑，具细密纵纹，划之显油痕，习称“紫油厚朴”
质地	坚硬，不易折断
断面	外层灰棕色，颗粒性；内层紫褐色或棕色，有的可见多数发亮的细小结晶
气味	气香，味辛辣微苦

【显微鉴别】　厚朴（干皮）横切面（图 9-11）

（1）木栓层　多列细胞组成，有时可见落皮层。

(2) 皮层　散有多数石细胞群，靠内层有多数椭圆形油细胞散在，壁稍厚。

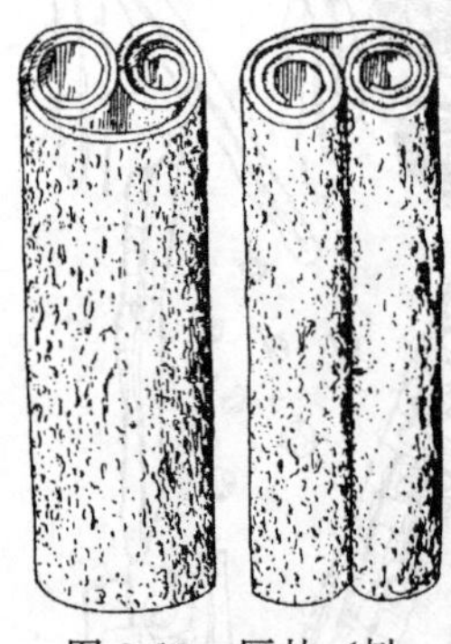

图 9-10　厚朴（树皮）外形图

(3) 韧皮部　占极大部分，油细胞颇多，纤维束众多，壁极厚。射线宽 1～3 列细胞，向外渐宽。

(4) 薄壁细胞　含有黄棕色物质或充满淀粉粒，淀粉粒有时多已糊化，有时可见少数草酸钙方晶。

粉末　棕黄色（图 9-12）。

(1) 石细胞（多）　椭圆形、类方形、卵圆形，或呈不规则分枝状，直径 11～65μm，有时可见层纹，木化。

(2) 油细胞　圆形或椭圆形，直径 50～85μm，含黄棕色油状物，细胞壁木化。

(3) 纤维　直径 15～32μm，壁甚厚，平直，孔沟不明显，木化。

(4) 木栓细胞　呈多角形，壁薄微弯曲。

凹叶厚朴的区别点为：纤维一边呈波浪状或齿状凹凸；油细胞直径 27～75μm，壁非木化或木化；木栓细胞壁菲薄而平直，常多层重叠。

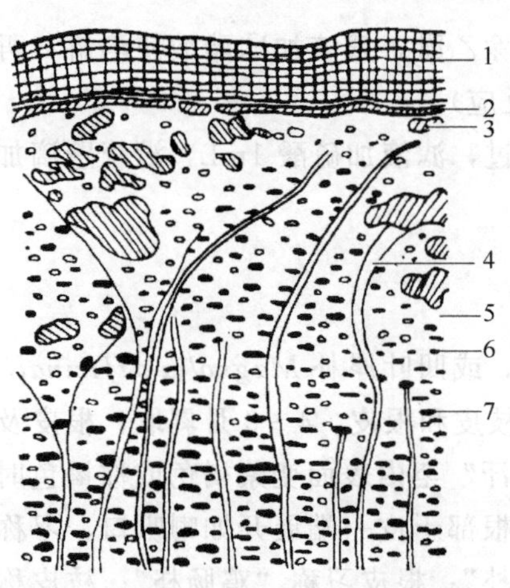

图 9-11　厚朴（干皮）横切面简图

1—木栓层；2—栓内层（石细胞层）；3—石细胞群；4—射线；5—韧皮部；6—油细胞；7—纤维束

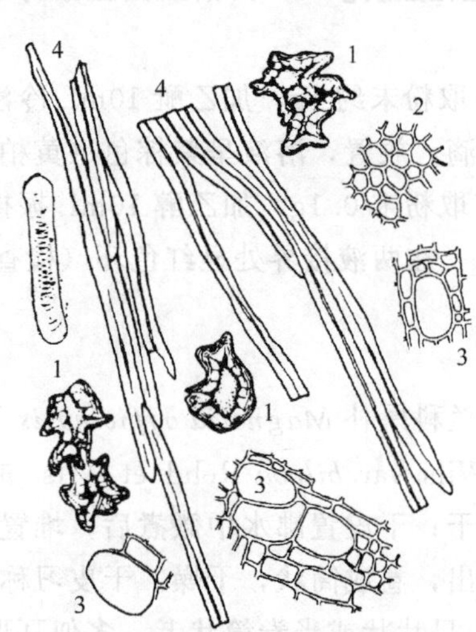

图 9-12　厚朴（干皮）粉末图

1—石细胞；2—木栓细胞；3—油细胞；4—纤维

【成分】　含挥发油约 1%：主要含 β-桉油醇、厚朴酚、和厚朴酚、四氢厚朴酚、异厚朴酚以及木兰箭毒碱、鞣质。

【理化鉴别】　1. 取本品粗粉 3g，加三氯甲烷 30mL，回流 30min，滤过。取滤液置试管中，于紫外光灯下顶面观显紫色荧光，侧面观显两层，上层黄绿色，下层棕色荧光。

2.《中国药典》规定，含厚朴酚与和厚朴酚的总量不得少于 2.0%。

【附注】　常见伪品如下：

来　　源	与正品厚朴的主要不同点
木兰科威氏木兰 *Magnolia Wilsonii* Rehd. 等多种植物的树皮	气味多淡弱，无辣味，石细胞多不分枝，油细胞少见

秦　皮

木犀科植物苦枥白蜡树 *Fraxinus rhynchophylla* Hance、白蜡树 *F. chinensis* Roxb、尖叶白蜡树 *F. szaboana* Lingelsh.、宿柱白蜡树 *F. stylosa* Lingelsh. 等的干燥枝皮或干皮。春、秋两季剥取，晒干。主产于东北、河北及河南。

【性状鉴别】 秦皮（枝皮）外形图见图 9-13。

项　目	正品秦皮的性状
形态	枝皮呈卷筒状或槽状，长 10～60cm，直径约 3cm，厚 0.15～0.3cm，干皮为长条状块片，厚 0.3～0.6cm
外表面	绿灰色至黑灰色或有大的灰白色地衣斑，平坦或稍粗糙，灰白色细小圆点状皮孔及细斜皱纹，有的具分枝痕
内表面	黄白色或棕色，平滑
质地	质硬而脆，易折断
断面	纤维性，黄白色，折断时有粉尘飞出
气味	无臭，味苦

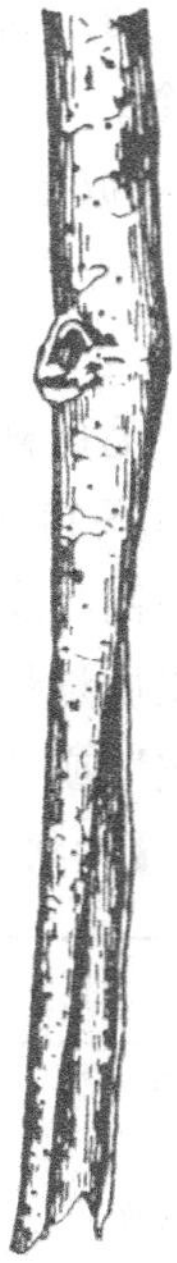

图 9-13　秦皮（枝皮）外形图

【成分】 苦枥白蜡树树皮中含秦皮甲素、秦皮乙素、秦皮亭、秦皮苷、鞣质及生物碱。

【理化鉴别】 1. 取本品，加热水浸泡，浸出液在日光下显碧蓝色荧光。

2. 取本品粉末 1g，加乙醇 10mL，置水浴上回流 10min，滤过。取滤液 1mL，滴加 1%三氯化铁溶液 2～3 滴，显暗绿色，再加氨试液 3 滴，水 6mL，摇匀，对光观察，显深红色。

3.《中国药典》测定，本品含秦皮甲素不得少于 1.36%。

【附注】 常见伪品如下：

来　源	与正品秦皮的主要不同点
多种植物的树皮	水溶液无蓝色荧光

第二节　根皮类药材

五　加　皮

五加科植物细柱五加 *Acanthopanax gracilistylus* W. W. Smith 的干燥根皮。夏、秋两季采挖根部，洗净，剥取根皮，晒干。主产于湖北、河南、四川等省。

【性状鉴别】

项　目	正品五加皮的性状
形态	不规则卷筒状，长 5～15cm，直径 0.4～1.4cm，厚约 0.2cm
外表面	灰棕色或灰褐色，有稍扭曲的纵皱纹及灰白色横长皮孔
内表面	黄白色或灰黄色，有细纵纹
质地	质轻而脆，易折断
断面	不整齐，灰白色，于放大镜下检视可见多数淡黄棕色小油点（树脂道）
气味	气微香，味微辣而苦

【显微鉴别】 根皮横切面

（1）木栓层 数列细胞

（2）皮层 窄，有少数分泌细胞散在。

（3）韧皮部 宽广，外侧有裂隙，射线 1～5 列细胞；分泌道较多，周围分泌细胞 4～11 个。

【成分】 挥发油和树脂，油中主要成分为 4-甲基水杨酸。

牡 丹 皮

毛茛科植物牡丹 *Paeonia suffruticosa* Andr. 的干燥根皮。栽培 3～5 年后采收，通常在 10～11 月挖出根部，除去须根及茎基，剥取根皮，晒干，称原丹皮；刮去外皮后晒干，称为刮丹皮或粉丹皮。主产于安徽、河南、四川、山东、湖北等省。安徽铜陵凤凰山产的连丹皮质量最好，称“凤丹皮”；若先用竹刀或碗片刮去外层黑皮后再剥取根皮晒干，称“刮丹皮”或“粉丹皮”。

【性状鉴别】 牡丹皮外形图见图 9-14。

项　目	正品牡丹皮的性状
形态	呈筒状或半圆筒状，有纵剖开的裂缝，向内卷曲或略外翻，长 5～20cm，筒径 0.5～1.2cm，皮厚约 0.1～0.4cm
外表面	原丹皮灰褐色或黄褐色，有多数横长略凹陷的皮孔痕及细根痕，栓皮脱落处粉红色；刮丹皮粉红色或淡红棕色
内表面	淡灰黄色或浅棕色，有明显的细纵纹理，常见白色发亮小结晶（系牡丹酚结晶），习称“亮银星”
质地	质硬脆，易折断
断面	断面较平坦，粉性，灰白至粉红色，纹理不明显
气味	气芳香，味苦而涩，有麻舌感

【显微鉴别】 根皮横切面

（1）木栓层 多列细胞组成，壁浅红色。

（2）皮层 菲薄，为数列切向延长的薄壁细胞。薄壁细胞以及细胞间隙中含草酸钙簇晶；薄壁细胞中并含淀粉粒。

（3）韧皮部 占极大部分。

（4）射线 宽 1～3 列细胞。

粉末 淡红棕色。牡丹皮粉末图见图 9-15。

（1）草酸钙簇晶（多） 直径 9～45μm，含晶薄壁细胞排列成行；也有一个薄壁细胞中含有数个簇晶，或簇晶充塞于细胞间隙中。

（2）淀粉粒（多） 单粒呈类球形、半球形或多面形，直径 3～16μm，复粒由 2～6 分粒复合而成。

（3）木栓细胞 长方形，壁稍厚，浅红色。

（4）有时可见丹皮酚针状、片状结晶。

【成分】 主要含牡丹酚、牡丹酚苷、牡丹酚原苷、牡丹酚新苷及芍药苷、羟基芍药苷等。

【理化鉴别】 1. 取粉末进行微量升华，升华物在显微镜下呈长柱形、针状、羽状结晶，于结晶上滴加三氯化铁溶液，则结晶溶解而成暗紫色（检查牡丹酚）。

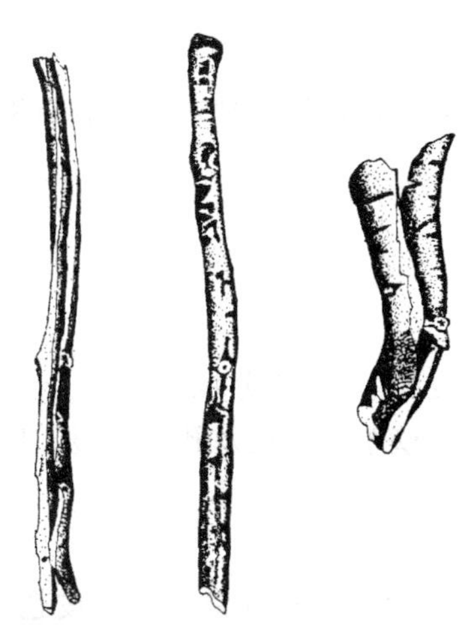

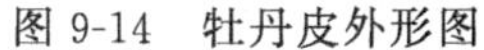
图 9-14　牡丹皮外形图

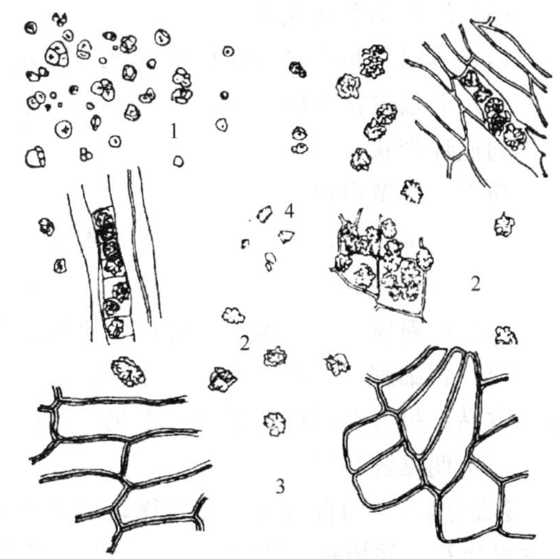

图 9-15　牡丹皮粉末图

1—淀粉粒；2—草酸钙结晶；3—木栓细胞；4—草酸钙方晶

2. 取粉末 2g，加乙醚 20mL，振摇 2min，滤过。取滤液 5mL，置水浴上蒸干，放冷，残渣加硝酸数滴，先显棕黄色，后变鲜绿色（牡丹酚的反应，芍药根皮粉末显黄色）。

3. 取粉末 0.15g，加无水乙醇 25mL，振摇数分钟，滤过。取滤液 1mL，用无水乙醇稀释至 25mL，在 274nm 波长处有最大吸收峰。

4.《中国药典》规定，牡丹皮含丹皮酚不得少于 1.20%；水分不得过 13.0%；总灰分不得过 5.0%。

【附注】 常见伪品如下：

来　源	与正品牡丹皮的主要不同点
毛茛科植物芍药 *Paeonia lactiflora* Pall 的根，钻孔后切片，掺入正品饮片中	切面的圆孔常不在中央，"皮部"无刀切的缝（正品丹皮饮片应有刀划过的裂缝），"皮部"有明显放射状纹理，在水中浸后无丹皮香气，味似白芍，无麻舌感

桑白皮

桑科植物桑 *Morus alba* L. 的干燥根皮。秋末叶落时至次春发芽前采挖根部，刮去黄棕色粗皮，纵向剖开，剥取根皮，晒干。全国大部分地区有产。

【性状鉴别】

项　目	正品桑白皮性状
形态	呈扭曲的卷筒状、槽状或板片状，长短宽窄不一，厚 0.1～0.4cm
外表面	白色或淡黄白色，较平坦，有的残留橙黄色或棕黄色鳞片状粗皮
内表面	黄白色或灰黄色，有细纵纹
质地	体轻，质韧，难折断，易纵向撕裂，撕裂时有粉尘飞扬
气味	气微，味微甘

【显微鉴别】 根皮横切面

(1) 射线明显，宽 2～6 列细胞。

(2) 乳管随处可见，壁厚。

(3) 纤维单个或成束。

(4) 薄壁细胞中含有淀粉粒及草酸钙方晶和棱晶。

(5) 老根皮在皮层有少数石细胞群，胞腔内大多含方晶；在韧皮部内侧，有石细胞群断续排列成环带状。

粉末 淡黄白色。

(1) 纤维 多，壁厚，木化或微木化。

(2) 草酸钙方晶和棱晶，直径 11～32μm。

(3) 淀粉粒 多，单粒或复粒，单粒多呈类圆形，复粒由 2～5 分粒组成。

(4) 石细胞 类圆形、类方形、椭圆形或不规则形，壁厚，纹孔及孔沟明显，胞腔内有的含方晶。另有含晶厚壁细胞，木化，纹孔不明显。

(5) 偶见乳汁管。

【成分】 含四种黄酮类衍生物，即桑皮素、桑皮色烯素、环桑皮素及环桑皮色烯素等；α-香树精及 β-香树精、挥发油、谷甾醇、桑酮（A、B）及桑根酮（C、D）。

【理化鉴别】 1. 取粉末 5g，加苯 20mL，回流提取 15min 后，滤过，滤液蒸干，残渣用少量三氯甲烷溶解于小试管中，加冰醋酸数滴，沿试管壁渐渐加入浓硫酸使成两层，接界面显红色环（检查三萜类化合物 α-香树精及 β-香树精）。

2. 取粉末 0.2g，加乙醇 8mL，加热。滤过。取滤液加镁粉少许、浓盐酸数滴，呈樱红色（检查黄酮）。

本章其他药材

品 种	来 源	产 地	主要性状鉴定特征
海桐皮	豆科植物刺桐 *Erythrina variegata* L. var. *ovientalis* (L.) Merr. 和乔木刺桐 *Erythrina arborescens* Roxb. 的干燥树皮	广西、云南、福建	板片状，两边略卷曲 外表面淡棕色，常有宽窄不等的纵凹纹，并散有钉刺；针刺长圆锥形，顶端锐尖，基部直径 0.5～1cm 内表面黄棕色，较平坦，有细密网纹 质硬而韧，易折断，断面裂片状 气微香，味微苦
合欢皮	豆科植物合欢 *Albizia julibrissin* Durazz. 的干燥树皮	湖北、江苏、浙江	卷曲筒状或半筒状 外表面灰棕色至灰褐色，稍有纵皱纹，有的呈浅裂纹，密生明显的椭圆形横向皮孔，棕色或棕红色，偶有突起的横棱或较大的圆形枝痕，常附有地衣斑 内表面淡黄棕色或黄白色，平滑，有细密纵纹质硬而脆，易折断；断面呈纤维片状，淡黄棕色或黄白色 气微香，味淡、微涩、稍刺舌，之后喉头有不适感，味微苦
苦楝皮	楝科植物川楝 *Melia toosendan* Sieb. et Zucc. 或楝 *Melia azedarach* L. 的干燥树皮和根皮	四川、山西	干皮 外表面粗糙，灰棕色至棕褐色，有宽纵裂纹及细横裂纹，并有灰棕色椭圆形横长皮孔，栓皮常呈鳞片状剥离；幼皮表面紫棕色，平滑，有蜡质层 内表面黄白色，质韧，难折断，断面纤维性 无臭、味苦 根皮 呈不规则片状或卷片 外表面灰棕色或棕褐色，微有光泽，粗糙，多裂纹

续表

品　种	来　　源	产 地	主要性状鉴定特征
香加皮	萝藦科植物杠柳 *Periploca sepium* Bge. 的干燥根皮	山西、河南等省	外表面灰棕色或黄棕色，栓皮松软常呈鳞片状，易剥落 内表面淡黄色或淡黄棕色，较平滑，有细纵纹 断面不整齐，黄白色 有特异香味，味苦
地骨皮	茄科植物枸杞 *Lycium chinense* Mill. 或宁夏枸杞 *Lycium barbarum* L. 的干燥根皮	山西、河南等省	外表面灰黄色至棕黄色，粗糙，有不规则的裂纹，易成鳞片状剥落 内表面黄白色至灰黄色，较平坦，有细纵纹 断面不平坦，外层黄棕色，内层灰白色 气微，味微甘而后苦
椿皮	苦木科植物臭椿 *Ailanthus altissima*（Mill.）Swingle 的干燥根皮或干皮	山东、辽宁等省	根皮外表面灰黄色或黄褐色，粗糙，有多数突起的纵向皮孔及不规则纵、横裂纹，除去粗皮者显黄白色；干皮外表面灰黑色，极粗糙，有深裂 内表面黄白色，较平坦，密布梭形小孔或小点 断面外层颗粒性，内层纤维性 气微，味苦
白鲜皮	芸香科植物白鲜 *Dictamnus dasycarpus* Turcz. 的干燥根皮	辽宁、河北等省	外表面灰白色或淡灰黄色，常有突起颗粒状小点 内表面类白色 断面不平坦，略呈层片状，剥去外层，迎光可见闪烁的小亮点 有羊膻气，味微苦

思考与练习

1. 皮类药材的含义。
2. 皮类药材性状、显微鉴别时应注意哪些方面。
3. 简述肉桂的性状、显微方面主要特征。
4. 如何鉴别黄连与黄柏的粉末药材。
5. 杜仲性状方面具有何种显著特征。
6. 简述厚朴、肉桂、黄柏粉末鉴别特征。
7. 五加皮和香加皮在来源、性状上主要区别。
8. 简述牡丹皮的来源、道地产地、性状。

（周　宁）

实验九　黄柏、地骨皮的鉴定

一、目的要求

1. 掌握皮类药材粉末观察注意点。
2. 掌握黄柏、地骨皮的粉末特征。

二、显微鉴别

关黄柏粉末　呈绿黄色或黄色。

(1) 纤维　鲜黄色，直径16～38μm，常成束，周围的细胞含草酸钙方晶，形成晶纤维。

(2) 石细胞　众多，鲜黄色，长圆形、纺锤形或长条形，直径35～80μm，有的呈分枝状，枝端钝尖，壁厚，层纹明显。

(3) 草酸钙方晶　极多，直径12～30μm。

(4) 黏液细胞　呈类球形，直径32～42μm。

川黄柏粉末不同于关黄柏的特征是：石细胞大多呈分枝状，呈圆形者直径40～128μm，纹孔沟可见。黄色黏液细胞多单个散离，遇水渐膨胀呈类圆形或矩圆形，直径40～72μm，壁薄，有时胀裂，胞腔可见无定形黏液质。

地骨皮粉末　米黄色。

(1) 淀粉粒　多，单粒圆形、类圆形或椭圆形，长度14μm，复粒由2～4分粒复合而成。

(2) 纤维　木化或微木化，可见稀疏斜纹孔，腔内有时含黄棕色物。

(3) 石细胞　类圆形、纺锤形或类长方形，直径45～72μm，长110μm。

(4) 草酸钙结晶　细微，略呈箭头形。

(5) 木栓细胞　表面观呈多角形，垂周壁平直或微波状，有的微木化，胞腔中含黄色物。

三、作业

绘黄柏、地骨皮的粉末显微特征图。

（周　宁）

第十章　叶类药材

概　　述

叶类药材一般以完整而成熟的干燥叶入药。大多为单叶，如枇杷叶、艾叶；少数为复叶的小叶，如番泻叶；也有用带叶的枝梢，如侧柏叶；也有用叶柄的，如荷梗、棕板。

一、性状鉴别

叶类药材大多数薄，经过采制、干燥和包装等过程，常皱缩或破碎，欲观察其特征，有时需湿润展开后才能识别。对叶片的观察，一般应注意形状、大小、色泽、叶端、叶基、叶缘、叶脉、上下表面、质地、气味等。此外，叶柄的形状、长短，叶鞘、托叶和附属物的有无等，也需注意。

二、显微鉴别

叶类药材的显微鉴别主要依靠叶片的内部构造特征。被子植物叶片的内部构造包括表皮、叶肉、叶脉三个部分。

1. 表皮　覆盖在整个叶片的表面，位于叶片腹面的称上表皮，背面的称下表皮。表皮通常为一列扁平排列紧密的生活细胞组成，也有少数植物表皮由多层细胞组成，称为复表皮，如夹竹桃。表皮细胞一般不含叶绿体，外壁较厚，常具角质层，有的还被有蜡被；有气孔，气孔轴式因植物种类而异；有的还具有毛茸等附属物。一般下表皮气孔、毛茸较上表皮多。表皮上腺毛和非腺毛的形态、细胞组成、排列情况、表面状况、壁是否木化、分布密度及气孔类型、分布状况等亦是叶类中药鉴定上的重要特征之一。

2. 叶肉　位于上、下表皮之间的薄壁组织，含大量叶绿体，是植物进行光合作用的场所，有的植物含油室、草酸钙结晶等细胞后含物，由栅栏组织和海绵组织两部分组成。栅栏组织位于上表皮下方，由一列或数列紧密的长圆柱形薄壁细胞组成，其细胞长轴与表皮细胞垂直，形如栅栏。海绵组织位于栅栏组织内方或栅栏组织与下表皮之间，由类圆形或不规则形状的薄壁细胞组成，细胞间隙大，排列疏松如海绵。

3. 叶脉　是叶片中的维管组织，包括主脉、侧脉和纤维脉。主脉维管束为外韧型，木质部在上方，韧皮部在下方。在主脉中有导管、管胞、筛管和伴胞。

显微鉴别除了观察叶的横切面组织构造外，叶的表面观察也很重要，叶的表面及其附属物是叶类中药鉴别的重要特征。

枇　杷　叶

蔷薇科植物枇杷 *Eriobotrya japonica*（Thunb.）Lindl. 的干燥叶。全年均可采收，晒至七八成干时，扎成小把，再晒干。主产于广东、浙江。

【性状鉴别】

项　目	正品枇杷叶性状
形态	呈长椭圆形或倒卵形，长 12～30cm，宽 3～9cm。先端尖，基部楔形，边缘上部有疏锯齿，基部全缘。叶柄极短，被棕黄色绒毛
上表面	灰绿色、红棕色或黄棕色，较光滑
下表面	密被黄色毛茸，主脉于下表面显著突起，侧脉羽状
质地	革质而脆，易折断
气味	无臭、味微苦

【显微鉴别】 横切面

(1) 表皮　上表皮细胞扁方形，外被厚角质层；下表皮有多数单细胞非腺毛，常弯曲，近主脉处多弯成人字形；气孔可见。

(2) 叶肉　栅栏组织为 3～4 列细胞；海绵组织疏松，均含草酸钙方晶及簇晶。

(3) 主脉维管束　外韧型，近环状；中柱鞘纤维束排列成不连续的环，壁木化，其周围薄壁细胞含草酸钙方晶，形成晶纤维。

(4) 薄壁组织　散有黏液细胞，并有草酸钙方晶。

【成分】 含皂苷、苦杏仁苷、齐墩果酸、乌索酸、枸橼酸盐、鞣质、维生素等。

【理化鉴别】 《中国药典》规定，本品热浸法水溶液浸出物不得少于 10.0%。

番泻叶

豆科植物狭叶番泻 *Cassia angustifolia* Vahl 或尖叶番泻 *Cassia acutifolia* Delile 的干燥小叶。狭叶番泻叶在开花前摘下叶片，阴干，然后压紧打包。尖叶番泻叶于 9 月间果实将成熟时，剪下枝条，摘取叶片晒干。主产于印度、埃及。

【性状鉴别】 番泻叶外形图见图 10-1。

项　目	正品番泻叶性状
	狭叶番泻
形态	呈长卵形或卵状披针形，长 1.5～5cm，宽 0.4～2cm，全缘，叶端急尖，叶基稍不对称
表面	上表面黄绿色，下表面浅黄绿色，无毛或近无毛，叶脉稍隆起
质地	革质，不易碎，商品多为完整的小叶片
气味	气微弱而特异，味微苦，稍有黏性
	尖叶番泻
特征	呈披针形或长卵形，略卷曲，叶端短尖或微凸，叶基不对称，两面均有细短毛茸

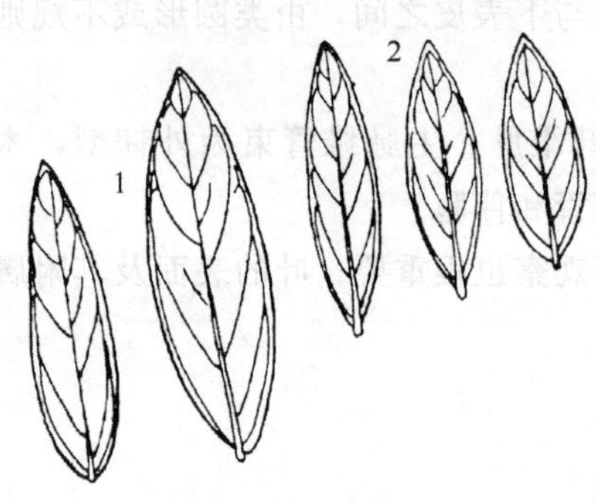

图 10-1　番泻叶外形图
1—狭叶番泻叶；2—尖叶番泻叶

【显微鉴别】 两种叶横切面特征大致相似。番泻叶横切面见图 10-2，番泻叶横切面详图见图 10-3。

(1) 表皮细胞　常含黏液质；有气孔；非腺毛单细胞，壁厚，多疣状突起，基部稍弯曲。

(2) 叶肉组织　等面型，上下均有一列栅栏细胞；上面栅栏细胞较长，约长 150μm；下面栅栏细胞较粗，长约 50～80μm；海绵组织细胞中含有草酸钙簇晶。

(3) 主脉维管束　上下两侧均有微木化的中柱鞘纤维束，外有含草酸钙棱晶的薄壁细胞，形成晶纤维；主脉上表皮有栅栏细胞通过。

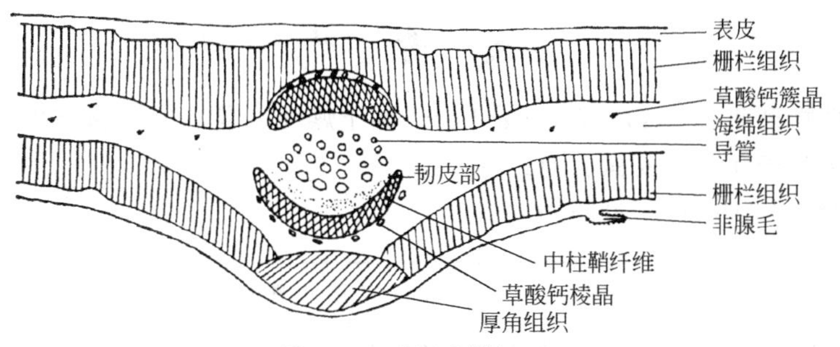

图 10-2 番泻叶横切面

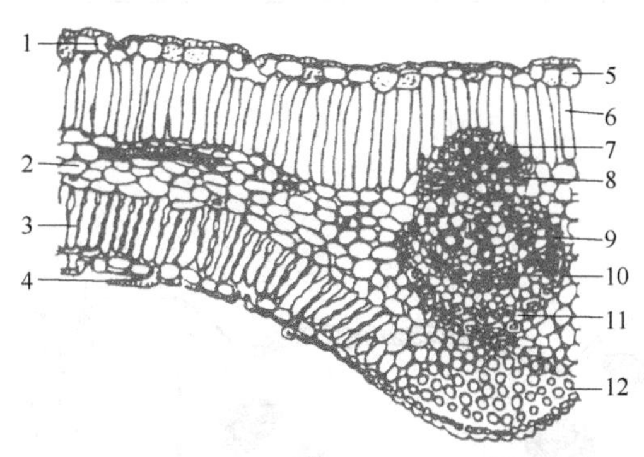

图 10-3 番泻叶横切面放大图

1—气孔；2—海绵组织；3—栅栏组织；4—非腺毛；5—表皮；6—栅栏组织；7—草酸钙结晶；8—柱鞘纤维；9—导管；10—筛管群；11—柱鞘组织；12—厚角组织

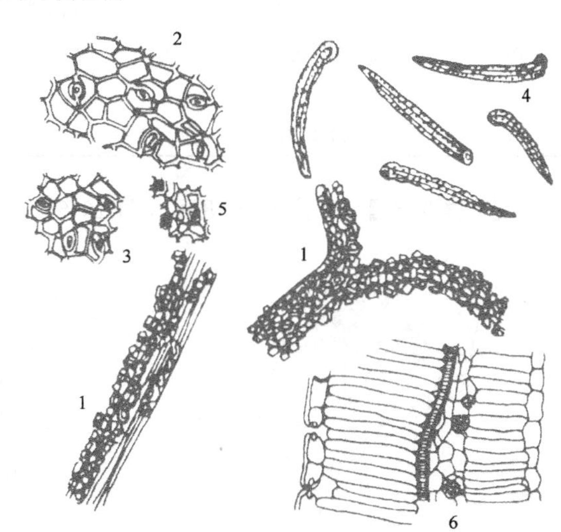

图 10-4 番泻叶粉末图

1—晶纤维；2—表皮细胞；3—气孔；4—非腺毛；5—簇晶；6—叶肉组织碎片

粉末 黄绿色（图 10-4）。

（1）表皮细胞 多角形，垂周壁平直；气孔平轴式（狭叶番泻叶气孔副卫细胞多为 3 个）。

（2）非腺毛 单细胞，长 100～350μm，壁厚，多疣状突起，基部稍弯曲；尖叶番泻叶的毛较多，其与表皮细胞之比为 1∶3，狭叶番泻叶为 1∶6。

（3）晶纤维 草酸钙棱晶直径 12～15μm。

（4）草酸钙簇晶 直径 8～30μm。

【理化鉴别】 1. 粉末遇碱液生成红色。

2. 取粉末 25mg，加水 50mL 及盐酸 2mL，水浴中加热 15min，放冷，加乙醚 40mL，振摇提取，分取醚层，通过无水硫酸钠层脱水，滤过，取滤液 5mL，蒸发至干，放冷，加氨试液 5mL，溶液显黄色或橙色，置水浴中加热 2min，变为紫红色（检查蒽苷类）。

3.《中国药典》规定，番泻叶含总番泻苷不得少于 2.5%；杂质不得过 6%，水分不得过 10.0%。

大青叶

十字花科植物菘蓝 *Isatis indigotica* Fort. 的干燥叶。夏、秋二季分 2～3 次采收，除去杂质，晒干。主产于江苏、安徽、河北等。

【性状鉴别】 菘蓝药材图见图 10-5。

项 目	正品大青叶性状
形态	多皱缩卷曲,有的破碎。完整叶片展平后呈长椭圆形至长圆状倒披针形,长 5～20cm,宽 2～6cm;先端钝,全缘或微波状,基部狭窄下延至叶柄呈翼状;叶脉于背面较明显;叶柄腹面略呈槽状
表面	暗灰绿色;叶脉于背面较明显
质地	质脆,易碎
气味	气微,微酸、苦、涩

【显微鉴别】 叶主脉横切面（图 10-6）

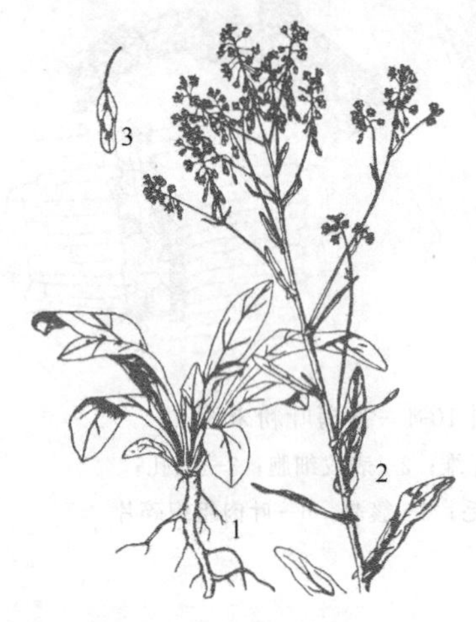

图 10-5 菘蓝药材图

1—基生叶及根；2—花枝；3—果实

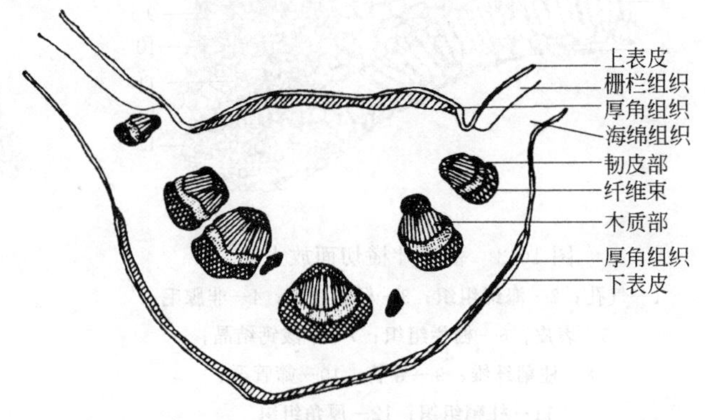

图 10-6 菘蓝叶主脉横切面简图

（1）上表皮细胞外被角质层。

（2）叶肉中栅栏组织细胞不显著，略呈长圆形。

（3）主脉维管束 3～7 个，外韧型。

（4）主脉及叶肉的薄壁组织中有含芥子酶的分泌细胞，呈类圆形，较其周围薄壁细胞为小，直径 10～40μm，内含棕黑色颗粒状物质。

叶表面制片

（1）上表皮细胞　垂周壁平直，表皮被角质层。

（2）下表皮细胞　垂周壁稍弯曲，略呈念珠状增厚。

（3）气孔　分布于上下表皮，不等式，副卫细胞3～4 个。

【理化鉴别】 1. 粉末进行微量升华，可得蓝色或紫红色细小针状、片状或簇状结晶。

2. 粉末水浸液在紫外光灯下有蓝色荧光。

3.《中国药典》规定，大青叶含靛玉红不得少于 0.080％。

【附注】 地方习用品如下：

来　源	与正品大青叶的主要不同点
爵床科植物马蓝 *Baphicanthus cusia* 的干燥叶	多皱缩，稍破碎，有时带四棱形小枝。叶片呈长椭圆形或倒卵状长圆形，长 5～15cm，宽 3～5cm。灰绿色至浅黑绿色；先端渐尖，基部楔形下延，叶缘有细小钝锯齿。叶柄上面有一纵向浅沟。叶纸质，质脆易碎。气微弱，味淡
马鞭草科植物路边青 *Clerodendron cyrtophyllum* 的干燥叶	多皱折，呈长卵圆形或狭长卵圆形，长 5～15cm，宽 2～6cm，叶端尖或渐尖，基部钝圆，全缘，有的边缘有微波状齿，上表面棕黄绿或暗棕红色；下表面较浅，网状脉明显，在脉上有疏毛；叶纸质，易碎。气微，味稍苦而微涩
蓼科植物蓼蓝 *Polygonum tinctorium* Ait. 的干燥叶	多皱缩，破碎，完整者展平后呈椭圆形，长 3～8cm，宽 2～5cm。蓝绿色或黑蓝色，先端钝，基部渐狭，全缘。叶脉浅黄棕色，于下表面略突起。叶柄扁平，偶带膜质托叶鞘。质脆。气微，味微涩而稍苦

本章其他药材

品种	来　源	产地	主要性状鉴定特征
桑叶	桑科植物桑 *Morus alba* L. 的干燥叶	全国大部分地区	叶片皱缩，完整叶片阔卵形，先端渐尖，基部心形，边缘有锯齿或不规则分裂，具叶柄 叶面青绿色，平滑，叶背色略浅，叶脉密被短柔毛 质脆、易碎；气微，味淡，微苦涩
桉叶	桃金娘科植物蓝桉 *Eucalyptus globules* Lab. 及人叶桉 *E. robusta* Smith 等同属数种植物的干燥老叶	我国西南、中南和南部地区	叶片呈镰刀状披针形，叶端渐尖，叶基楔形，不对称，全缘 表面黄绿色或灰绿色，光滑无毛，有多数红棕色木栓斑点，对光透视，可见无数透明小点（油室）。羽状网脉，侧脉细而多，在距叶缘 2～3mm 处连接成一条边脉，与叶缘相平行；主脉在两面均较平坦。叶柄长 1～3cm，扁平而扭转 革质而厚，揉之微有香气，味稍苦而凉
荷叶	睡莲科植物莲 *Nelumbo nucifera* Gaertn. 的干燥叶	全国大部分地区	呈半圆形或折扇形，展开后呈类圆形，全缘或稍呈波状 上表面深绿色或黄绿色，较粗糙 下表面淡灰棕色，较光滑，有粗脉 21～22 条，自中心向四周射出；中心有突起的叶柄残基 质脆，易破碎；稍有清香气，味微苦
艾叶	菊科植物艾 *Artemisia argyi* Levl. et Vant. 的干燥叶	安徽、湖北、河北	多皱缩、破碎，有短柄。完整叶片展平后呈卵状椭圆形，羽状深裂，裂片椭圆状披针形，边缘有不规则的粗锯齿 上表面灰绿色或深黄绿色，有稀疏的柔毛及腺点 下表面密生灰白色绒毛 质柔软，气清香，味苦
侧柏叶	柏科植物侧柏 *Platycladus orientalis*（L.）Franco 的干燥叶及枝梢	全国大部分地区	多分枝，小枝扁平。叶细小鳞片状，交互对生，贴伏于枝上。用手捏或倒摸时滑腻而无刺手感 表面深绿色或黄绿色 质脆，易折断；气清香，味苦涩、微辛
枸骨叶	冬青科植物枸骨 *Ilex cornuta* Lindl. et Paxt. 的干燥叶	长江中下游	叶矩圆状方形，边缘卷曲，先端有 3 个等大的硬尖刺，中间的 1 个常向下反卷，基部两侧各有刺 1～2；有的叶中间各有 1 刺尖 叶上表面黄绿色而有光泽，可见羽状叶脉延伸至叶缘，中脉常凹陷。叶下表面灰黄色或暗灰色；叶柄短 硬革质。无臭、味微苦

续表

品　种	来　源	产　地	主要性状鉴定特征
罗布麻叶	夹竹桃科植物罗布麻 *Apocynum venetum* L. 的干燥叶	西北、华北、东北	叶大多皱缩卷曲，有的破碎。完整的叶片平展后呈披针形或长椭圆形 叶端钝，有小尖芒；基部钝圆或楔形，边缘具细齿，常反卷，两面无毛。叶片深绿色或灰绿色。主脉于上表面不明显，下表面稍突起，侧脉羽状，细密 叶片薄，质脆。气微，味微苦
臭梧桐叶	马鞭草科植物臭梧桐 *Clerodendrum trichotomum* Thunb. 的干燥叶	江苏、浙江、安徽	干叶缩皱缩、卷曲。完整的叶为宽卵形至椭圆形，先端急尖，全缘或微波状，基部截形或宽楔形。上面灰绿色，下面绿色或黄绿色，两面均有白色短柔毛，老叶上面略光滑，背面有毛，主脉明显隆起于背面，叶柄被褐色短毛 气特异，味苦涩

思考与练习

1. 叶类药材的概念。
2. 叶类药材性状、显微鉴别应注意哪些方面？
3. 简述枇杷叶来源、性状方面主要特点。
4. 番泻叶药材商品有哪几种？主产于何地？简述其性状和显微方面的主要特征。
5. 大青叶的商品药材有哪几种？简述其来源、性状上的主要区别。
6. 试述桉叶的来源及药材性状。
7. 艾叶来源于何种植物？试述其性状和显微鉴别的主要特征。

（周　宁）

实验十　番泻叶的鉴定

一、目的要求

1. 掌握叶类药材粉末观察注意点。
2. 掌握番泻叶的粉末特征。

二、显微鉴别

叶横切面特征

(1) 表皮细胞　常含黏液质；有气孔；非腺毛单细胞，壁厚，多疣状突起，基部稍弯曲。

(2) 叶肉组织　等面型，上下均有一列栅栏细胞；上面栅栏细胞较长，约长 150μm；下面栅栏细胞较粗，长约 50～80μm；海绵组织细胞中含有草酸钙簇晶。

(3) 主脉维管束　上下两侧均有微木化的中柱鞘纤维束，外有含草酸钙棱晶的薄壁细胞，形成晶纤维；主脉上表皮有栅栏细胞通过。

粉末　黄绿色。

(1) 表皮细胞　多角形，垂周壁平直；气孔平轴式（狭叶番泻叶气孔副卫细胞多为

3个）。

（2）非腺毛　单细胞，长100～350μm，壁厚，多疣状突起，基部稍弯曲；尖叶番泻叶的毛较多，其与表皮细胞之比为1∶3，狭叶番泻叶为1∶6。

（3）晶纤维　草酸钙棱晶直径12～15μm。

（4）草酸钙簇晶　直径8～30μm。

三、作业

绘番泻叶显微特征图。

（周　宁）

第十一章　全草类药材

概　　述

全草类中药又称草类药材，大多为干燥的草本植物的地上部分，如广藿香、淫羊藿、益母草等；亦有少数带有根及根茎，如细辛、蒲公英等；或小灌木草质茎的枝梢，如麻黄等。均列入全草类药材。

全草类药材的鉴定，应按所包括的器官如根、茎、叶、花、果实、种子等分别处理，这些器官的性状鉴别与显微鉴别已在前面各章中分别进行了论述，这里不再重复。这类药材主要是由草本植物的全株或地上的某些器官直接干燥而成的，因此，依靠原植物分类的鉴定更为重要，原植物的特征一般反映了药材性状的特征。

麻　　黄

麻黄科植物草麻黄 *Ephedra sinica* Stapf、中麻黄 *Ephedra intermedia Schrenk* et C. A. Mey. 或木贼麻黄 *Ephedra equisetina* Bge. 的干燥草质茎。秋季采割绿色的草质茎。过早采收则质嫩、茎空；过迟则色老黄，质次。去净泥土，先晾至七八成干，再晒至全干，顺齐扎把。曝晒过久则色发黄，受霜冻则颜色变红，均影响质量。

【性状鉴别】

部位	项　目	正品麻黄性状
茎	形态	细长圆柱形，有分枝，直径 0.1～0.3cm。有的带少量棕色木质茎
	表面	淡绿色至黄绿色。有细纵脊线，手触之微有粗糙感，节明显，节间长 1.5～6cm
	质地	体轻，质脆，易折断
	断面	略呈纤维性。周边绿黄色。髓部红棕色，近圆形或三角状圆形
叶	形色	节上有膜质鳞叶，长 1～4mm，裂片 2～3。锐三角形，先端灰白色，基部联合成筒状，红棕色至棕黑色
	气味	气微香，味涩、微苦

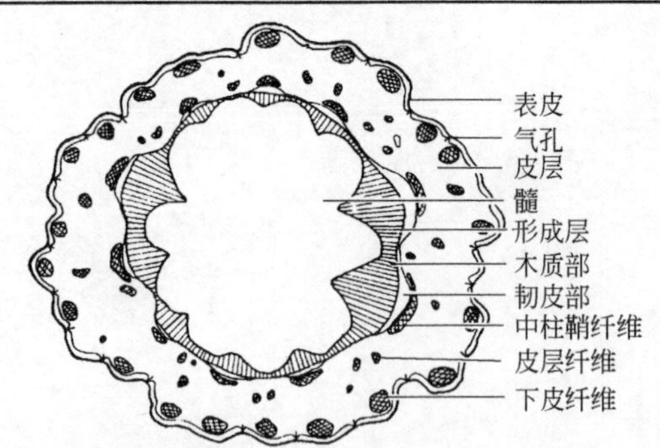

图 11-1　草麻黄（茎）横切面简图

【显微鉴别】　草麻黄（茎）横切面简图见图 11-1，详图见图 11-2；草麻黄粉末见图 11-3。

草麻黄茎横切面　类圆形而稍扁，边缘有棱线而呈波状凹凸。

（1）表皮细胞　类方形，外壁厚，被较厚的角质层，两棱线间有下陷气孔，保卫细胞壁木化。

（2）棱线处有非木化的下皮纤维束。

（3）皮层　似叶肉组织，含叶绿体，有纤维束散在，幼枝外韧维管束 8～10 个，老枝产生束间形成层，但外侧为薄壁细胞。

（4）韧皮部　狭小，其外侧有新月形纤维束。

（5）形成层类圆形。

（6）木质部　连接成环，呈三角形，细胞全部木化。

（7）髓部　薄壁细胞常含棕红色块状物，可见少数环髓纤维。

（8）表皮、皮层细胞及纤维壁均有细小草酸钙方晶或砂晶。

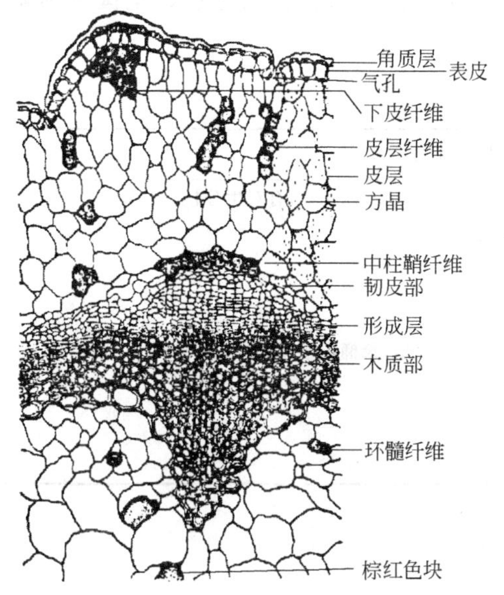

图 11-2　草麻黄（茎）横切面详图

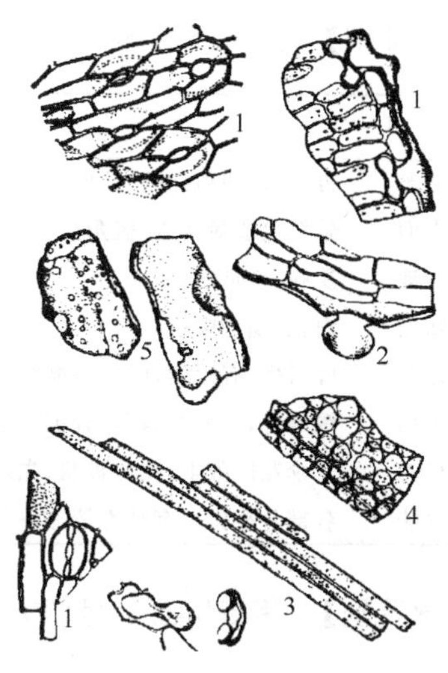

图 11-3　草麻黄粉末

1—表皮细胞；2—角质层突起；3—纤维上附小晶体；4—皮层薄壁细胞；5—棕色块

木贼麻黄茎横切面　维管束 8～10 个。形成层类圆形。无环髓纤维。

中麻黄茎横切面　维管束 12～15 个。形成层环类三角形。环髓纤维成束或单个散在。

草麻黄粉末　棕色或黄绿色。

（1）表皮　细胞呈长方形，含颗粒状晶体，气孔特异，内陷，保卫细胞侧面观呈哑铃形或电话听筒形；角质层常破碎，呈不规则条块状。

（2）纤维　多而壁厚，木化或非木化，狭长，胞腔狭小，常不明显，附有细小众多的砂晶和方晶。

（3）髓部　薄壁细胞常含红紫色或棕色物质，多散在。

（4）导管分子端壁具麻黄式穿孔板。

【成分】 含多种生物碱，以木贼麻黄含生物碱量最高，其中麻黄碱占总生物碱的40%～90%，为主要有效成分，其次为伪麻黄碱、甲基麻黄碱等。此外，亦含儿茶酚、鞣质及少量挥发油等。

【理化鉴别】 1. 药材纵剖面置紫外光灯下观察，边缘显亮白色荧光，中心显亮棕色荧光。

2. 取粉末约 0.2g，加水 5mL 与稀盐酸 1～2 滴，煮沸 2～3min，滤过。滤液置分液漏斗中，加氨试液数滴使成碱性，再加三氯甲烷 5mL，振摇提取。分取三氯甲烷液置两支试管中，一管加氨制氯化铜试液与二硫化碳各 5 滴，振摇、静置，三氯甲烷层显深黄；另一管为空白，以三氯甲烷 5 滴代替二硫化碳 5 滴，振摇后三氯甲烷层无色或显微黄色。

3.《中国药典》规定，麻黄含生物碱不得少于 0.80%。

薄 荷

唇形科植物薄荷 *Mentha haplocalyx* Briq. 的干燥地上部分。夏、秋季茎叶茂盛或花开至三轮时，选晴天分次收割，晒干或晾干。主产于江苏、湖南、江西等省，全国各地都有栽培。

【性状鉴别】 薄荷外形图见图 11-4。

部位	项 目	正品薄荷性状
茎	形态	方柱形，四角钝圆，四面平坦或微凹，长 15～40cm，直径 0.2～0.4cm，有对生分枝
	表面	紫棕色或淡绿色，棱角处具茸毛，节间长 2～5cm
	质地	质脆，易折断
	断面	白色，髓部中空
叶	形态	叶对生，有短柄；叶片皱缩卷曲，完整者展平后呈宽披针形、长椭圆形或卵形，长 2～7cm，宽 1～3cm
	表面	深绿色，下面灰绿色，稀被茸毛，有凹点状腺鳞
花	形态	轮伞花序腋生，花萼钟状，先端 5 齿裂
	气味	各部分揉搓后有特殊清凉香气，味辛凉

【显微鉴别】 茎横切面 呈四方形（图 11-5）。

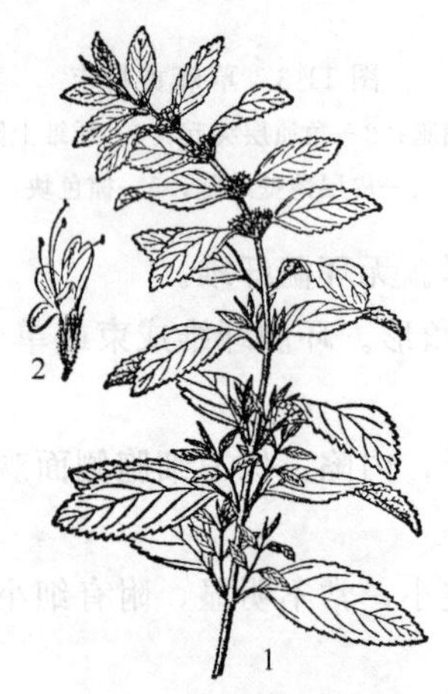

图 11-4 薄荷外形图

1—植株上部；2—花

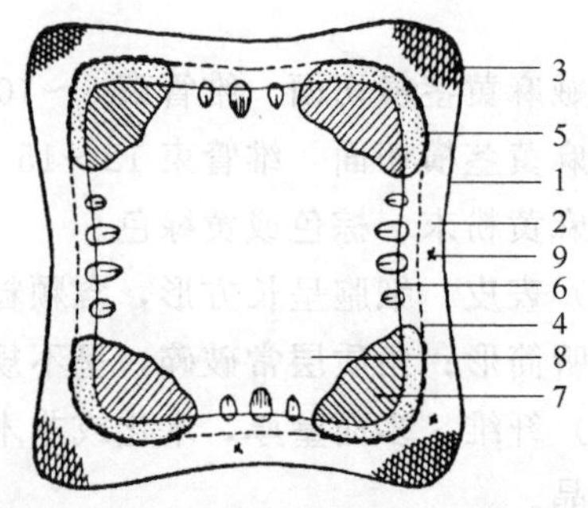

图 11-5 薄荷（茎）横切面简图

1—表皮；2—皮层；3—厚角组织；4—内皮层；5—韧皮部；6—形成层；7—木质部；8—髓部；9—橙皮苷结晶

(1) 表皮 1 列长方形细胞，外被角质层，有扁球形腺鳞、单细胞头的腺毛和非腺毛。

(2) 皮层 数列薄壁细胞，排列疏松，四棱脊处有厚角细胞，内皮层明显。

(3) 韧皮部 细胞较小，呈狭环状。

(4) 形成层 连接成环。

(5) 木质部 导管圆形，木纤维多角形，射线宽狭不一。

(6) 髓部 大型薄壁细胞组成，中心常有空隙。薄壁细胞中含橙皮苷结晶。

叶横切面

(1) 表皮 上表皮细胞长方形；下表皮细胞较小，均扁平，具气孔；表皮有腺鳞腺头为多细胞，腺柄为单细胞，并有多细胞非腺毛。

(2) 叶肉　栅栏组织为1列薄壁细胞，少有2列的；海绵组织为4～5列不规则薄壁细胞。

(3) 主脉维管束　外韧形，木质部导管常2～4个排列成行，韧皮部较小，细胞多角形，主脉上下表皮内侧有若干列厚角细胞。

(4) 薄壁细胞和少数导管内有簇针状橙皮苷结晶。

叶粉末　绿色（图11-6）。

(1) 表皮　细胞壁薄，呈波状，下表皮有众多直轴式气孔。

(2) 腺鳞　腺头呈扁圆球形，由8个分泌细胞排列成辐射状，腺头外围有角质层，与分泌细胞的间隙处贮有浅黄色油质，腺柄单细胞，极短四周表皮细胞，作辐射状排列。

(3) 腺毛　单细胞头、单细胞柄。

(4) 非腺毛　由2～8个细胞组成，常弯曲，壁厚，现疣状突起。

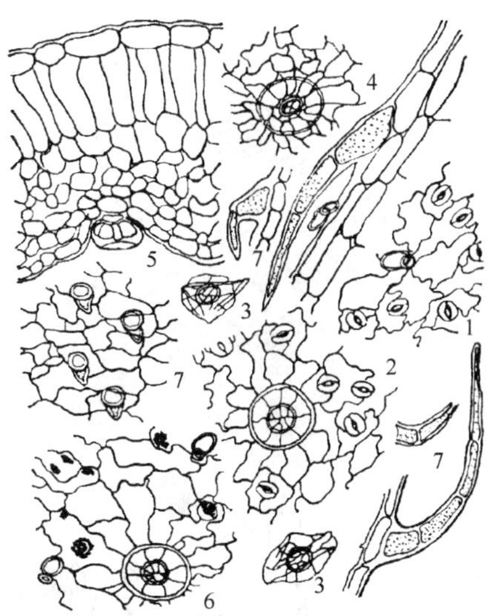

图11-6　薄荷（叶）粉末图

1—表皮（示直轴式气孔，单细胞头的腺毛）；2—腺鳞（顶面观）；3—腺鳞（示角质层皱缩）；4—腺鳞（底面观）；5—腺鳞（侧面观）；6—橙皮苷结晶（醇浸后用水合氯醛液透明）；7—非腺毛

【成分】　主含挥发油（薄荷油）。油中主要成分为左旋薄荷脑、薄荷酮、薄荷酯类及柠檬烯等单萜类化合物。

【理化鉴别】　1. 取叶的粉末少量，经微量升华得油状物，加硫酸2滴及香草醛结晶少量，初显黄色至橙黄色，再加水1滴，即变紫红色。

2.《中国药典》规定，商品中叶不得少于30%；含挥发油不得少于0.80%（mL/g）。

茵　　陈

菊科植物茵陈蒿 *Artemisia capillaris* Thunb. 或滨蒿 *Artemisia scoparia* Waldst. et Kit. 的干燥幼苗。春季幼苗高6～10cm时采收或秋季花蕾长成时采割，除去老茎及杂质，晒干。春季采收的习称“绵茵陈”，秋季采收的称“茵陈蒿”。

【性状鉴别】　茵陈蒿植物外形图见图11-7。

项　目	绵茵陈	茵陈蒿
全体	多卷曲成团状，灰白色或灰绿色，全体密被白色茸毛，绵软如绒	
茎	茎细小，长1.5～2.5cm，直径0.1～0.2cm，除去表面白色茸毛后可见明显纵纹；质脆，易折断	形态呈圆柱形，多分枝，长30～100cm，直径2～8mm。表面淡紫色或紫色，有纵条纹，被短柔毛。质地断面体轻，质脆，断面类白色
叶	具柄，展平后叶片呈一至三回羽状分裂，叶片长1～3cm，宽约1cm；小裂片卵形或稍呈倒披针形、条形，先端锐尖	密集，或多脱落。下部叶二至三回羽状深裂，裂片条形或细条形，两面密被白色柔毛；茎生叶一至二回羽状全裂，基部抱茎，裂片细丝状
花		头状花序卵形，多数集成圆锥状
果		瘦果长圆形，黄棕色
气味	茎叶气清香，味微苦	茎叶气微香，味微苦

【显微鉴别】 茵陈蒿叶粉末　灰绿色。茵陈蒿粉末图见图 11-8。

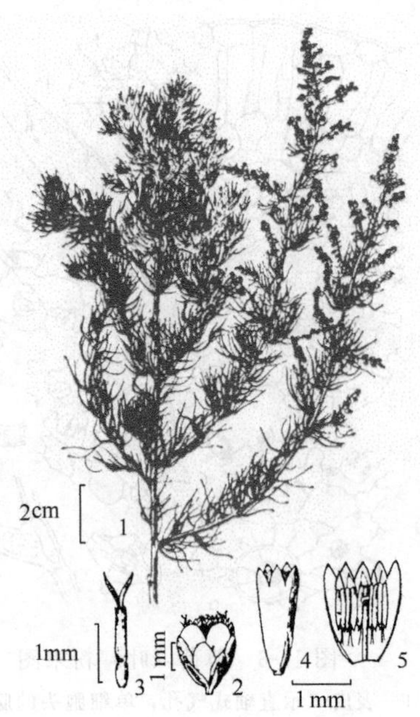

图 11-7　茵陈蒿植物外形图

1—花枝；2—头状花序；3—雌花；4—两性花；5—两性花剖开后，示雄花和花柱

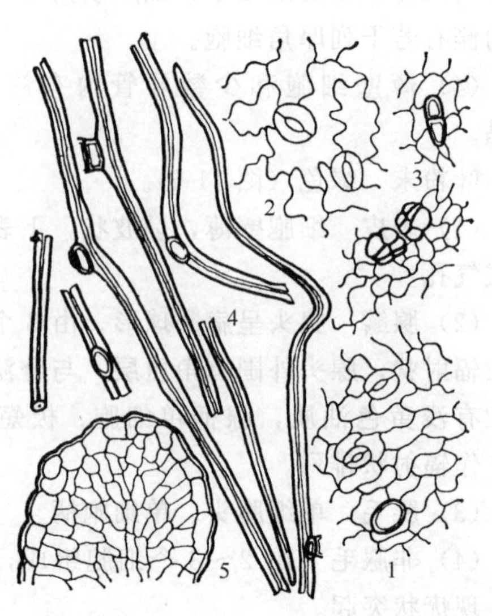

图 11-8　茵陈蒿粉末图

1—上表皮细胞；2—下表皮细胞；3—腺毛；4—非腺毛；5—叶裂片顶端碎片

(1) 表皮　上表皮细胞壁较平直，下表皮均有气孔，为不定式。

(2) 叶片裂片　顶端钝圆或稍狭，表皮细胞较小，气孔少见。

(3) 腺毛　少，顶面观呈鞋底形，由 6～8 个细胞上下成对叠合而成，直径 15～26μm。

(4) 非腺毛　丁字形，众多，大多碎断似纤维状，完整者顶端细胞极长，可至 2mm，直径 5～26μm，左右两臂不等长，壁厚，木化，基部 1～3 个细胞，极扁短。

【成分】 含 6,7-二甲氧基香豆精、绿原酸、咖啡酸、挥发油及黄酮类成分。

【理化鉴别】 取粗粉 1g，加乙醇 20mL，置水浴中回流 30min，滤过，滤液呈淡黄绿色，置紫外光灯下观察，显紫红色荧光。

穿　心　莲

爵床科植物穿心莲 *Andrographis paniculata* (Burm. f.) Nees 的干燥地上部分。夏末秋初茎叶茂盛时割取地上部分，晒干。

【性状鉴别】 穿心莲植物外形图见图 11-9。

部位	项目	正品穿心莲性状
茎	形态	茎呈方形，四棱明显，多分枝，长 50～70cm，节稍膨大
	表面	深绿色至墨绿色，光滑无毛
	质地	质硬，不易折断
	断面	中央有白色髓，不空心
叶	形态	单叶对生，叶柄短或近无柄，叶片皱缩，易碎，完整者展开后呈披针形或卵状披针形，长 3～12cm，宽 2～5cm，先端渐尖，基部楔形下延，全缘或波状
	表面	上表面绿色，下表面灰绿色，两面光滑
	气味	茎叶气微，味极苦

【显微鉴别】 茎横切面　呈方形，四角外突。

(1) 表皮　细胞长方形或类圆形，外壁加厚，角质化，有的细胞内含碳酸钙结晶（钟乳体）；腺鳞及气孔可见。

(2) 皮层　甚薄，细胞切向延长，含叶绿体，外侧有厚角组织，于角隅处较多；内皮层明显。

(3) 韧皮部　外侧有纤维，多单个散在。

(4) 木质部　发达，导管散在，木纤维多，木射线细胞1列，内含淀粉粒。

(5) 髓部　薄壁细胞排列疏松，环髓部位有的细胞含钟乳体。

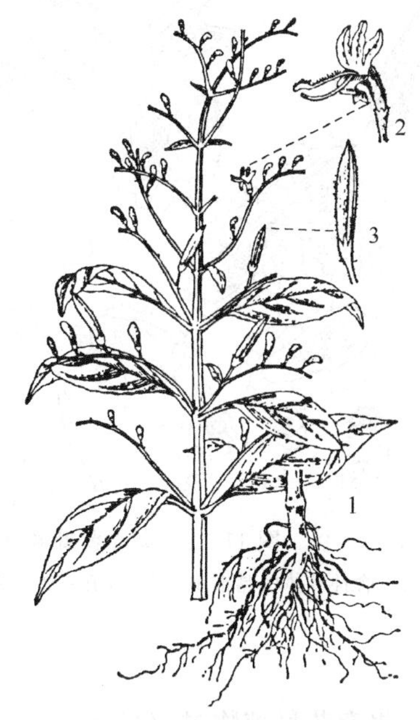

图 11-9　穿心莲植物外形图

1—植株全形；2—花；3—果实

叶片中部横切面（图 11-10）

(1) 表皮　一层薄壁细胞。上表皮细胞类方形或类长方形，多切向延长；下表皮细胞较小，形状不规则。上下表皮较大的细胞中含钟乳体，均被腺鳞，有时可见非腺毛。

(2) 叶肉　栅栏细胞1列，并通过中脉；海绵细胞4～5列，形状不规则，细胞间隙大。

(3) 维管束　外韧型，呈凹槽状；木质部导管3～5列，每列2～3个，上方薄壁细胞中含有钟乳体。

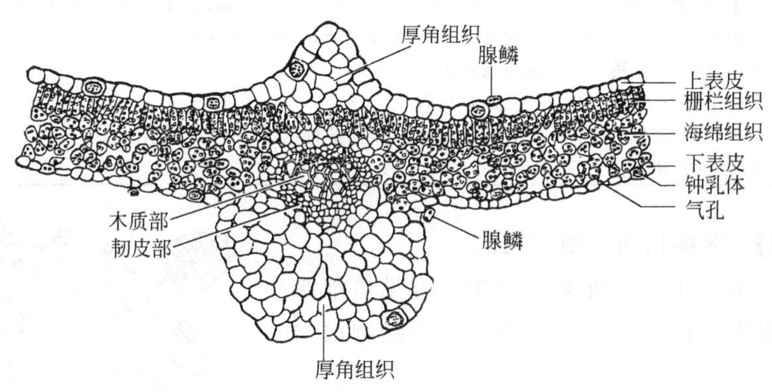

图 11-10　穿心莲叶横切面详图

叶粉末　鲜绿色（图 11-11）。

(1) 含钟乳体细胞甚多，常单个散在，卵形、椭圆形、长圆形，长48～210μm，直径32～67μm；亦有两个相接的双钟乳体。

(2) 气孔直轴式，副卫细胞大小悬殊，少数为不定式。

(3) 腺鳞头部扁球形，4细胞、6细胞或8细胞，直径27～33μm，柄仅3μm。

(4) 非腺毛圆锥形1～3细胞，长144μm，先端钝圆，基部直径40μm，具角质线纹。

【成分】 全草含苦味素，其中主要为穿心莲内酯、新穿心莲内酯等。

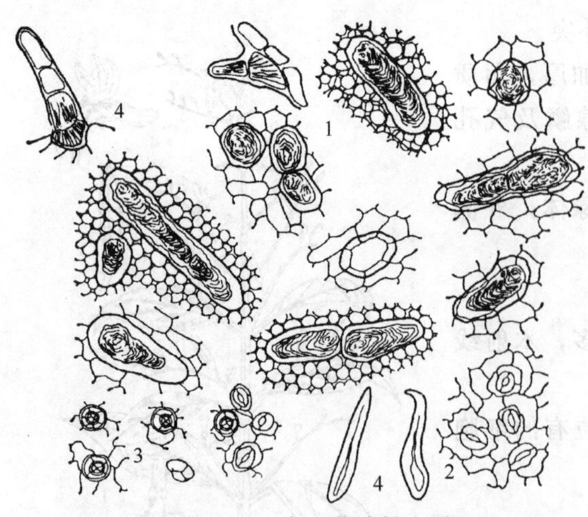

图 11-11 穿心莲叶粉末图

1—含钟乳体的晶细胞；2—气孔；3—腺鳞；4—非腺毛

【理化鉴别】 1. 取粉末约1g，加乙醇20mL，置水浴中加热至沸，滤过，滤液加活性炭0.3g，搅拌，滤过。取滤液1mL，加2% 3,5-二硝基苯甲酸的乙醇溶液与乙醇制氢氧化钾试液的等容混合液1～2滴，即显紫红色；另取滤液1mL，加碱性三硝基苯酚试液1滴，逐渐显棕色；再取滤液1mL，加乙醇制氢氧化钾试液数滴，逐渐显红色，放置后变黄色。

2.《中国药典》规定，穿心莲含脱水穿心莲内酯和穿心莲内酯的总量不得少于0.80%；醇溶性浸出物不得少于8.0%。

金钱草

报春花科植物过路黄 *Lysimachia christinae* Hance 的新鲜或干燥全草。夏、秋两季采收，除去杂质，晒干。主产于四川及长江流域诸省。

【性状鉴别】 过路黄植株全形见图 11-12。

部位	项 目	正品金钱草性状
茎	形态	扭曲，表面棕色或暗棕红色，有纵纹，下部茎节上有时具须根，断面实心
叶	形态	对生，多皱缩，展平后呈宽卵形或心形，长1～4cm，宽1～5cm，基部微凹，全缘，叶柄1～4cm
	表面	上表面灰绿色或棕褐色，下表面色浅，主脉明显突起，侧脉不明显，无毛
	水试	用水浸后，对光透视可见黑色或褐色条纹
花	形色	有的带花，花黄色，单生于叶腋，具长柄
果	形色	蒴果球形，光滑，带宿萼，直径2～3.5mm，表面棕黄色，有黑色短线条
	气味	茎叶气微，味淡

【显微鉴别】 茎横切面（图 11-13）

（1）表皮 细胞1列，外被角质层，可见单细胞头和单细胞柄的腺毛，偶有柄为2个细胞，头细胞内常含有淡黄色物质。

（2）皮层 约占切面半径的2/3，外为厚角组织1～2层细胞；皮层内分布有离生性分泌道，由5～10个分泌细胞组成环，其内部通常可见红棕色的球形或块状物质。

（3）中柱鞘 分布的纤维常1～2列成环，有时呈断续状。

（4）韧皮部 甚狭，形成层不明显。

（5）木质部 由导管和木薄壁细胞组成，导管2～5个，径向排列。

（6）髓部 长圆形。薄壁细胞中含淀粉粒。

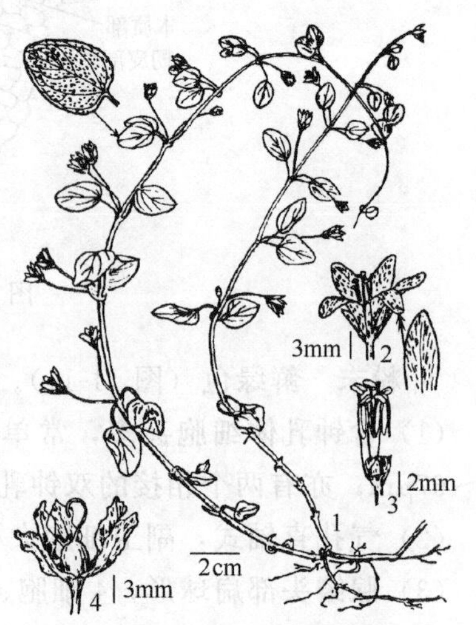

图 11-12 过路黄植株全形

1—植株全形；2—花；3—雄花和雌花；4—尚未成熟的果实

叶横切面

（1）表皮　上下均为1列切向延长的细胞，有单细胞头和单细胞柄组成的腺毛，偶见非腺毛由5～8个细胞组成。上表皮无气孔，下表皮气孔较多。

（2）叶肉　栅栏细胞通常1列，海绵组织中分布有离生性分泌道，其内常含有红棕色球状或块状物质。

（3）中脉维管束　上下散生有中枢鞘纤维木质部导管呈放射状排列，韧皮部筛管群明显；内皮层细胞凯氏点明显。

粉末　灰黄色（图11-14）。

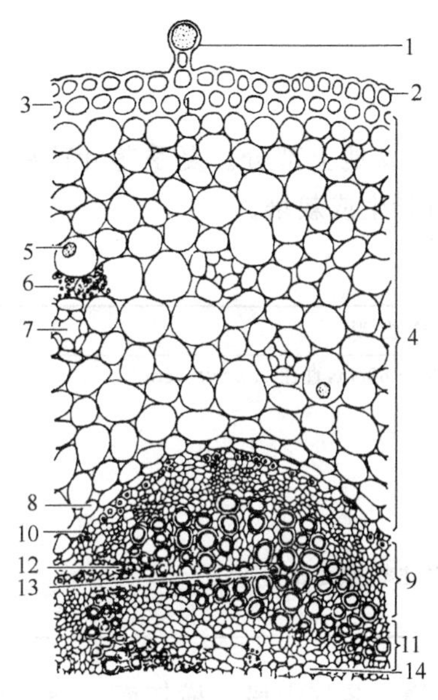

图11-13　金钱草（过路黄）茎横切面详图

1—腺毛；2—表皮；3—厚角组织；4—皮层；5—皮层薄壁细胞；6—淀粉粒；7—分泌道；8—内皮层；9—韧皮部；10—中柱鞘纤维；11—木质部；12—导管；13—木纤维；14—髓部

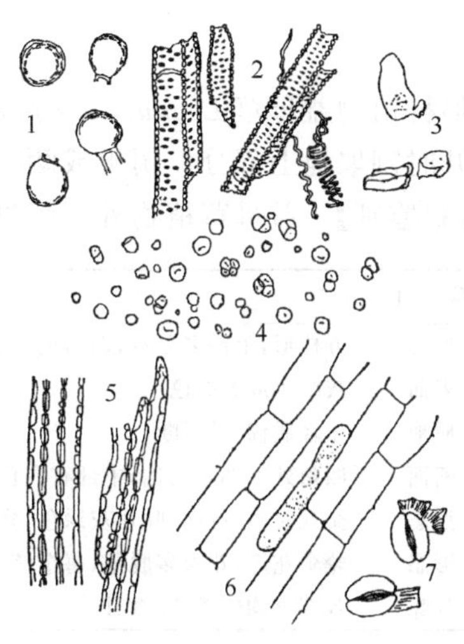

图11-14　金钱草粉末图

1—腺毛；2—导管；3—红棕色块状物；4—淀粉粒；5—中柱鞘纤维；6—薄壁细胞及红棕色分泌无碎块；7—气孔碎片

（1）淀粉粒　众多，单粒类圆形、半圆形或灰帽状，直径4～13～22μm，脐点裂隙状，少点状，复粒少数，多由2～3分粒组成。

（2）腺毛　常破碎，只有1个头细胞，或带有柄细胞的断片，头细胞中常充满红黄色分泌物，直径18～42μm，偶可见非腺毛碎片。

（3）表皮　细胞垂周壁弯曲，气孔为不等式或不定式。

（4）薄壁细胞　碎片中有的含有红棕色块状或长条状物质。

（5）纤维　甚长，腔大，木化。

（6）导管　多为螺纹导管、网纹导管或孔纹导管，直径15～28μm。

【成分】含酚类成分、黄酮类、鞣质、甾醇、挥发油、胆碱、氨基酸等。

【理化鉴别】《中国药典》规定，金钱草含杂质不得过8%。

【附注】其他地方习用品如下：

来　源	与正品金钱草得主要不同点
江苏金钱草又称"连钱草"，为唇形科植物活血丹 *Glechoma longituba*(Nakai)Kupr. 的全草	茎细，方形，被细柔毛。叶对生，肾形或圆心形，长1.8～2.6cm，边缘有圆齿，两面脉上被短柔毛，叶柄长常为叶片的1～2倍
旋花科植物马蹄金 *Dichondra repens* 的全草	根、茎、叶柄皆纤细，茎、叶均被稀疏的白色或灰黄色毛茸，叶互生，肾形
报春花科植物聚花过路黄 *Lysimachia congestiflora*、点腺过路黄 *L. hemsleyana*、巴东过路黄 *L. patugensis* 等的全草	其性状均酷似过路黄，主要区别点是：叶片或全株被短柔毛；叶片主、侧脉都明显；叶柄多短于叶片；花2～4朵聚生于茎枝顶端

益　母　草

唇形科植物益母草 *Leonurus japonicus* Houtt. 的干燥地上部分。夏季茎叶茂盛、花未开或初开时割取地上部分，阴干或晒干。全国各地均有野生或栽培。

【性状鉴别】 益母草植物外形图见图11-15。

部位	项　目	正品益母草性状
茎	形态	方柱形，上部多分枝，四角钝圆，四面凹下成纵沟，长30～60cm，直径0.2～0.5cm
	表面	灰绿色或黄绿色
	质地	体轻质韧，易折断
	断面	四角处木部较发达，中部有白色疏松的髓，不空心
叶	形态	交互对生，有柄；叶片灰绿色，多皱缩、破碎成粉末状
花	形态	轮伞花序，花冠多脱落，每个茎节上都簇生一圈多刺的花萼，摸之扎手
	气味	各部分均气微，味微甘

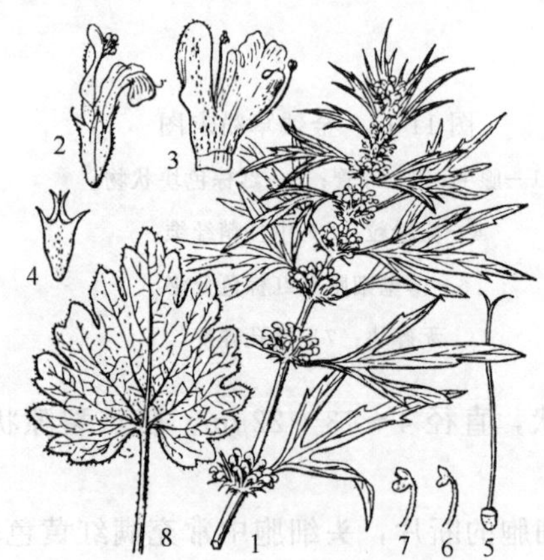

图11-15　益母草植物外形图
1—花枝；2—花；3—花的解剖；4—花萼；5—雌花；6，7—雄花；8—基生叶

【显微鉴别】 茎（中段）横切面　益母草茎横切面简图及叶表面制片图见图11-16。

（1）表皮　细胞外壁较厚，为角质化，表面着生腺毛和腺毛，非腺毛由2～3个细胞组成，上部尖而弯曲；腺毛具4个或8个细胞头及单细胞柄。

（2）表皮下有厚角组织，集中在四个棱角处；皮层为绿色组织，细胞中含有叶绿体、淀粉粒、草酸钙小棱晶及小针晶。

（3）韧皮部　较狭小，其外侧散有少数中柱鞘纤维束，幼茎中或少或无。

（4）形成层有时不明显。

（5）木质部　位于四棱处较发达，有少量木纤维。

（6）髓部　较大，为具单纹孔的大型薄壁细胞组成，含有小针晶与小棱晶。

【成分】 含益母草碱、水苏碱等多种生物碱，亦含芸香苷和延胡索酸等。

【理化鉴别】《中国药典》规定，益母草含生物碱不得少于0.40%，鲜品不得少于1.0%。

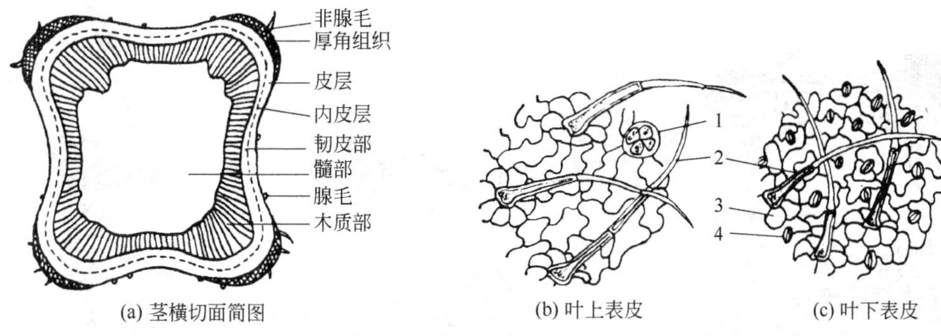

图 11-16　益母草茎横切面简图及叶表面制片图

1—腺毛；2—非腺毛；3—下表皮细胞；4—上表皮细胞

荆　　芥

唇形科植物荆芥 *Schizonepeta tenuifolia* Briq. 的干燥带花穗的地上部分。夏季或秋季花穗正绿时采收，采收过晚，茎穗变黄，影响质量。北方割取距地面数寸处的地上部分，晒至半干，捆成小把，再晒至全干；南方连根拔出，晒干，捆把。也有的先单独摘取花穗晒干，称“荆芥穗”；再割取茎枝晒干，称“荆芥”。全国大部分地区均产。

【性状鉴别】 荆芥植物外形图见图 11-17。

部位	项　目	正品荆芥性状
茎	形态	方柱形，四角钝，上部有分枝，长 50～80cm，直径 0.2～0.4cm
	表面	深黄绿色或淡紫色，被短柔毛
	质地	体轻质硬，不易折断
	断面	类白色，实心，有髓
叶	形态	叶对生，多已脱落，破碎，完整者展平呈 3～5 羽状分裂，裂片细长
花	形态	穗状轮伞花序顶生，长 2～9cm，直径约 7cm，花冠多脱落，宿萼钟状，先端 5 齿裂，被短柔毛，内藏棕黑色小坚果
	气味	叶、花、穗搓后嗅之，有薄荷样清凉香气，味微涩而辛凉

【显微鉴别】 荆芥茎横切面简图及叶表面制片图见图 11-18。

横切面

(1) 表皮　细胞外壁角质化，有非腺毛和腺毛，非腺毛由1～8个细胞组织，壁较厚，具疣状突起，腺毛有两种：一种腺头为 1～2 个细胞，一种腺头为 8 个细胞，腺柄均为单细胞。

(2) 厚角组织　位于四角表皮下方，约有 3～8 列。

(3) 皮层　约 2～6 列细胞，含叶绿体。

(4) 中柱鞘　纤维束排列成不连续环。

(5) 韧皮部狭。

(6) 形成层不明显。

(7) 木质部　宽。导管及木纤维主要分布在茎的四角部分。

(8) 射线由 1～2 列细胞组成，中央为髓部。

叶表面制片

(1) 腺鳞　头部由 8 个细胞组成，直径 96～112μm，柄单细胞，棕黄色；小腺毛头部1～2 个细胞，柄单细胞。

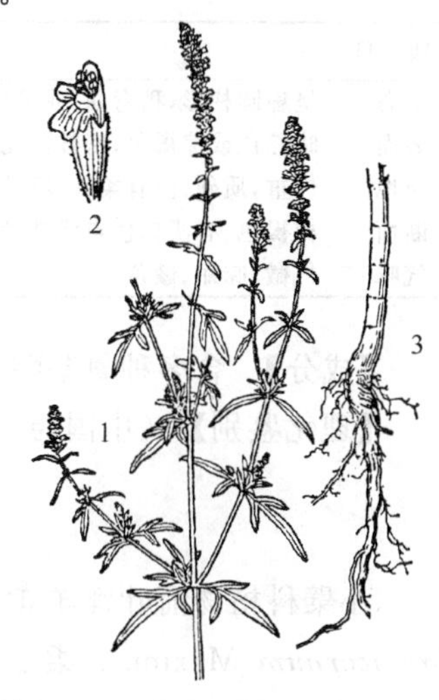

图 11-17　荆芥植物外形图

1—花枝；2—花；3—茎下部及根

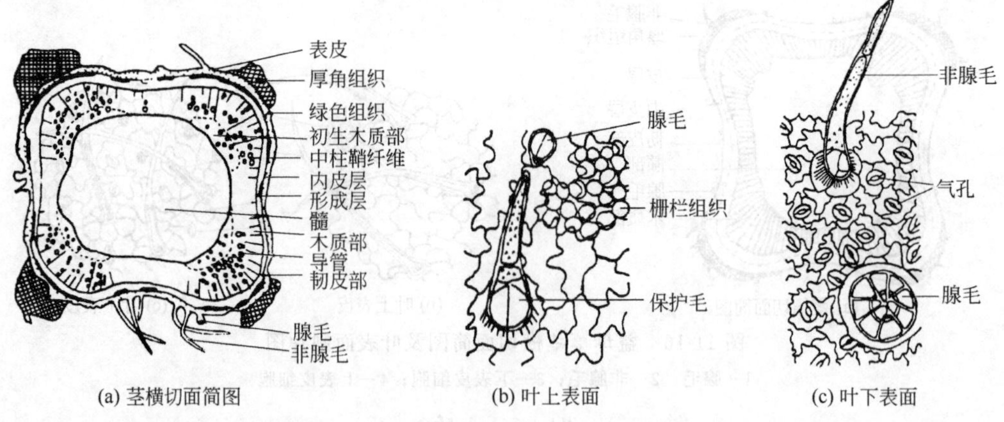

(a) 茎横切面简图　(b) 叶上表面　(c) 叶下表面

图 11-18　荆芥茎横切面简图及叶表面制片图

(2) 非腺毛　由1～6个细胞组成，壁较厚，大多具壁疣。

(3) 气孔直轴式。

【成分】　全草含挥发油1%～2%，油中主要成分为D-薄荷酮、D-柠檬烯，尚含洋芫荽黄素、洋地黄黄酮、橘皮素等。

【理化鉴别】《中国药典》规定，荆芥含挥发油不得少于0.60%（mL/g）。

肉　苁　蓉

列当科植物肉苁蓉 *Cistanche deserticola* Y. C. Ma. 的带鳞叶的干燥肉质茎。多于春季苗未出土或刚出土时采挖，除去花序，切段，晒干。通常将鲜品置沙土中半埋半露，较全部曝晒干得快，干后即为甜大芸（淡大芸），质量好。秋季采收者因水分大，不易干燥，故将肥大者投入盐湖中腌1～3年称“咸苁蓉”（盐大芸），质量较次，药用时需洗去盐分。主产于内蒙古、甘肃、青海等省区。

【性状鉴别】

项　目	正品肉苁蓉性状
形态	呈扁圆柱形，稍弯曲，或呈段块状，长3～15cm，直径2～8cm
表面	暗棕色或棕褐色，密被覆瓦状排列的肉质鳞片，通常鳞片先端已断，或鳞片脱落而留有横长的短线状鳞叶痕
质地	体重，质硬，微有柔性，不易折断
断面	棕褐色，有淡棕色点状维管束，排列成波状环纹，中央有髓心，有的中空
气味	气微，味甜、微苦

【成分】　含多种氨基酸、8-表马钱子苷酸、甘露醇、微量生物碱等。

【理化鉴别】《中国药典》规定，肉苁蓉干品含麦角甾苷不得少于0.080%。

淫　羊　藿

小檗科植物箭叶淫羊藿 *Epimedium sagittatum*（S. et. Z）Maxim.、淫羊藿 *Epimedium brevicornum* Maxim.、柔毛淫羊藿 *Epimedium pubescens* Maxim.、巫山淫羊藿 *Epimedium wushanense* T. S. Ying. 或朝鲜淫羊藿 *Epimedium koreanum* Nakai 的干燥地上部分。夏秋间茎叶茂盛时采割，除去粗梗及杂质，晒或晾至半干后扎成小捆，再晒干或晾干。主产于四

川、陕西、湖南等。

【性状鉴别】

部位	项　目	正品淫羊藿性状
茎	形态	细长圆柱形，长约20cm
	表面	黄绿色或淡黄色，具光泽
	质地	质脆，易折断
	断面	中空
叶	形态	茎生叶对生，二回（或一回）三出复叶；小叶柄光滑，长1～5cm；小叶片革质，卵圆形，长卵形或披针形。长3～23cm，宽1.8～7cm；顶生叶较大，基部偏斜，一侧较大；叶边缘具黄色刺毛状细锯齿
	表面	上表面黄绿色，下表面灰绿色，主脉7～9条，基部有稀疏细长毛，细脉两面突起，网脉明显
	气味	无臭，味微苦

【成分】 主含淫羊藿苷，水解生成其苷元及1分子鼠李糖、1分子葡萄糖；另含木兰花碱等。

【理化鉴别】《中国药典》规定，淫羊藿叶片含总黄酮不得少于5.0%。

青　蒿

菊科植物黄花蒿 *Artemisia annua* L. 的干燥地上部分。秋季花盛开时采割，除去老茎，阴干。全国各地均产。

【性状鉴别】 黄花蒿植物外形图见图11-19。

部位	项　目	正品青蒿性状
茎	形态	圆柱形，上部多分枝，长约30～80cm，直径0.2～0.6cm
	表面	黄绿色或棕黄色，具纵棱线
	质地	质略硬，易折断，可压扁
	断面	大部分为白色疏松的髓
叶	形态	互生，暗绿色或棕绿色，卷缩易碎，完整者展平后为三回羽状深裂，裂片及小裂片矩圆形或长椭圆形，两面被短毛
	气味	茎叶气香特异，味微苦

【显微鉴别】 黄花蒿叶表面制片（图11-20）

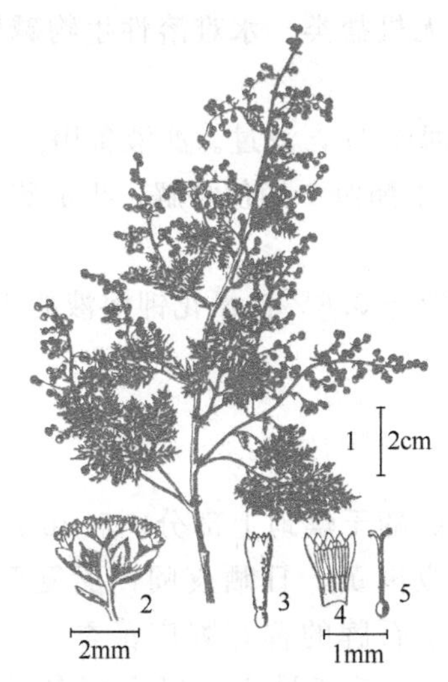

图11-19　黄花蒿植物外形图

1—花枝；2—头状花序；3—管状花；4—管状花剖开后，示雄蕊；5—雌蕊

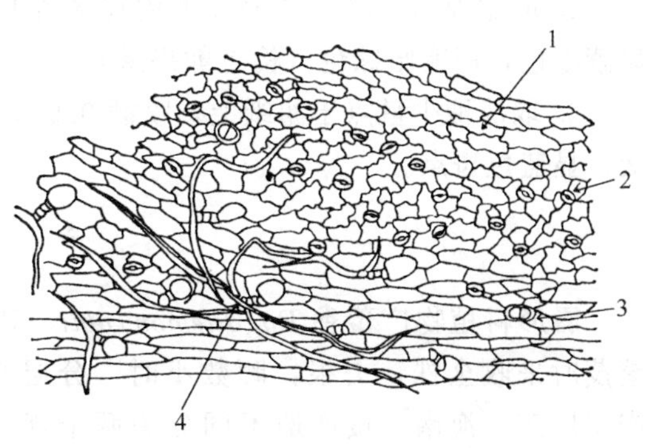

图11-20　黄花蒿叶表面制片图

1—表皮细胞；2—气孔；3—腺毛；4—丁字毛

（1）表面 细胞形状不规则，垂周壁波状弯曲，脉脊上的表皮细胞为窄长方形。

（2）气孔不定式。

（3）丁字毛及腺毛 密布表皮，丁字毛柄细胞3～7个，多为4～5个，壁细胞长240～486～816μm，在中脉附近常可见只具柄细胞的毛；有时可见单细胞线形毛。

【成分】 含青蒿素、挥发油、黄酮类、香豆精类等。

夏 枯 草

唇形科植物夏枯草 *Prunella vulgaris* L. 干燥带花的果穗。夏季果穗呈棕红色时采收，除去杂质，晒干。主产于江苏、安徽、浙江等省。

【性状鉴别】

项 目	正品夏枯草性状
形态	呈棒状，略扁，长1.5～8cm，直径0.8～1.5cm
表面	淡棕色至棕红色
花萼	全穗由数轮至十数轮宿萼与苞片组成，每轮有对生苞片2片，呈扇形，先端尖尾状，脉纹明显，外表面有白毛。每一苞片内有花3朵，花冠多已脱落，宿萼二唇形，内有小坚果4枚，卵圆形，棕色，尖端有白色突起
质地	体轻
气味	气微，味淡

【显微鉴别】 粉末 淡棕褐色

（1）腺毛 少，腺头为2个细胞，腺柄为单细胞。

（2）非腺毛 多，有1～12个细胞组成，其中常有1个至数个细胞呈缢缩状，壁具细纵皱。

（3）花萼的表皮 下方有壁厚且极度弯曲的异细胞。

（4）果皮石细胞 壁厚，胞腔小，具孔沟。

（5）中果皮的薄壁细胞 椭圆形，木化，有的含草酸钙砂晶。

【成分】 含夏枯草苷，其苷元为齐墩果酸，并含游离的熊果酸和齐墩果酸。此外，还有鞣质、芸香苷、金丝桃苷、顺式和反式吗啡酸、水溶性无机盐类、水难溶性生物碱样物质、树脂、苦味质、挥发油和维生素（A、C、K、B）等。

【理化鉴别】 取本品粉末1g，加乙醇15mL，加热回流1h，滤过。滤液备用。

1. 取滤液约1mL，置蒸发皿内在水浴上蒸干，残渣加醋酐1滴使溶解，再加硫酸微量，显紫红色，后变暗绿色（检查熊果酸）。

2. 取滤液少量点于滤纸上，喷洒0.9％三氯化铁溶液与0.6％铁氰化钾溶液的等容混合液，显蓝色斑点。

广 藿 香

唇形科植物广藿香 *Pogostemon cablin*（Blanco）Benth. 的干燥地上部分。5～6月间枝叶繁茂时采收全株，去根，晒数小时，分层交错堆积一夜闷黄，日晒夜闷，反复至干。主产于广东、海南。按产地不同分为两个规格，产于广东石牌的称石牌广藿香；产于海南省的称海南广藿香。传统认为前者质佳，但产量小；后者产量大，销全国各地，并有出口。

【性状鉴别】 广藿香植物外形图见图11-21。

部位	项目	正品广藿香的性状
茎	形态	老茎呈圆柱形，较嫩的略呈方柱形，多分枝，枝条稍曲折，长30～60cm，直径0.2～0.7cm；老茎类圆柱形，直径1～1.2cm
	表面	被柔毛；老茎被灰褐色栓皮
	质地	老茎质坚硬，不易折断
	断面	裂片状，中部有髓
叶	形态	对生，皱缩成团，展平后叶片呈卵形或椭圆形，长4～9cm，宽3～7cm，先端短尖或钝圆，基部楔形或钝圆，边缘具大小不规则的钝齿，叶柄及叶片两面均被灰白色茸毛
	气味	气香特异，味微苦

【显微鉴别】 茎纵切面（图11-22）

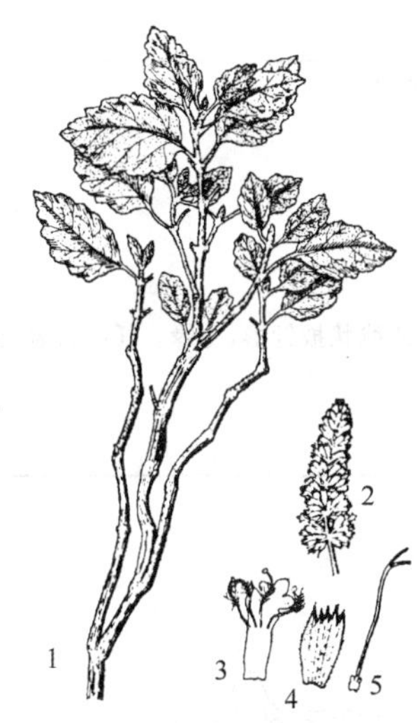

图11-21　广藿香植物外形图

1—嫩枝；2—花序；3—花冠；4—花萼；5—雌蕊

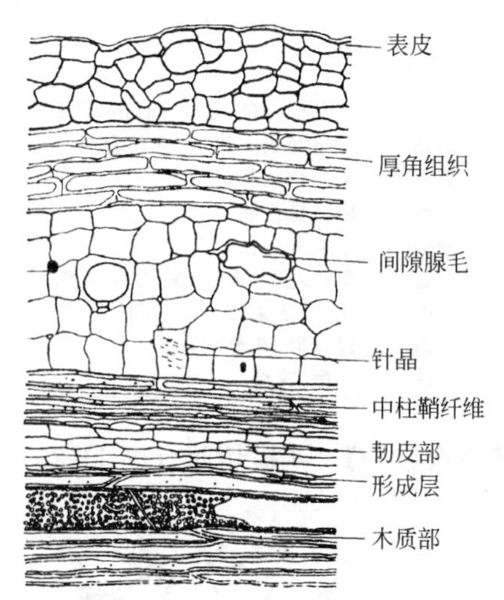

图11-22　广藿香（茎）纵切面详图

（1）表皮　1列细胞，排列不整齐，有非腺毛，由1～5个细胞组成，表皮下有木栓化细胞3～5列。

（2）皮层　外层为4～10列厚角细胞，内层为薄壁细胞，有大型细胞间隙，内有间隙腺毛；腺毛常纵向排列，腺头单细胞，长25～195μm，内含黄色至黄绿色挥发油，柄短，1～2个细胞，多与皮层细胞相连接，薄壁细胞尚含草酸钙针晶，长约15μm。

（3）中柱鞘　纤维成束，断续环列。

（4）韧皮部狭窄。

（5）木质部　四角处较发达，由导管、木薄壁细胞及木纤维组成，均木化。

（6）髓部　细胞微木化，含草酸钙针晶束及片状结晶，稀有淀粉粒。

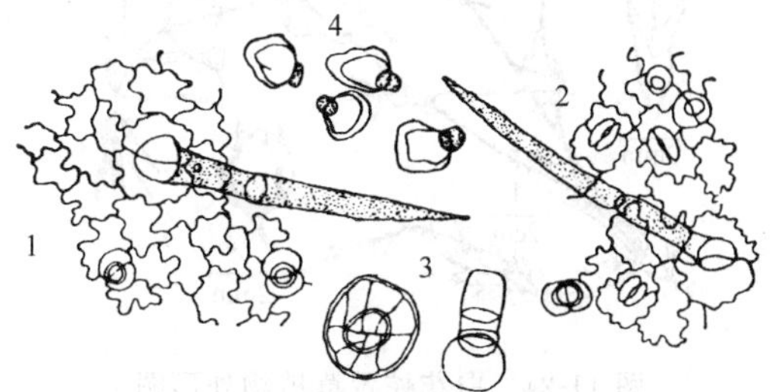

图11-23　广藿香叶粉末图

1—上表面；2—下表面；3—腺毛；4—间隙腺毛

叶粉末　黄褐色。表皮可见腺毛、非腺毛和直轴式气孔。叶肉组织中有间隙腺毛，全长约至60μm。薄壁细胞含草酸钙小针晶，长约7μm（图11-23）。

【成分】 主含挥发油。油中主要成分为广藿香醇，另亦含 α-广藿香萜烯及 β-广藿香萜烯等。

【理化鉴别】 取本品粗粉适量，照挥发油测定法分取所得挥发油，进行以下实验：取挥发油 1 滴，加三氯甲烷 0.5mL，滴加含 5%溴的三氯甲烷液数滴，石牌广藿香先褪色，继显绿色；海南产广藿香先褪色，继显紫色。

白花蛇舌草

茜草科植物白花蛇舌草 *Hedyotis diffusa* Willd. 的干燥全草。夏、秋两季采收，洗净，晒干或鲜用。野生。主产于福建、广东、广西及长江以南各省。

【性状鉴别】 白花蛇舌草植物外形图见图 11-24。

部位	项　目	正品白花蛇舌草性状
根	形态	有主根一条，粗 2～4mm，须根纤细，淡灰棕色
茎	形态	常扭缠成团状，茎细而卷曲
	表面	灰绿色至灰棕色
	质地	质脆易折断
	断面	中央有白色髓部
叶	形态	单叶对生，无柄，多破碎、皱缩、易脱落，完整者展平呈线形或线状披针形，全缘。托叶齿裂，长 1～2mm
花	形态	花 1～2 朵腋生，花梗长 0.3～0.5cm
果	形态	扁球形，花萼宿存
	气味	气微，味淡

【显微鉴别】 茎横切面（图 11-25）

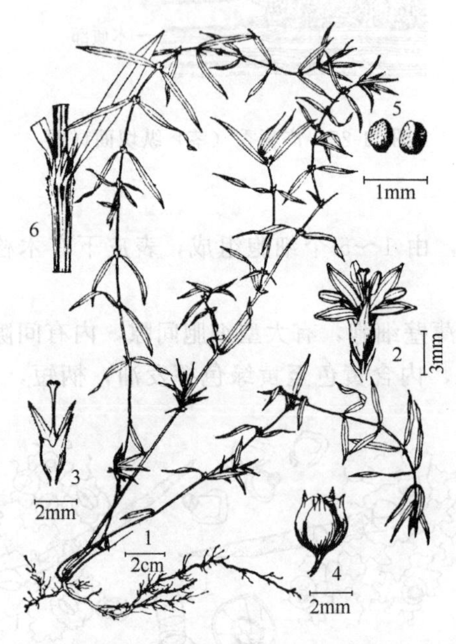

图 11-24　白花蛇舌草植物外形图

1—植株全形；2—花；3—花萼和雌蕊；4—果实；5—种子；6—茎节放大，示托叶

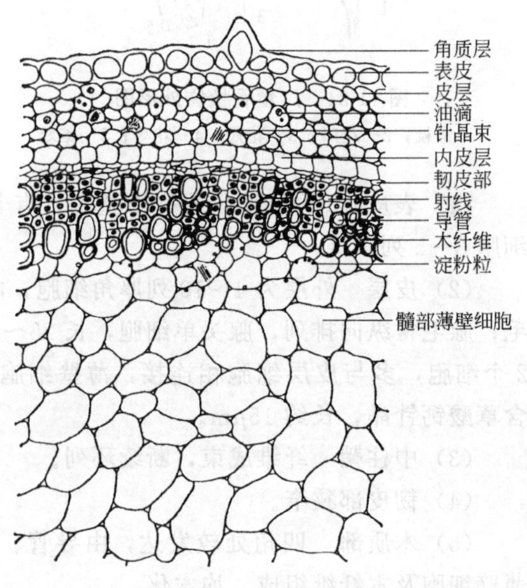

图 11-25　白花蛇舌草茎横切面详图

(1) 表皮　细胞 1 列，类方形或卵圆形，常有单个细胞向外强烈突起，外被角质层，有时可见微下陷的气孔。

（2）皮层 较窄，细胞一般比表皮细胞小，含有少量小油滴，个别细胞内含草酸钙针晶束，晶体常顺轴排列，横切面观常呈密集点状；内皮层细胞1列，较皮层细胞大，切向扁长，径向17～25μm，切向17～30μm。

（3）韧皮部 狭窄，约2～5列细胞。

（4）木质部 成环，导管常2～6个径向单列或单个径向散列，大者直径30～41μm，木纤维径向排列，壁较厚，木化；射线细胞1列，壁较薄，微木化。

（5）髓部 宽阔，细胞较大，可见草酸钙针晶束及稀少的淀粉粒。

【成分】 含齐墩果酸、熊果酸、豆甾醇、β-谷甾醇-D-葡萄糖苷、对香豆酸等。

【附注】 地方习用品如下。

来　源	与正品白花蛇舌草的主要不同点
同属植物伞房花耳草 *Hedyotis corymbosa* 的干燥全草	全草灰绿至灰棕色，叶长1～1.5cm，纸质，托叶合生成鞘状，顶端近截形，有刚毛；花2～5朵集成腋生伞房状，花梗极纤细，长0.5～1cm；蒴果圆球形
同属植物纤花耳草 *H. tenelliflora* 的干燥全草	全草绿黑色，小枝上部锐四棱形，叶长1.5～2cm，革质，花无柄，1～3朵簇于叶腋

石　斛

兰科植物环草石斛 *Dendrobium loddigesii* Rolfe.、马鞭石斛 *Dendrobium fimbriatum* Hook. var. *oculatum* Hook.、黄草石斛 *Dendrobium chrysanthum* Wall.、铁皮石斛 *Dendrobium candidum* Wall. ex Lindl. 或金钗石斛 *Dendrobium nobile* Lindl. 的新鲜或干燥茎。全年均可采收。主产于广西、四川、贵州等省。根据加工方法不同，可分为下列几种商品：

（1）鲜石斛 以春末夏初和秋季采者为佳，除去须根、叶。采收后用湿沙贮存。

（2）干石斛 采收后，除去杂质，用开水略烫或烘软，再边搓边烘晒，至叶鞘搓净，干燥。

（3）耳环石斛 取长4～7cm的铁皮石斛，剪去部分须根后，用手搓去叶及粗皮，使成光滑茎条，置盘内加火烤软，扭成螺旋形或弹簧状再烤，如此2～3次至不再变形时，烘干，习称“耳环石斛”或“枫斗”。

【性状鉴别】 环草石斛植物外形图见图11-26，金钗石斛植物外形图见图11-27。

项目	鲜石斛	干石斛	耳环石斛
形态	圆柱形或扁圆柱形，有的呈“之”字形弯曲（金钗石斛），长30cm，直径0.4～1.2cm	细长圆柱形，有的弯曲或盘绕成团，有的呈“之”字形弯曲，长15～120cm，直径0.1～0.8cm，节间长1～4.5cm	形态呈螺旋形或弹簧状，一般具2～4个旋纹，拉直后长3.5～8cm，直径0.2～0.3cm
表面	黄绿色，光滑或有纵纹，节明显，色较深，节上有膜质叶鞘	金黄色、淡黄褐色、暗黄色或黄中带绿色，有光泽，具细纵纹或纵沟	黄绿色，具细而密的纵皱纹，有的一端可见茎基部留下的短须根，另一端可见2～3片叶片，称“龙头凤尾”
质地	肉质，多汁，易折断	质柔韧而实，断面较平坦	质坚实，易折断
气味	气微，味微苦而回甜，嚼之有黏性	无臭，味淡，有的微苦或苦；有的嚼之有黏性	无臭，味淡，嚼之有黏性

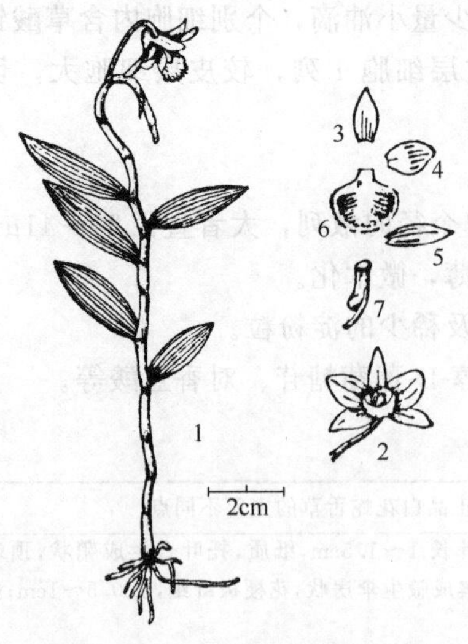

图 11-26　环草石斛植物外形图

1—植株全形；2—花；3—中央萼片；4—侧生花瓣；5—侧生萼片；6—唇瓣；7—合蕊柱

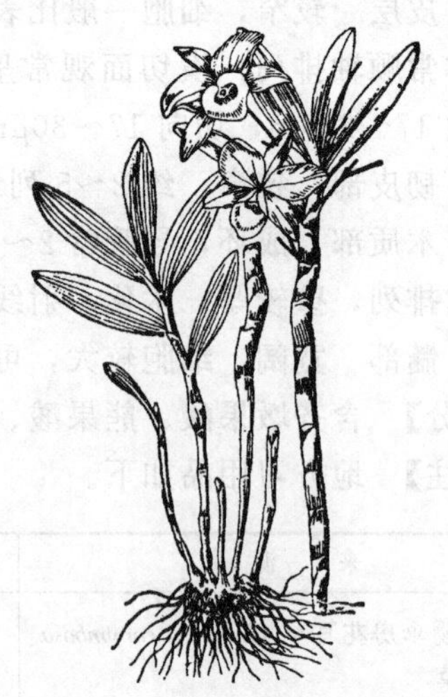

图 11-27　金钗石斛植物外形图

【显微鉴别】 石斛茎横切面简图见图 11-28，金钗石斛（茎）横切面详图见图 11-29。

金钗石斛茎横切面

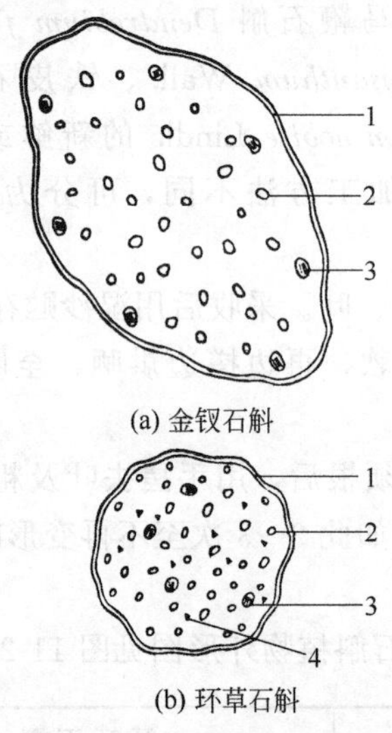

图 11-28　石斛茎横切面简图

1—表皮；2—维管束；3—针晶；4—硅质块

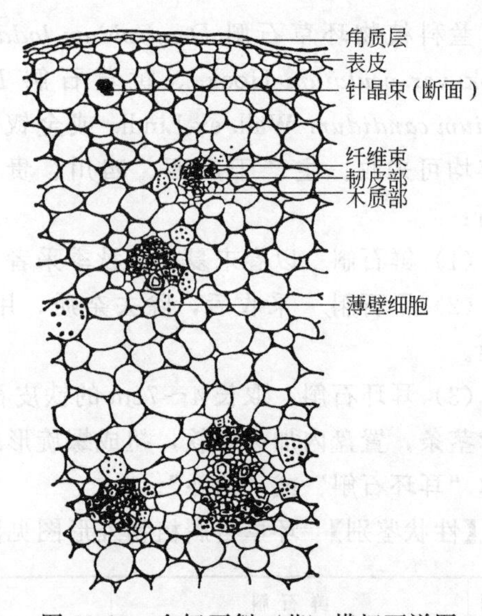

图 11-29　金钗石斛（茎）横切面详图

(1) 表皮　1 列细小扁平细胞，外被厚的角质层，黄色，易与细胞分离。

(2) 皮层　细胞 6～8 列，外方 1～2 列细胞壁木化。

(3) 中柱　宽广，散有多数有限外韧型维管束；韧皮部为数个细胞组成，外侧有纤维束，呈半环状，壁甚厚，纤维群外缘嵌有细小薄壁细胞，有的含圆簇状硅质块，直径 7～9μm，木质部导管 1～3 个，壁较薄，有木纤维，有时木质部内侧也有纤维束，壁甚厚，维管束周围的薄壁细胞有时木化，并具壁孔。

(4) 薄壁组织　有含草酸钙针晶束的黏液细胞和网纹细胞。

【成分】 含生物碱，主要为石斛碱、石斛次碱等。

【附注】

来　源	与正品石斛的主要不同点
兰科石仙桃属 *Pholidota*、金石斛属 *Ephemerantha* 数种植物的干燥茎及假鳞茎	茎有分枝，分枝顶端带有膨大成扁纺锤形的假鳞茎(俗称“瓜”)；有些茎上着生细小鳞片

淡　竹　叶

禾本科植物淡竹叶 *Lophatherum gracile* Brongn. 的干燥茎叶。5～7月间花未开时割取地上茎叶，晒至七八成干，扎成小捆，晒干。主产于浙江、安徽、湖南等省。

【性状鉴别】 淡竹叶植物外形图见图11-30。

部位	项目	正品淡竹叶性状
茎	形态	圆柱形，长25～75cm，有节
	表面	淡黄绿色
	质地	质脆，易折断
	断面	中空
叶	形态	叶鞘开裂，叶片披针形，有的皱缩卷曲，长5～20cm；宽1～3.5cm
	表面	浅绿色或黄绿色；叶脉平行，具横行小脉，形成长方形的网格状，叶背尤为明显
	质地	轻而柔韧
	气味	茎叶气微，味淡

【显微鉴别】 叶横切面（图11-31）

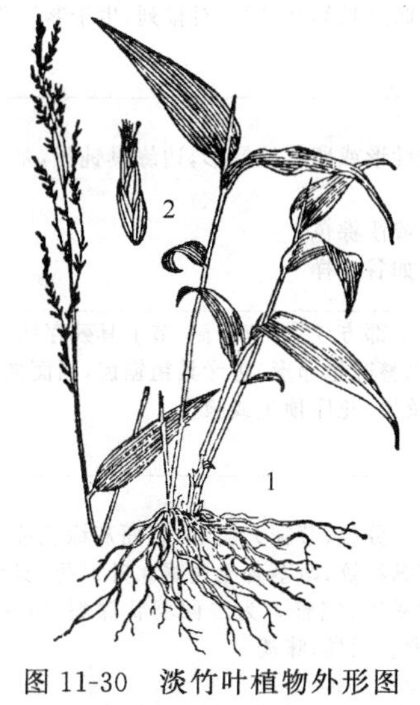

图11-30　淡竹叶植物外形图

1—植株全形；2—小穗

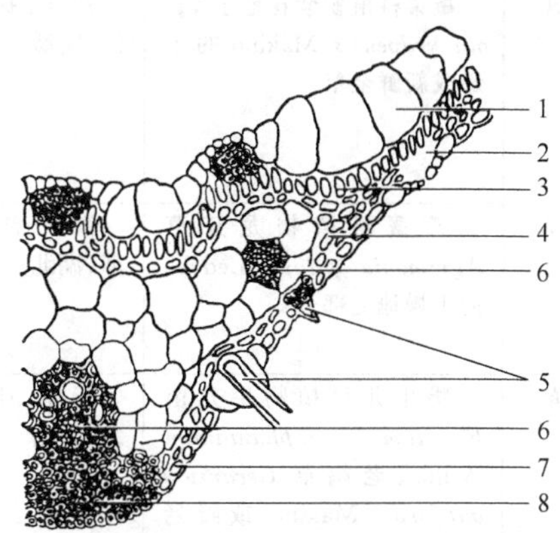

图11-31　淡竹叶横切面详图

1—运动细胞；2—气室；3，4—叶肉组织；5—毛茸；6—维管束；7—下表皮；8—纤维层

（1）表皮　上表皮主要为大型的运动细胞组成，细胞长方形，径向延长；下表皮细胞较小，椭圆形，切向延长。上下表皮均有气孔及长形和短形两种非腺毛，以下表皮气孔较多。

（2）叶肉　栅栏组织为1列圆柱形的细胞，海绵组织由1～3列（多为2列）细胞排

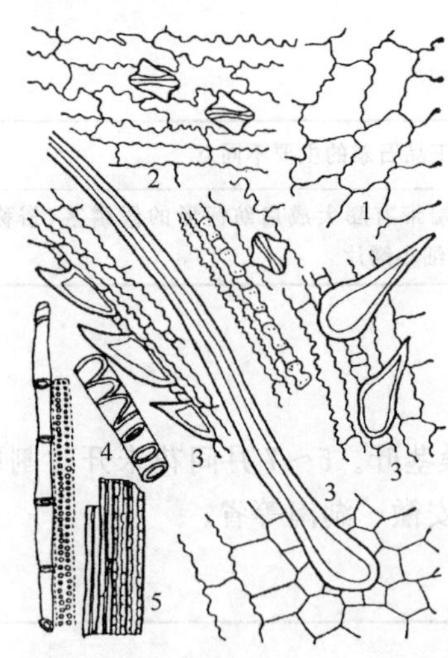

图 11-32 淡竹叶（叶）粉末图
1—表皮细胞；2—下表皮细胞（示气孔）；3—非腺毛；4—导管；5—纤维

列较疏松的不规则圆形细胞组成。

（3）主脉维管束 外韧型，四周有1～2列纤维包围，韧皮部与木质部之间有1～3层纤维间隔，纤维壁木化，在维管束的上下方与表皮相接处，有多列小型厚壁纤维，其余均为大型薄壁细胞。

叶粉末 灰绿色（图11-32）。

（1）上表皮细胞 类方形或长方形，垂周壁较平直；下表皮细胞垂周壁波状弯曲。

（2）气孔 下表皮为多，保卫细胞呈哑铃状，副卫细胞长方形。

（3）非腺毛 单细胞，细长，顶端尖，基部钝圆；叶片边缘处的非腺毛短而密，基部粗大。

（4）纤维 细长，壁厚，可见孔沟。此外，有环纹、螺纹及孔纹导管。

【成分】 茎、叶含三萜化合物，如芦竹素、白茅素、蒲公英萜醇和无羁萜。另外地上部分含酚性成分、氨基酸、有机酸、糖类。

本章其他药材

品种	来源	产地	主要性状鉴定特征
瞿麦	石竹科植物瞿麦 *Dianthus superbus* L. 或石竹 *Dianthus chinensis* L. 的干燥地上部分	河北、四川、湖北	茎光滑，青黄色，节稍膨大，体轻质硬脆，断面中空 叶对生，抱茎，叶片线形，全缘，青黄色 花多未开放，萼筒呈长筒状，常一对排列，生于茎枝顶端，黄色 味微甜
紫花地丁	堇菜科植物紫花地丁 *Viola yedoensis* Makino 的干燥或新鲜全草	江苏、浙江、安徽	主根长圆锥形 叶基部丛生，披针形或卵状披针形，边缘具钝齿，基部平截，叶柄长，上部具狭翅 花茎纤细，紫色或浅棕色 三裂蒴果，裂开如谷壳样
仙鹤草	蔷薇科植物龙芽草 *Agrimonia pilosa* Ledeb. 的干燥地上部分	浙江、江苏、湖北	茎下部圆柱形，上部方柱形，节明显，节上具残存托叶 叶皱缩，易碎，完整叶呈卵形，边缘具粗锯齿，两面被毛 偶见黄色小花及果，花序顶生或腋生 味微苦
老鹳草	牻牛儿科植物牛儿苗 *Erodium stephanianum* Willd.、老鹳草 *Geranium wilfordii* Maxim. 或野老鹳草 *Geranium carolinianum* L. 的干燥地上部分，前者习称“长嘴老鹳草”，后两者习称“短嘴老鹳草”	天津、河北、云南	长嘴老鹳草 茎呈扁棱柱形，多分枝，节膨大明显，表面灰绿色或带紫色，被稀疏白色茸毛，有纵沟纹，嫩茎茸毛明显。叶对生，具细长柄，叶片卷曲皱缩，质脆易碎，完整者为二回羽状深裂，裂片披针形全缘。果实长椭圆形。无臭，味淡 短嘴老鹳草 茎较细，多分枝，略短；叶片圆形3或5深裂，裂片较宽，边缘具粗齿或缺刻。花1～2朵腋生，蒴果球形。无臭，味淡
香薷	唇形科植物江香薷 *Mosla chinensis* ‘Jiangxiangru’ 及石香薷 *Mosla chinensis* Maxim. 的干燥地上部分	江西、河北、广西	茎细，上部方柱形，基部近圆形，灰绿色，老茎紫红色，节明显，断面纤维性。叶对生，披针形干缩后如线状，边缘有锯齿，两面密被细柔毛及腺点。花顶生，头状或总状，常如压扁状。气香，味辛凉而略有灼感

续表

品 种	来 源	产 地	主要性状鉴定特征
锁阳	锁阳科植物锁阳 *Cynomorium songaricum* Rupr. 的干燥肉质茎	甘肃、新疆、青海	肉质茎扁圆柱形 外表红棕色，常有红棕色尘粉状物黏附，有明显纵皱沟，上端有三角形鳞片。质坚实，折断面略颗粒状，红棕色，有黄色类三角状维管束小点 气微香，味微甘咸而涩
败酱草	败酱科植物黄花败酱 *Patrinia scabiosaefolia* Fisch. 或白花败酱 *Patrinia villosa* Juss. 的干燥带根全草	四川、江西、福建	黄花败酱草 根茎向一侧弯曲，节间长不过2cm 茎圆柱形，分枝，土黄色，具倒生粗毛 质脆，断面有髓或小空洞 叶对生，卷缩，完整叶呈羽毛状深裂至全裂，裂片边有锯齿，叶柄极短，茎上部叶较小，3裂 花黄色，鲜品有败酱样臭气 白花败酱草 根茎节间长3cm 茎不分枝，有倒生白毛及纵纹，断面空洞较大 茎生叶不分裂，柄较长，有翼 花白色
佩兰	菊科植物佩兰 *Eupatorium fortunei* Turcz. 干燥地上部分	河北、江苏、安徽	茎圆柱形，有明显节及纵棱，质脆，断面中空或有白色的髓 叶对生，3裂或不分裂，裂片窄长，边缘有锯齿，多不具花 气芳香，味微苦
豨莶草	菊科植物豨莶 *Siegesbeckia orientalis* L.、腺梗豨莶 *Siegesbeckia pubescens* Makino 或毛梗豨莶 *Siegesbeckia glabrescens* Makino 的干燥地上部分	全国大部分地区	茎圆柱形，淡黄色，有纵向细条纹，密被细柔毛及腺毛，质轻脆易断，断面中空 叶对生，阔卵状，灰绿色，先端尖，基部楔形下延成翼柄，边缘具粗齿或浅裂，叶面叶背均有柔毛，叶脉三出。头状花序，顶生，黄色，花柄长，有毛，总苞片暗绿色。味苦
蒲公英	菊科植物蒲公英 *Taraxacum mongolicum* Hand.-Mazz.、碱地蒲公英 *Taraxacum sinicum* Kitag. 或同属数种植物的干燥全草	全国各地	根圆锥形，弯曲，根头有棕色或黄白色毛茸，外表紫棕色，质脆易断 叶根生，叶柄长，叶片倒披针形，边缘深裂，裂片三角形，叶背三脉明显，灰绿色 头状花序绒球状，黄白色，具长花柄，味微苦
鱼腥草	三白草科植物蕺菜 *Houttuynia cordata* Thunb. 的干燥全草	长江以南各地	茎扁圆柱形，红褐色，有细纵沟纹，节明显，下部节常带棕色的细须根 叶互生，卵圆形，先端尖，基部心状形，叶面暗红棕色，密布粒状小凹点，托叶鞘状 花穗状，红棕色，长于茎枝顶端 揉搓有鱼腥气味，味微涩

思考与练习

1. 全草类药材的含义。
2. 试述麻黄的来源、性状及显微鉴别特征。
3. 细辛来源于哪几种植物的干燥全草？分述其主产地及主要鉴别特征。
4. 细辛的常见伪品有哪些？分述其来源及主要鉴别特征。
5. 试述薄荷的来源及主要鉴别特征，本品以何地产者为道地药材？
6. 薄荷中主含什么成分？药典中所规定的最低含量是多少？
7. 试述茵陈蒿的来源及主要鉴别特征。
8. 试述穿心莲的主要鉴别特征。
9. 各地以“金钱草”之名入药的药材有哪些，如何鉴别？

10. 益母草来源于何种植物的干燥全草？试述其主要鉴别特征。
11. 试述荆芥的来源、主要鉴别特征。
12. 肉苁蓉和锁阳在来源、性状上有何不同？
13. 商品淫羊藿来源于哪些植物的干燥茎叶？叙述其主要鉴别特征。
14. 鉴别薄荷梗、荆芥梗、广藿香梗饮片。
15. 分述白花蛇舌草及常见伪品的来源及主要鉴别特征。
16. 败酱草来源于何种植物的全草？试述其主要鉴别特征。
17. 蒲公英来源于何种植物的全草？主要鉴别特征是什么？

（周 宁）

实验十一 薄荷的鉴定

一、目的要求

1. 掌握全草类药材粉末观察注意点。
2. 掌握薄荷的组织构造、粉末特征。

二、显微鉴别

茎横切面 呈四方形。

（1）表皮 1列长方形细胞，外被角质层，有扁球形腺鳞、单细胞头的腺毛和非腺毛。

（2）皮层 数列薄壁细胞，排列疏松，四棱脊处有后角细胞，内皮层明显。

（3）韧皮部 细胞较小，呈狭环状。

（4）形成层 连接成环。

（5）木质部 导管圆形，木纤维多角形，射线宽狭不一。

（6）髓部 大型薄壁细胞组成，中心常有空隙。

薄壁细胞中含橙皮苷结晶。

叶粉末 绿色。

（1）表皮 细胞壁薄，呈波状，下表皮有众多直轴式气孔。

（2）腺鳞 腺头呈扁圆球形，由8个分泌细胞排列成辐射状，腺头外围有角质层，与分泌细胞的间隙处贮有浅黄色油质，腺柄单细胞，极短四周表皮细胞，作辐射状排列。

（3）腺毛 单细胞头、单细胞柄。

（4）非腺毛 由2～8个细胞组成，常弯曲，壁厚，现疣状突起。

三、作业

绘薄荷显微特征图。

（周 宁）

第十二章 花类药材

概 述

花类中药通常包括完整的花朵、花蕾、花序或花的一部分。通常可分为以下类型。

(1) 花蕾 辛夷、金银花、丁香、密蒙花、款冬花等。

(2) 开放花朵 槐花、扁豆花、红花、木棉花、葛花、木槿花等。

(3) 花序 旋覆花、菊花、鸡冠花等。

(4) 柱头 西红花等。

(5) 其他 蒲黄(花粉)、夏枯草(果穗)等。

一、性状鉴别

首先要辨明花类药材的入药部分,是花序、单花或花的个别部分。花的形状比较特异,大多有鲜艳的颜色和香气。观察时应注意花的全形、大小、花的各部分的形状、颜色、数目、排列、有无毛茸以及气味特征。如是花序入药,需观察花序的种类,苞片或总苞的形状。如果花或花序很小,其组成部分特别是雄蕊群、雌蕊群等均较小,肉眼常不易观察辨认清楚,需将干燥药材放入水中浸泡后,再用放大镜或解剖镜进行观察。

二、显微鉴别

花类中药的显微鉴别一般只作表面制片和粉末制片。显微鉴别中常可以见到花粉粒。成熟的花粉粒有两层壁,内壁较薄,外壁厚,常有各种形态,有的光滑,如西红花;有的有粗细不等的刺状突起,如红花、金银花等;有的具放射状雕纹,如洋金花;有的具网状纹理,如蒲黄。花粉粒的大小和形状也是多种多样的。花粉粒的形状有圆形,如金银花等;三角形,如丁香;椭圆形,如槐米;四面体,如闹羊花等。花粉的形状、大小以及外壁上的萌发孔和雕纹的形状常是科、属甚至种的特征,对鉴定花类中药有重要意义。但镜检时,常因观察面(极面观或赤道面观)的不同,花粉的形态和萌发孔数而有不同,应注意区别。

辛 夷

木兰科植物望春花 *Magnolia biondii* Pamp.、玉兰 *Magnolia denudata* Desr. 或武当玉兰 *Magnolia sprengeri* Pamp. 的干燥花蕾。冬末春初花未开放时,采摘花蕾,除去枝梗,阴干。主产于四川、河南、安徽,以四川、河南产量较大。

【性状鉴别】

项 目	正品辛夷性状
	望春花
整体形态	呈长卵形,似毛笔头,长 1.2～2.5cm,直径 0.8～1.5cm
花梗	基部常具短梗,长约 5mm,梗上有类白色点状皮孔
苞片	苞片 2～3 层,每层 2 片,两层苞片间有小鳞芽,苞片外表密被灰白色或灰绿色茸毛,内表面类棕色,无毛

续表

项　目	正品辛夷性状
花被	花被片9,类棕色,外轮花被片3,条形,约为内两轮长的1/4,呈萼片状,内两轮花被片6,每轮3,轮状排列
花蕊	雄蕊和雌蕊多数,螺旋状排列于圆锥形的花托上
质地	体轻,质脆
气味	气芳香、味辛凉而稍苦
	玉兰
特征	长1.5～3cm,直径1～1.5cm。基部枝梗较粗壮,皮孔浅棕色。苞片外表面密被灰白色或灰绿色茸毛。花被片9,内外轮同形
	武当玉兰
特征	长2～4cm,直径1～2cm。基部枝梗粗壮,皮孔红棕色。苞片外表面密被淡黄色或淡黄绿色茸毛,有的最外层苞片茸毛已脱落而呈黑褐色。花被片10～12(15),内外轮无显著差异

【显微鉴别】 玉兰粉末　淡黄白色。

(1) 非腺毛　单细胞毛和多细胞毛两种，细胞壁均具明显螺旋纹或交叉双螺纹，单细胞毛基部表皮细胞圆形；多细胞毛由3～5个细胞组成，基细胞短，类方形，其周围有时可见十数个表皮细胞集成的球状体。

(2) 花萼　石细胞略呈分枝状，形状不规则。

(3) 油细胞　众多，类圆形或长圆形，直径约65～100μm。

(4) 有时可见草酸钙簇晶，直径约25μm。

【成分】 望春花含挥发油3%～5%。油中主要成分为β-蒎烯约6.1%、桉油精28.6%，樟脑14.8%等。武当玉兰中挥发油主要成分为β-蒎烯、香桧烯、对伞花烃、乙酸龙脑脂、丁香烯氧化物、β-桉油精等。玉兰挥发油中主要成分为橙花叔醇、桉油精等50种成分。另含6种木脂素成分。

【理化鉴别】《中国药典》规定，辛夷含挥发油不得少于1.0%（mL/g）。按干燥品计算，含木脂素不得少于0.40%；水分不得过18.0%。

红　花

菊科植物红花 *Carthamus tinctorius* L. 的干燥花。夏季花色由黄变红时，摘取管状花，置弱日光下或通风处晾干，或微火烘干。主产于河南、浙江、四川等地。

【性状鉴别】 红花外形图见图12-1。

项　目	正品红花性状
形色	为不带子房的管状花,长1～2cm。表面红黄色或红色
花冠	花冠筒细长,先端5裂,裂片狭条形,长5～8mm;雄蕊5枚,花药聚合成筒状(聚药雄蕊),黄白色;柱头长圆柱形,顶端微分叉
质地	质柔软
气味	气微香,味微苦

【显微鉴别】 粉末　橙黄色（图12-2）。

(1) 分泌细胞　管道状，常位于导管旁，直径约至66μm，含黄棕色至红棕色分泌物。

(2) 花粉粒　圆球形或椭圆形，外壁有短刺及疣状雕纹，萌发孔3个。

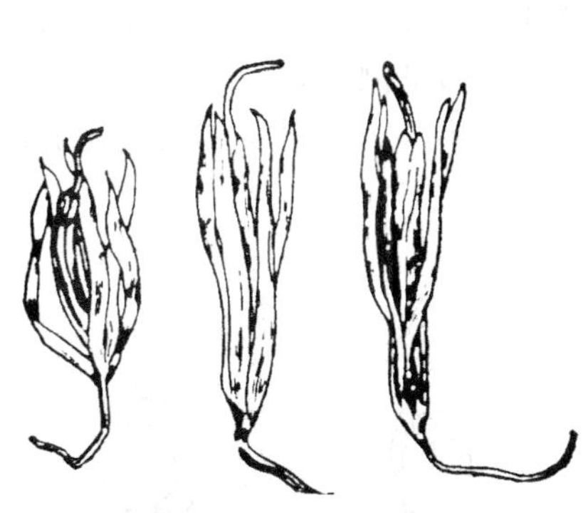

图 12-1　红花外形图

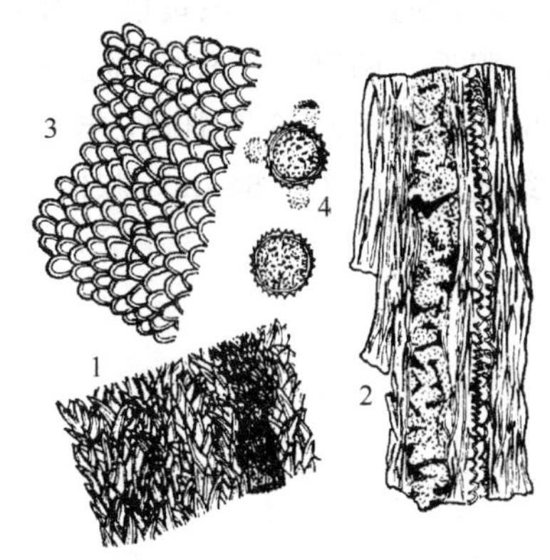

图 12-2　红花粉末图

1—花柱碎片；2—分泌细胞；3—花瓣顶端碎片；4—花粉粒

(3) 花冠顶端细胞　乳头状绒毛。

(4) 柱头表皮细胞　圆锥形末端较尖的单细胞毛。

【成分】 含红花苷、红花醌苷及新红花苷。

【理化鉴别】 1. 水试　以水浸泡，水染成金黄色而花冠不脱色。

2. 取本品 2g，加水 20mL，浸渍过夜，溶液显金黄色。滤过，残渣加 10%碳酸钠溶液 8mL，浸渍，滤过。滤液加醋酸使成酸性，即发生红色沉淀。

3.《中国药典》规定，红花含杂质不得过 2%；水分不得过 13.0%；总灰分不得过 15.0%。

金　银　花

忍冬科植物忍冬 *Lonicera japonica* Thunb.、红腺忍冬 *Lonicera hypoglauca* Miq.、山银花 *Lonicera confusa* DC. 或毛花柱忍冬 *Lonicera dasystyla* Rehd. 等的干燥花蕾或带初开的花。夏初花开放前采收。主产于山东、河南。

【性状鉴别】 金银花外形图见图 12-3。

项　目	正品金银花性状
	忍冬
形态	呈棒状，上粗下细，略弯曲，长 2～3cm，上部直径约 3mm，下部直径约 1.5mm
表面	黄白色或绿白色(贮久色渐深)，密被短柔毛。偶见叶状苞片。花萼绿色，先端 5 裂，裂片有毛，长约 2mm
开放者	花冠筒状，先端二唇形；雄蕊 5 个，附于筒壁，黄色；雌蕊 1 个，子房无毛
气味	气清香，味淡、微苦
	红腺忍冬
特征	长 2.5～4.5cm，直径 0.8～2mm；表面黄白色至黄棕色，无毛或疏被毛；萼筒无毛，先端 5 裂，裂片长三角形，被毛；开放者花冠下唇反转，花柱无毛
	山银花
特征	长 1.6～3.5cm，直径 0.5～2mm；萼筒和花冠密被灰白色毛，子房有毛
	毛花柱忍冬
特征	长 2.5～4cm，直径 1～2.5mm；表面淡黄色微带紫色，无毛；花萼裂片短三角形；开放者花冠上唇常不整齐，花柱下部多密被长柔毛

【显微鉴别】 粉末　浅黄色（图 12-4）。

（1）腺毛　两种：一种头部呈橄榄球状，顶部略平坦，由 10～30 个细胞组成，直径 52～130μm，腺柄 2～6 个细胞，长 80～700μm；另一种头部呈倒三角，较小，由 6～10 数个细胞组成，直径 30～64μm。腺柄 2～4 个细胞，长 24～64μm。腺毛头部细胞含黄棕色分泌物。

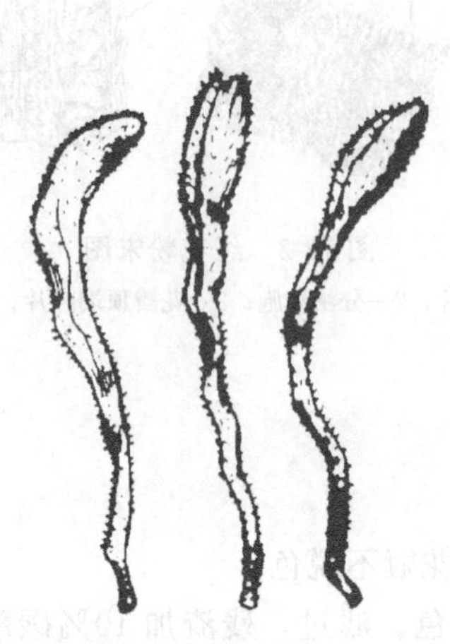

图 12-3　金银花外形图

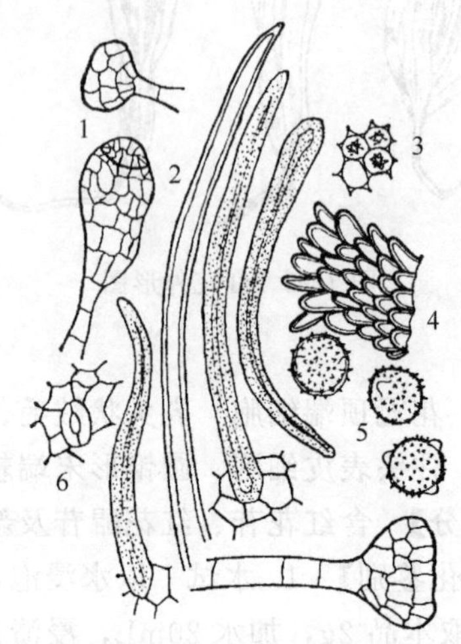

图 12-4　金银花粉末图

1—腺毛；2—非腺毛；3—薄壁细胞（示草酸钙簇晶）；4—柱头顶端表皮细胞；5—花粉粒；6—气孔

（2）非腺毛　单细胞，有两种：一种长而弯曲，壁薄，壁疣明显；另一种较短，壁较厚，壁疣少或光滑。

（3）花粉粒　众多，黄色，球形，直径 60～70μm，外壁具细刺状突起，萌发孔 3 个。

（4）柱头顶端表皮细胞　绒毛状。

（5）草酸钙簇晶　在薄壁细胞中，细小，直径 6～20～45μm。

【成分】 忍冬花蕾含黄酮类，为木犀草素及木犀草素-7-葡萄糖苷。并含绿原酸、异绿原酸等。现已证明金银花的抗菌有效成分以绿原酸和异绿原酸为主。

【理化鉴别】 1. 取粉末 0.2g，加甲醇 5mL，放置 12h，滤过，滤液作供试品溶液。另取绿原酸对照品，加甲醇制成 1mL 含 1mg 的溶液，作对照品溶液。吸取供试液 10～20μL、对照品液 10μL，分别点于同一硅胶 H（含羧甲基纤维素钠）薄层板上，以乙酸丁酯-甲酸-水（7：2.5：2.5）的上层溶液为展开剂，展开，取出，晾干，在紫外光灯（365nm）下观察。供试液色谱中，在与对照品色谱相应的位置上，显相同颜色的荧光斑点。

2.《中国药典》规定，金银花含绿原酸不得少于 1.5%。

槐　花

豆科（Leguminosae）植物槐树 *Sophora japonica* L. 的干燥花及花蕾。前者习称“槐花”，后者习称“槐米”。夏季花开放或花蕾形成时采收，及时干燥。全国大部分地区有产。

【性状鉴别】

项　目	槐　花	槐　米
形态	皱缩而卷曲，花瓣多散落；完整者花萼钟状，黄绿色，先端5浅裂；花瓣5，黄色或黄白色，旗瓣较大，近圆形，先端微凹，翼瓣和龙骨瓣各2片呈长圆形	呈卵形或椭圆形，长2～6mm，直径约2mm
花	雄蕊10，其中9个基部连合，花丝细长；雌蕊圆柱形，弯曲	花萼下部有数条纵纹，萼的上方为黄白色未开放的花萼；花梗细小
气味	无臭，味微苦	无臭，味微苦涩
质地		体轻，手捻即碎

【显微鉴别】 粉末　米黄色。

(1) 花粉粒　椭圆形，短径约12μm，外壁光滑，萌发孔3个，明显。

(2) 花萼外表皮细胞　五边形或六边形，疏被非腺毛，非腺毛多为单细胞，长约60μm。

(3) 子房壁非腺毛　由2个细胞组成，基部细胞较短，末端细胞长，约652μm，具壁疣。

【成分】 含芦丁8%～28%、桦皮醇及槐二醇槐花米甲素（黄酮类化合物）约14%、槐花米乙素约1.25%、槐花米丙素约0.35%。槐花米乙素和槐花米丙素为甾体化合物。

【理化鉴别】 1. 取本品粉末0.1g，加乙醇10mL，置水浴上加热5min，滤过。取滤液1mL，加盐酸2～3滴，再加镁粉少许，即显樱红色。(检查黄酮) 滴于滤纸上，加1%铁1滴，显污绿色；另取滤液2mL，加镁粉少量与盐酸1滴，必要时置水浴上稍加热，显红色。

2. 取上述滤液滴于滤纸上，再滴加2%三氯化铝乙醇溶液，两液接触部分呈黄色。紫外光灯（365nm）下显黄色荧光。

3.《中国药典》规定，槐花含芦丁不得少于8.0%，槐米含芦丁不得少于20.0%。

西　红　花

鸢尾科植物番红花 *Crocus sativus* L. 的干燥柱头。晴天采摘，隔纸晒干或40～50℃烘干或通风处晾干。主产于西班牙、希腊、法国等。

【性状鉴别】 西红花外形图见图12-5。

项　目	正品西红花性状
形态	呈线形，三分枝，长约3cm。上部较宽而略扁平，顶端边缘显不整齐的齿状，内侧有一短裂隙，下端有时残留一小段黄色花柱
表面	暗红色
质地	体轻，质松软，无油润光泽，干燥后质脆易断
气味	气特异，微有刺激性，味微苦

【显微鉴别】 粉末　橙红色（图12-6）。

(1) 柱头　由长方形薄壁细胞组成，排列紧密，内含色素物质。柱头上缘的薄壁细胞呈长条形，密集成绒毛状，长至100μm。外表皮细胞壁突起呈乳头状。

(2) 花柱　为长方形的薄壁细胞，排列紧密。细胞中含有小型草酸钙方晶或簇晶。

(3) 导管　多为环纹导管，细小，直径7.5～15μm，存在于花柱或柱头组织碎片内。亦可见螺纹导管。

(4) 花粉粒　圆球形，直径约100μm，外壁近于光滑，内含颗粒状物质。萌发孔难察见。

【成分】 含胡萝卜类化合物2%，其中主为西红花苷、西红花苷-2、西红花苷-3、西红花苷-4等。此外含挥发油0.4%～1.3%。

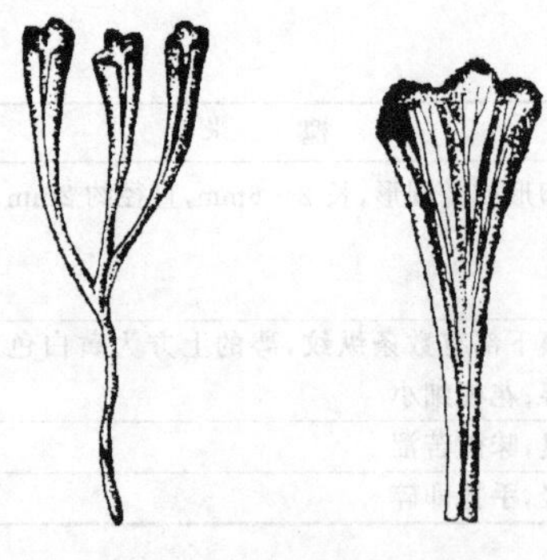

图 12-5　西红花外形图

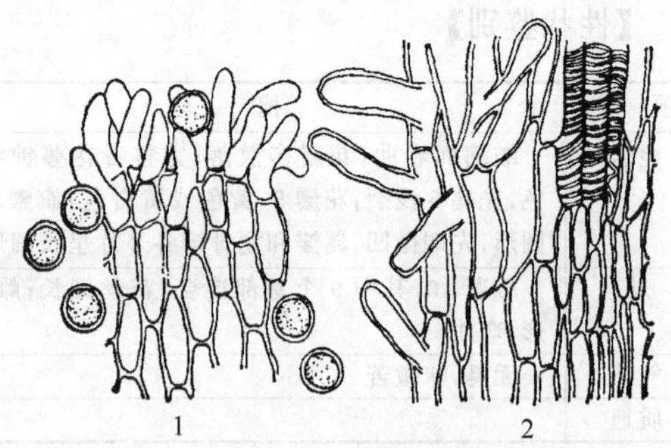

图 12-6　西红花粉末图

1—柱头及花粉粒；2—花柱

【理化鉴别】1. 置水中，可见一条黄色下降并逐渐扩散，水被染成黄色而不显红色，无沉淀。柱头呈喇叭状，有短缝，短时间内用针拨之不碎。

2. 取本品少许，置白瓷板上，滴加硫酸 1 滴，则出现蓝色，后变为红褐色或棕色（检查西红花苷和苷元）。

3.《中国药典》规定，西红花总灰分不得过 7.5%。

密　蒙　花

马钱科植物密蒙花 *Buddleja officinalis* Maxim. 的干燥花蕾及花序。春季花未开放时采收，除去杂质，晒干。主产于湖北、四川、河南、陕西、云南等省。

【性状鉴别】　密蒙花外形图见图 12-7。

项　目	正品密蒙花性状
形态	多为花蕾密聚的花序小分枝，呈不规则的圆锥状，长 1.5～3cm
表面	灰黄色或棕黄色，密被茸毛
花蕾	呈短棒状，上端略膨大。花萼钟状，上部 4 裂；花冠筒状，稍膨大，顶端 4 裂，裂片卵状；雄蕊 4，着生在花冠管中部
质地	质柔韧
气味	气微香，味微苦、辛

【显微鉴别】　粉末　灰黄色（图 12-8）。

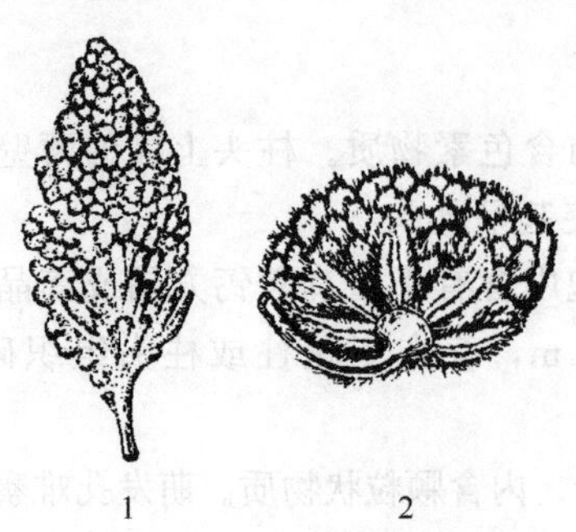

图 12-7　密蒙花外形图

1—密蒙花；2—结春花

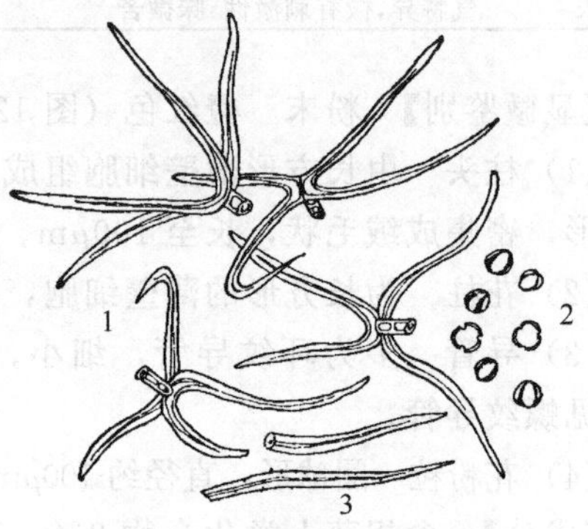

图 12-8　密蒙花粉末图

1—星状毛；2—花粉粒；3—单细胞非腺毛

（1）星状毛 密被于花萼及花冠下表面，通常为4个细胞，基部2个细胞，单列，圆筒状，直径约15μm，上部2个细胞并列，每个细胞又分两叉，成为十字形4分叉，少数为2分叉，每分叉长250～500μm，壁厚，胞腔狭线形。

（2）花冠 表面有少数单细胞毛茸，长200～600μm，细胞壁具多数斑点或刺状突起。

（3）花粉粒 类圆形，直径13～20μm，表面光滑，萌发孔3个，较明显。

【成分】 含蒙花苷（即醉鱼草苷），水解后得刺槐素、鼠李糖、葡萄糖各1分子。

【理化鉴别】 1. 取粉末0.5g，加乙醇10mL，置70～75℃水浴中浸泡30min，放冷，滤过。取滤液2mL，加盐酸5滴与镁粉约50mg，显淡棕黄色（检查蒙花苷）。

2.《中国药典》规定，密蒙花含蒙花苷不得少于0.50%。

【附注】 常见类似品如下：

来 源	主 要 性 状
瑞香科植物结香 *Edgeworthia chrysantha* Lindl. 的干燥花蕾或花序。商品又称蒙花珠、新蒙花	多为散在的单个花蕾，少数为头状花序，呈半球形 花序有总苞片6～9，总花梗钩状弯曲，全体被淡黄色茸毛 单个花蕾呈短棒状，稍弯曲，长6～10mm，直径3～5mm，表面密被浅黄色或灰白色有光泽的绢丝状长毛茸

丁 香

桃金娘科植物丁香 *Eugenia caryophyllata* Thunb. 的干燥花蕾。当花蕾由绿色转红时采摘，晒干。主产于马来西亚、印度尼西亚、非洲东部。

【性状鉴别】 丁香外形图见图12-9。

项 目	正品丁香性状
形态	稍似丁字状，长1～2cm
萼筒	圆柱形而略扁，红棕色或暗棕色，上部有4枚三角状的萼片，十字状分开
花冠	圆球形，直径0.3～0.5cm，花瓣4，复瓦状抱合，棕褐色至褐黄色，花瓣内为雄蕊褐花柱，搓碎后可见众多黄色细粒状的花药
质地	质坚实，富油性
气味	气芳香浓郁，味辛辣，后有微麻舌感

【显微鉴别】 萼筒中部横切面（图12-10）

（1）表面 具很厚的角质层和气孔。

（2）薄壁组织 油室众多，卵圆形，2～3列排成环状，内有挥发油。

（3）维管束 双韧型排列成不连续的环。

（4）木质部 狭小，导管3～5个，厚壁纤维稀少。

（5）内部薄壁组织 细胞小，排列疏松，围成大气室。

（6）中央 有细小维管束15～17个，环列，其旁伴有少量纤维。中央薄壁细胞较小，常含细小的草酸钙簇晶。

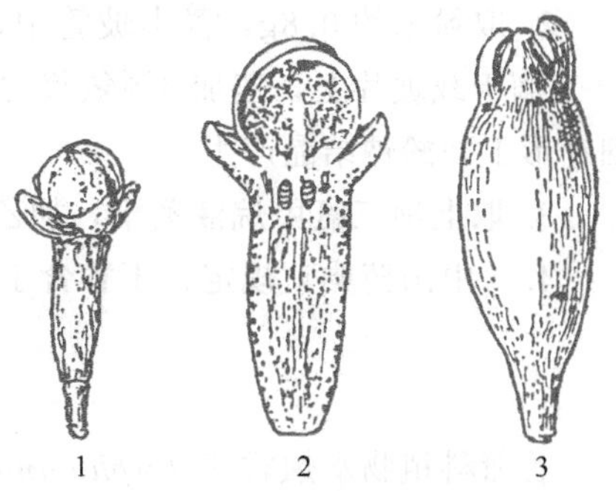

图12-9 丁香外形图

1—丁香花蕾；2—丁香花蕾纵剖面图；3—母丁香

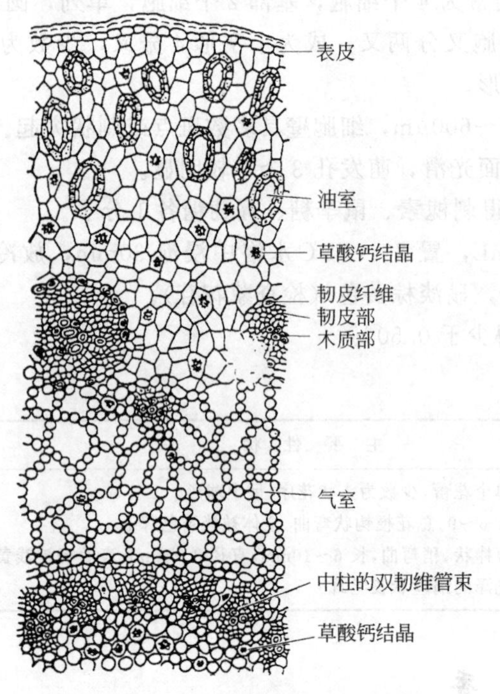

图 12-10　丁香横切面详图

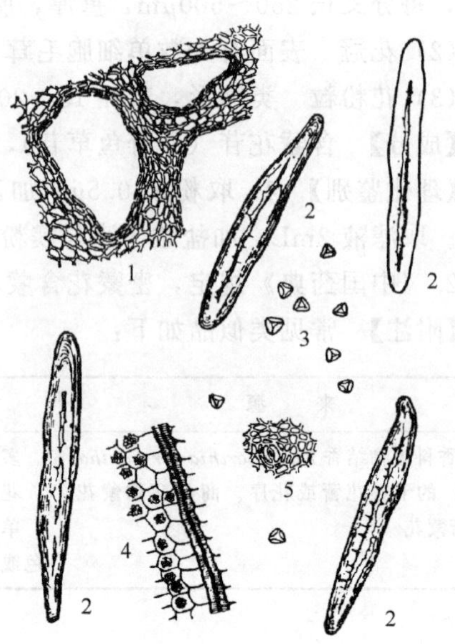

图 12-11　丁香粉末图

1—油室；2—纤维；3—花粉粒；4—簇晶；5—气孔

粉末　暗棕色至红棕色，香气浓郁（图 12-11）。

（1）油室　众多，大至 200μm。

（2）纤维　大多单个地散在，呈梭状，两端钝圆，长 650μm，直径 40μm，壁厚，微木化，壁沟明显。

（3）花粉粒　极面观略呈三角形，直径 15～20μm，角端各有 1 个萌发空孔，赤道表面观略呈双凸镜形，具 3 副合沟；无色或淡黄色。

（4）草酸钙簇晶　极多，较小，直径 4～26μm，往往成形排列。

（5）表皮细胞　呈多角形，有不定式气孔，副卫细胞 6～7 个。

【成分】　花蕾中挥发油 15%～20%，油中主要成分为丁香油酚、β-丁香烯、乙酰丁香酚等。

【理化鉴别】　1. 入水则萼管垂直下沉（与已去油的丁香区别）。

2. 取粉末约 0.8g，置小玻管中，加三氯甲烷 2mL，浸渍约 5min，吸取三氯甲烷浸液 2～3 滴于载玻片上，速加 3%氢氧化钠的氯化钠饱和溶液 1 滴，加盖玻片，不久，即有簇状细针形丁香酚钠结晶产生。

3. 取上项三氯甲烷液蒸干，加乙醇 2mL，加三氯化铁试液 1～2 滴，呈暗绿色。

4.《中国药典》规定，丁香含丁香酚不得少于 11.0%。

蒲　黄

香蒲科植物水烛香蒲 *Typha angustifolia* L. 及同属其他植物的干燥花粉。夏季采收蒲棒上部的黄色雄花序，晒干后碾压，再经细筛，所得纯花粉，习称“蒲黄”。剪取雄花后，晒干，成为带有雄花的花粉，即为“草蒲黄”。主产于江苏、浙江、山东、安徽、湖北等省。

【性状鉴别】　蒲黄花粉粒图见图 12-12。

项　目	正品蒲黄性状
形色	黄色粉末
质地	质轻松，放入水中则漂浮于水面，手捻之有润滑感，易附着在手指上
气味	气微，味淡

【显微鉴别】　花粉粒　单生，类球形，直径 24～30μm，表面有似网状雕纹，单萌发孔不甚明显。

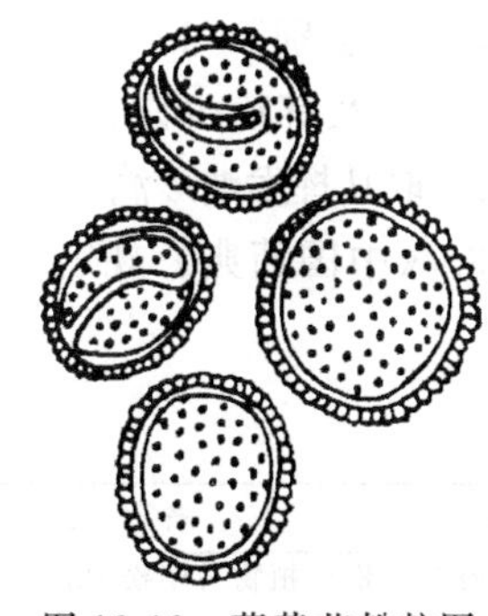
图 12-12　蒲黄花粉粒图

【成分】　含脂肪油，黄酮类如芸香苷、槲皮素、异鼠李素等，氨基酸，β-谷甾醇及无机盐 Zn、Cu 等。

【理化鉴别】　1. 取本品 0.1g，加乙醇 5mL，温浸，滤过。取滤液 1mL，加盐酸 2～3 滴合镁粉少许，溶液渐显樱红色（检查黄酮类）。

2. 取本品 0.2g，加水 10mL，温浸，滤过。取滤液 1mL，加三氯化铁 1 滴，显淡棕色。

3.《中国药典》规定，蒲黄含异鼠李素-3-*O*-新橙皮苷不得少于 0.10%。

菊　花

菊科植物菊 *Chrysanthemum morifolium* Ramat. 的干燥头状花序。9～11 月当花正盛开时分批采收，阴干或烘干或熏、蒸后晒干。主产于浙江、安徽、河南等省。药材按产地和加工方法分“亳菊”、“滁菊”、“杭菊”、“贡菊”。

【性状鉴别】

项　目	正品菊花性状
	亳菊
形态	呈倒圆锥形或圆筒形，有时稍压扁呈扇形，直径 1.5～3cm，离散总苞碟状；总苞片 3～4 层，卵形或椭圆形，草质，黄绿色或褐绿色，外面被柔毛，边缘膜质
	花托半球形，无托片或托毛
	舌状花数层，雌性，位于外围，类白色，纵向折缩
	管状花多数，两性，位于中央，被舌状花所隐藏，黄色，顶端 5 齿裂
瘦果	不发育，无冠毛
质地	体轻，质柔润，干时松脆
气味	气清香，味甘、微苦
	滁菊
特征	呈不规则球形或扁球形，直径 1.5～2.5cm。舌状花类白色，不规则扭曲，内卷，边缘皱缩，有时可见淡褐色腺点；管状花大多隐藏
	贡菊
特征	呈扁球形或不规则球形，直径 1.5～2.5cm。舌状花白色或类白色，斜升，上部反折，边缘稍内卷而皱缩，通常无腺点；管状花少，外露
	杭菊
特征	呈碟形或扁球形，直径 2.5～4cm，常数个相连成片。舌状花类白色或黄色，平展或微折叠，彼此粘连，通常无腺点；管状花多数，外露

【显微鉴别】　粉末　淡黄色。

(1) 花粉粒　黄色，类球形。外壁较厚，具粗齿，有 3 个萌发孔。

(2) T形毛 大而断碎，顶端细胞较大，基部细胞较小。

(3) 无柄腺毛 鞋底形，4～6个细胞，两两相对排列，外被角质层。

(4) 花冠表皮细胞 垂周壁波状弯曲，平周壁有细密的放射状条纹。

(5) 苞片表皮细胞 狭长，垂周壁波状弯曲，平周壁有粗条纹。

(6) 花粉囊内壁细胞 呈网状或条状增厚。

【成分】 含挥发油、腺苷、菊苷、水苏碱、胆碱、黄酮类、氨基酸等。

【理化鉴别】 1. 取粉末0.2g，加乙醇20mL，热浸，浸出液置试管中，加5%盐酸乙醇溶液5mL及锌粉少许，微热，溶液显淡红色（检查黄酮）。

2. 取其挥发油2滴于小试管中，加乙醇2mL及2,4-二硝基苯肼试剂数滴，产生红色沉淀。

3.《中国药典》规定，菊花含绿原酸不得少于0.20%。

本章其他药材

品种	来　源	产　地	主要性状鉴定特征
松花粉	松科植物马尾松 *Pinus massoniana* Lamb. 及油松 *Pinus tabulaeformis* Carr. 或同属数种植物的干燥花粉	东北、华北和西北各省区	呈粉末状，鲜黄色或淡黄色，体轻，易流动飞扬，手捻有滑腻感，气微，味淡，入水不沉
款冬花	菊科植物款冬 *Tussilago farfara* L. 的干燥花蕾	河南、甘肃、陕西、山西等地	呈长圆棒状，单生或2～3个基部连生（习称“连三朵”）。上端较粗，下端渐细或带有短梗，被有多数鱼鳞状苞片。苞片外表面紫红色或淡红色，内表面密被白色絮状茸毛，体轻，撕开后可见白色茸毛，气香，味微苦而辛
旋覆花	菊科植物旋覆花 *Inula japonica* Thunb. 或欧亚旋覆花 *Inula britannica* L. 的干燥头状花序	全国大部分地区均产	呈扁球性或类球形。基部中央凹入，带短花柄。总苞由多数苞片排列成5层，苞片披针形，被细茸毛 舌状花1列，黄色，先端3齿裂；管状花多数，棕黄色，先端5齿裂，子房顶端有多数与管状花等长的白色冠毛 体轻，质易碎；气微，味微苦
洋金花	茄科植物白花曼陀罗 *Datura metel* L. 的干燥花	江苏、浙江、广东	花冠漏斗状，常卷缩成条状，黄棕色 先端5浅裂，裂片有短尖，纵脉3条明显，下部合成长管状、花萼筒状，被毛茸 雄蕊5枚，花丝贴生于花冠内，雌蕊1枚，柱头棒状 气微香，味苦而涩
芫花	瑞香科植物芫花 *Daphne genkwa* Sieb. et Zucc. 的干燥花蕾	河南、山东、江苏	常3～6朵花蕾生于一个短柄上 单一花蕾棒槌状，灰紫色，密被短柔毛，上端稍大，裂片4片，花蕊紫红色，较硬 质柔软 花微香，有刺鼻灼热感，味微甘，嚼之辛辣

思考与练习

1. 花类药材的概念。
2. 花类药材性状鉴别时应注意哪些？
3. 试述花粉粒形态鉴别特征。
4. 试述辛夷的来源及性状鉴别特征。

5. 简述红花在来源、主产地、性状、花粉粒形态、水试等方面的特征，并与西红花进行区别。

6. 试述金银花在来源、主产地、性状、显微方面的特征。

7. 鉴别蒲黄与松花粉。

8. 简述丁香在来源、主产地、性状、显微、水试方面的特征。

（周　宁）

实验十二　金银花、红花的鉴定

一、目的要求

1. 学习花被整体装片方法。

2. 掌握红花、金银花的粉末显微鉴别特征。

3. 掌握常用花类中药的性状鉴别特征。

二、显微鉴别

金银花粉末显微特征

1. 腺毛　较多，两种类型。一种腺头呈倒圆锥形或长圆形，有的顶端较平坦，侧面观约10～33个细胞，排列成2～4层，腺柄（1～）2～5个细胞，另一种腺头呈类圆形或扁圆形、近三角形，侧面观6～20个细胞，腺柄2～4个细胞。

2. 非腺毛　两种类型

(1) 厚壁非腺毛，极多，单细胞（稀有2个细胞）平直或稍弯曲。表皮被多数疣状或泡状突起，有的具单或双螺纹。

(2) 薄壁非腺毛，极多，单细胞，甚长，弯曲或皱缩，表面也有微细疣状突起。

3. 草酸钙结晶　散在或存在于薄壁细胞中，棱角细尖。

4. 花粉粒　黄色，类圆形或圆三角形，外壁表面有短刺及圆形颗粒状雕纹，萌发孔3个，呈孔沟状或类三角形。

红花粉末显微特征

(1) 花粉粒圆形，外壁有短刺及疣状雕纹，萌发孔3个。

(2) 分泌管于花各部分均有分布，内充满淡黄色至红棕色物。

(3) 花冠顶端细胞分化成乳头状绒毛。

(4) 柱头表皮细胞分化成圆锥形末端较尖的单细胞毛。

三、作业

绘金银花、红花粉末的显微特征图。

（周　宁）

第十三章　果实种子类药材

第一节　果实类中药

概　述

果实类中药是指以植物的果实供药用的一类中药。包括成熟的果实（枸杞子）、近成熟的果实（枳壳）、幼果（枳实）、发芽的果实（谷芽）、干瘪的果实（浮小麦）、不育果（猪牙皂）、带总苞的果实（苍耳子）、果序（桑）、果皮（石榴皮）、外部果皮（陈皮）、中果皮的维管束（橘络、丝瓜络）、带部分果皮的果柄（甜瓜蒂）、宿萼（柿蒂）等。

一、性状鉴别

在进行果实类中药的性状鉴别时，应先确定样品属于单果（浆果、核果、梨果、干果、荚果、角果、蒴果、翅果、双悬果）、聚合果、聚花果中的哪一类型，再注意观察果实的整体形状、两侧及两端是否凸出或凹陷，因干燥皱缩而失去原形的浆果类，要先观察干燥时的形状，再在沸水中泡至复原后观察，测量长度、最宽处的宽度、最厚处的厚度，最小和常见大小的要分别测量。还要注意：

（1）表面颜色、有无毛茸、纹理、皱纹、颗粒状突起、棱脊、油点。

（2）顶端有无花柱残基等附属物，基部有无果叶柄、宿萼、果柄痕、花被、苞片。

（3）果皮的质地，如果皮各层的质地有显著差异，如核果，则应分别观察及描述。

（4）横断面或破折面的形状、子房室数、每室中的种子数及胎座。

（5）种子的形状、气、味等（观察种子的注意点详见种子类中药，此处从略）。

二、显微鉴别

果实由果皮和种子两部分组成，首先要观察果皮的显微特征。果皮分外果皮、中果皮和内果皮三层。因种类不同构造变化很大，均应仔细观察。

1. 外果皮　为果皮的最外层组织，一般相当于叶子的下表皮，通常为一层细胞，外被角质层。应注意观察细胞的形状、壁厚、角质层厚度及纹理。

2. 中果皮　位于内外果皮之间，相当于叶肉部分，较厚，多为薄壁组织，小型维管束分布于偏内侧。有些果实的中果皮中散有油细胞（如南五味子）、油管（如小茴香）、纤维（如八角茴香）、网纹细胞（如小茴香）等，均应加以注意。

3. 内果皮　为果皮的最内层组织，一般相当于叶子的上表皮，多为一层薄壁细胞。

果实类中药如有种子亦应观察，可参见种子类中药的显微鉴定。

五　味　子

木兰科植物五味子 *Schisandra chinensis*（Turcz.）Baill. 或华中五味子 *S. sphenanthera* Rehd. et Wils. 的干燥成熟果实。前者习称“北五味子”。后者习称“南五味子”。秋季果实成熟时采摘，晒干或蒸后晒干，除去果梗及杂质。北五味子主产于吉林、辽宁、黑龙江。南五味子主产于湖北、山西、陕西、河南、云南等省。

【性状鉴别】 五味子药材图见图13-1。

项　目	正品五味子性状
	北五味子
形态	呈不规则的球形或扁球形，直径5～8mm
表面	表面红色、紫红色或暗红色，皱缩，显油润；有的表面呈黑红色或出现“白霜”
果肉	果肉柔软，种子1～2，肾形，表面棕黄色，有光泽，种皮薄而脆
气味	果肉气微，味酸；种子破碎后，有香气，味辛、微苦
	南五味子
	较小，直径2～5mm。表面棕红色或暗棕色，干瘪，皱缩，无光泽，果肉紧贴种子上

【显微鉴别】 北五味子横切面（图13-1）

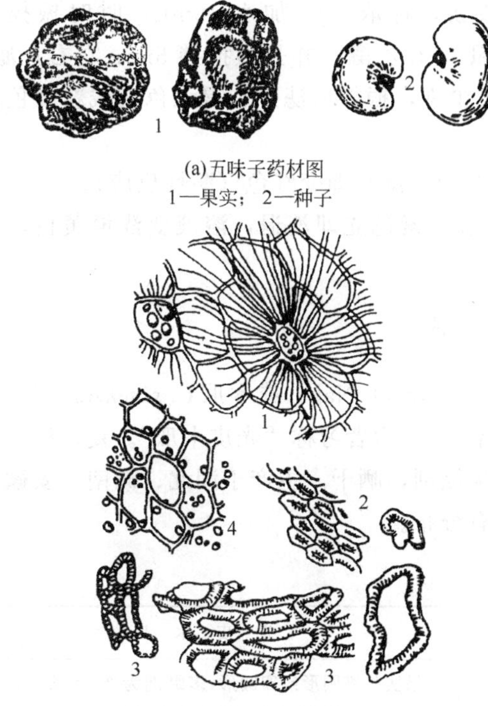

(a)五味子药材图
1—果实；2—种子

(b) 五味子粉末图
1—果皮碎片；2—种皮外层石细胞；3—种皮内层石细胞；4—胚乳细胞

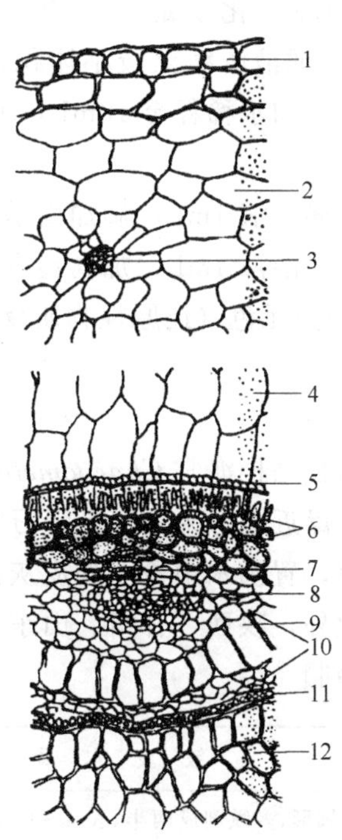

(c) 五味子横切面详图
1—外果皮；2—中果皮；3—维管束；4—中果皮薄壁细胞；5—内果皮；6—种皮石细胞层；7—纤维束；8—种脊维管束；9—油细胞；10—薄壁细胞；11—种皮内表皮细胞；12—胚乳细胞

图13-1　北五味子药材及显微图

(1) 外果皮为1列方形或长方形细胞，壁稍厚，外被角质层，散有油细胞。

(2) 中果皮薄壁细胞十余列，含淀粉粒，散有小型外韧型维管束。

(3) 内果皮为1列小方形薄壁细胞。

(4) 种皮最外层为1列径向延长的石细胞，壁厚，纹孔及孔沟细密；其下为数列类圆形、三角形或多角形石细胞，纹孔较大；石细胞层下为数列薄壁细胞，种脊部位有维管束；

油细胞层为1列长方形细胞，含棕黄色油滴；再下为3～5列小形细胞。

(5) 种皮内表皮为1列小细胞，壁稍厚，胚乳细胞含脂肪油滴及糊粉粒。

粉末 暗紫色。

(1) 种皮表皮石细胞表面观呈多角形或长多角形，直径18～50μm，壁厚，孔沟极细密，胞腔内含深棕色物。

(2) 种皮内层石细胞呈多角形、类圆形或不规则形，直径约83μm，壁稍厚，纹孔较大。

(3) 果皮表皮细胞表面观类多角形，垂周壁略呈连珠状增厚，表面有角质线纹；表皮中散有油细胞。

(4) 中果皮细胞皱缩，含暗棕色物，并含淀粉粒。

【成分】 北五味子含木脂素约5%～22%，主要有五味子素、γ-五味子素、去氧五味子素等、种子含挥发油约2%，果肉中约含0.3%。南五味子主要含五味子素、去氧五味子素等。北五味子中总木脂素含量比南五味子高近1倍。

【理化鉴别】 化学定性 将五味子压成饼，称取1g，加水10mL，时时振摇，浸10min，滤过，滤液浓缩至最小体积，加5倍量95%乙醇，并强烈搅拌5min左右，滤过，滤液回收乙醇，加水稀释至10mL，另加活性炭少许，振摇后滤过，得无色或浅粉红色澄明溶液。

(1) 取上述溶液1mL，滴加指示剂甲基红溶液1滴，即变红色（酸性反应）。

(2) 取上述溶液1mL，加高锰酸钾试液1滴，紫色立即消退，溶液变浅橙黄色，放置1h后，渐渐变为无色（还原性物质反应）。

木　瓜

蔷薇科植物贴梗海棠 *Chaenomeles speciosa*（Sweet）Nakai 或木瓜 *C. sinensis*（Thouin）Koehne. 的干燥近成熟果实。前者习称“皱皮木瓜”。后者习称“光皮木瓜”。夏、秋二季果实绿黄时采收，置沸水中烫至外皮灰白色，对半纵剖，晒干。主产于湖北、湖南、安徽、浙江、四川。此外，陕西、甘肃、山东、福建亦有分布。

【性状鉴别】

项　目	皱　皮　木　瓜	光　皮　木　瓜
形态	长圆形，多纵剖成两半，长4～9cm，宽2～5cm，厚1～2.5cm	果实长椭圆形或卵圆形，多纵剖为2～4瓣。表面光滑无皱纹或稍带粗糙。种子扁平三角形
表面	外表面紫红色或红棕色，有不规则的深皱纹	外表面红棕色或棕褐色
果肉	果肉红棕色，剖面边缘向内卷曲，中心部分凹陷，棕黄色；种子扁长三角形，多脱落	果肉粗糙，显颗粒性。种子多数密集，每子房室内40～50粒，通常多数脱落
气味	气微清香，味酸	微酸、涩，嚼之有沙粒感

【显微鉴别】 粉末 棕红色（图13-2）。

(1) 石细胞类圆形或三角形，纹孔明显。

(2) 中果皮薄壁细胞类圆形或长圆形，浅棕色。

(3) 草酸钙方晶长13～15μm，宽8～10μm。

（4）外果皮表皮细胞多角形，内含棕色物质。

【成分】 果实含皂苷、黄酮类、维生素C和苹果酸、酒石酸等，种子含氢氰酸。

【理化鉴别】 取本品粉末1g，加70%乙醇10mL，加热回流1h，滤过，滤液照下述方法试验：

（1）取滤液1mL，蒸干，残渣加醋酐1mL使溶解，倾入试管中，沿管壁加硫酸1～2滴，两液接界处显紫红色环；上层液显棕黄色。溶液上层；皱皮木板显棕黄色；光皮木瓜显污绿色。

（2）取滤液滴于滤纸上，待干，喷洒1%三氯化铝乙醇液，干燥后，置紫外光灯（245nm）下观察，皱皮木瓜显天蓝色荧光；光皮木板显鲜黄色荧光。

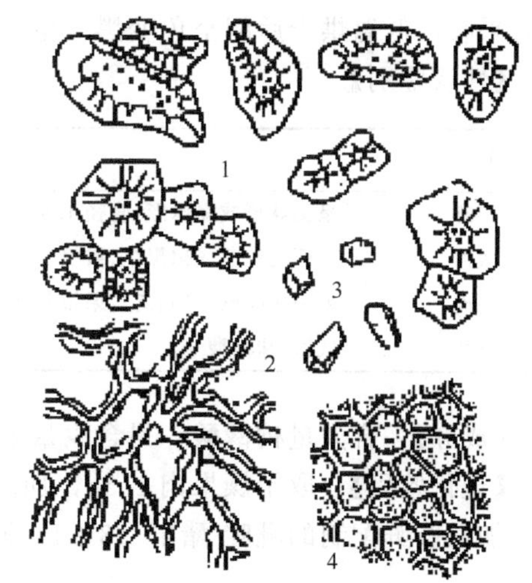

图13-2　木瓜粉末图

1—石细胞；2—中果皮薄壁细胞；3—草酸钙方晶；4—外果皮表皮细胞

（3）取前一项提取滤液1mL，于蒸发皿中蒸干，加醋酐1mL使溶解，倾入试管中，沿管壁加入硫酸数滴，两液间出现紫红色环。

山　楂

蔷薇科植物山里红 *Crataegus pinnatifida* Bge. var. *major* N. E. Br.、山楂 *Crataegus pinnatifida* Bge. 或野山楂 *C. cuneata* Sieb. Zucc. 的干燥成熟果实。前两者习称“北山楂”。后一种习称“南山楂”。秋季果实成熟时采收，切片（北山楂），干燥。北山楂主产于山东、河北、河南、辽宁等省。南山楂主产于浙江、江苏、湖南、河南、四川、贵州、湖北、江西等地。

【性状鉴别】

项　目	北　山　楂	南　山　楂
形态	圆形切片，皱缩不平，直径1～2.5cm，厚0.2～0.4cm	果实较小，直径0.8～1.4cm，类球形或梨状
表面	外皮红色，具皱纹，有灰白色小斑点	表面棕黄色至棕红色，具细密皱纹，无斑点
果肉	果肉深黄色至浅棕色。中部横切片具5粒浅黄色果核，但核多脱落而中空	薄而坚硬，棕红色
气味	气微清香，味酸、微甜	气微，味酸、涩

【成分】 主含黄酮类，如金丝桃苷、芦丁、槲皮素等，尚含枸橼酸及其甲酯、琥珀酸、苹果酸等。

【理化鉴别】 取粉末的乙醇（95%）浸液，滤过，滤液加镁粉及浓盐酸数滴，显桃红色；醇浸液滴于滤纸上，干后喷1%三氯化铝试剂，喷药处显绿色荧光。

乌　梅

蔷薇科植物梅 *Prunus mume*（Sieb.）Sieb. et Zucc. 的干燥近成熟果实。夏季果实近成熟时采收，低温烘干后闷至色变黑。主产于四川、浙江、湖南、福建、贵州等省。

【性状鉴别】

项　目	正品乌梅性状
形态	呈类球形或扁球形，直径1.5～3cm
表面	表面乌黑色或棕黑色，皱缩不平，基部有圆形果梗痕
果肉	果肉质柔软，可剥离。果核坚硬，椭圆形，表面有凹点；种子扁卵形，淡黄色
气味	气微，味极酸

【成分】 含大量枸橼酸，另含少量苹果酸、琥珀酸、齐墩果酸和谷甾醇等。

【理化鉴别】 取干燥果肉1.5g，加乙醇15mL，研磨后滤过。取滤液2mL，于水浴中蒸干，加入新鲜配制的吡啶-醋酐（3∶1）液3mL，显紫檀色。

补骨脂

豆科植物补骨脂 *Psoralea corylifolia* L. 的干燥成熟果实。秋季果实成熟时采收果序，晒干，搓出果实，除去杂质。主产于四川、河南、安徽、陕西等省。

【性状鉴别】

项　目	正品补骨脂性状
形态	呈肾形，略扁，长3～5mm，宽2～4mm，厚约1.5mm
表面	表面黑色、黑褐色或灰褐色，具细微网状皱纹。顶端圆钝，有一小突起，凹侧有果梗痕
果皮	质硬。果皮薄，与种子不易分离；种子1枚，子叶2，黄白色，有油性
气味	气香，味辛、微苦

【成分】 含挥发油、香豆素、黄酮类等。

【理化鉴别】 1. 取本品粉末少量，进行微量升华，可见针状、簇针状结晶。

2. 取本品粉末0.5g，加乙醇5mL，温浸30min，滤过。取滤液1mL，加新配制的7%盐酸羟胺甲醇溶液2～3滴，20%氢氧化钾甲醇溶液2滴，水浴加热1～2min，加10%盐酸调pH值至呈酸性，再加1%三氯化铁乙醇液1～2滴，溶液呈红色。

枳　壳

芸香科植物酸橙 *Citrus aurantium* L. 及其栽培变种的干燥未成熟果实。7月果皮尚绿时采收，自中部横切为两半，晒干或低温干燥。主产于四川、江西、湖南等省。

【性状鉴别】 枳壳药材图见图13-3。

项　目	正品枳壳性状
形态	呈半球形，直径3～5cm
表面	外果皮棕褐色至褐色，有颗粒状突起，突起的顶端有凹点状油室；有明显的花柱残迹或果梗痕
切面	切面中果皮黄白色，光滑而稍隆起，厚0.4～1.3cm，边缘散有1～2列油室，瓤囊7～12瓣，少数至15瓣，汁囊干缩呈棕色至棕黑色，内藏种子
质地	质坚硬，不易折断
气味	气清香，味苦、微酸

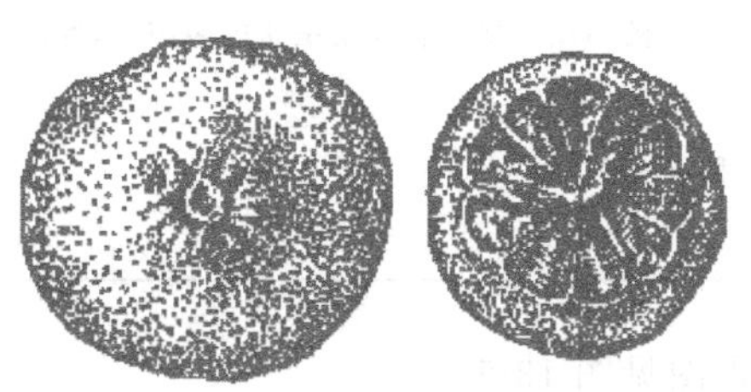

图 13-3　枳壳药材图

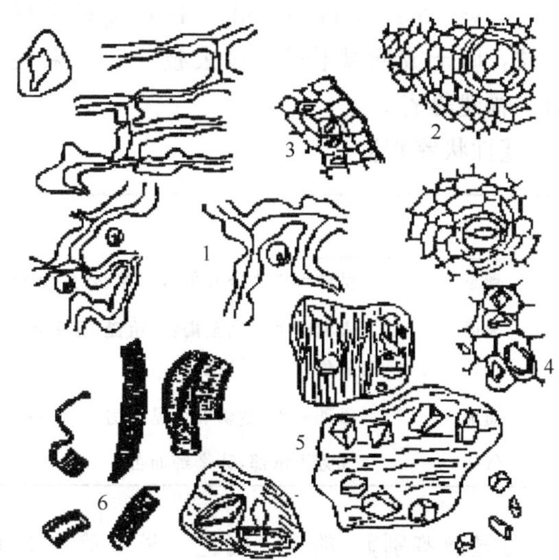

图 13-4　枳壳粉末图

1—中果皮细胞；2—表皮细胞及气孔；3—表皮细胞示角质层；4—草酸钙结晶；5—瓠瓤细胞；6—导管及管胞

【显微鉴别】 粉末　黄白色或棕黄色。枳壳粉末图见图 13-4。

(1) 中果皮细胞类圆形或形状不规则，壁大多呈不均匀增厚。

(2) 果皮表皮细胞表面观多角形、类方形或长方形，气孔近环式，直径 16～34μm，副卫细胞 5～9 个；侧面观外被角质层。

(3) 汁囊组织淡黄色或无色，薄膜状，表面观表皮细胞狭长、皱缩，并与下层细胞交错排列。

(4) 草酸钙方晶存在于果皮和汁囊细胞中，直径 6～33μm。

(5) 螺纹导管、网纹导管和管胞细小。

【成分】 含挥发油、黄酮类生物碱等。

【理化鉴别】 化学定性　取本品粉末约 0.5g，加甲醇 10mL，超声提取（或加热回流）10min，滤过，取溶液 1mL，加四氢硼钾约 5mg，摇匀，加盐酸数滴，溶液显樱红色至紫红色。另取滤液 2mL，加镁粉少许及盐酸数滴，溶液渐呈红色。

【附注】 枳实　本品为芸香科植物酸橙 *Citrus aurantium* L. 及其栽培变种或甜橙 *Citrus sinensis* Osbeck 的干燥幼果。5～6 月收集自落的果实，除去杂质，自中部横切为两半，晒干或低温干燥，较小者直接晒干或低温干燥。主产于四川、江西、湖南、湖北、广西、浙江等省。本品呈半球形，少数为球形，直径 0.5～2.5cm。外果皮黑绿色或暗棕绿色，具颗粒状突起和皱纹，有明显的花柱残迹或果柄痕。切面中果皮略隆起，黄白色或黄褐色，厚 0.3～1.2cm，边缘有 1～2 列油室，瓤囊棕褐色。质坚硬。气清香，味苦、微酸。

吴　茱　萸

芸香科植物吴茱萸 *Evodia rutaecarpa*（Juss.）Benth.、石虎 *Evodia rutaecarpa*

(Juss.) Benth. var. *officinalis* (Dode) Huang 或疏毛吴茱萸 *Evodia rutaecarpa* (Juss.) Benth. var. *bodinieri* (Dode) Huang 的干燥近成熟果实。8～11 月果实尚未开裂时，剪下果枝，晒干或低温干燥，除去枝、叶、果梗等杂质。主产于陕西、云南、江西、湖北、安徽、福建等省。

【性状鉴别】

项　目	正品吴茱萸性状
形态	呈球形或略呈五角状扁球形，直径 2～5mm
表面	表面暗黄绿色至褐色，粗糙，有多数点状突起或凹下的油点。顶端有五角星状的裂隙，基部残留被有黄色茸毛的果梗
质地	质硬而脆，横切面可见子房 5 室，每室有淡黄色种子 1 粒
气味	气芳香浓郁，味辛辣而苦

【显微鉴别】 粉末　褐色。吴茱萸（果实）粉末图见图 13-5。

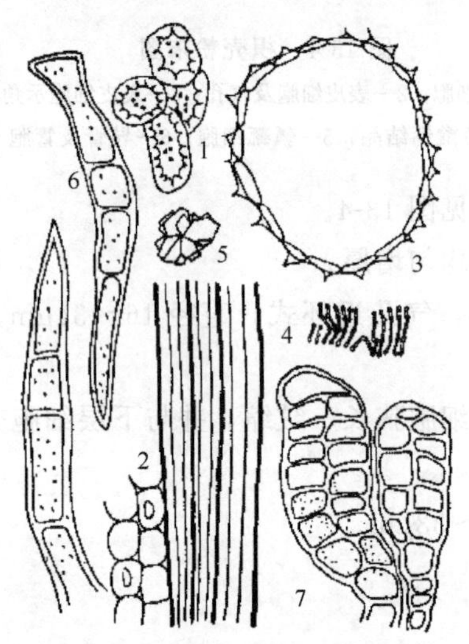

图 13-5　吴茱萸（果实）粉末图

1—石细胞；2—纤维及草酸钙方晶；3—油室；4—导管；5—草酸钙簇晶；6—非腺；7—毛腺毛

(1) 非腺毛 2～6 个细胞，长 140～350μm，壁疣明显，有的胞腔内含棕黄色至棕红色物。

(2) 腺毛头部 7～14 个细胞，椭圆形，常含黄棕色内含物；柄 2～5 个细胞。

(3) 草酸钙簇晶较多，直径 10～25μm；偶有方晶。

(4) 石细胞类圆形或长方形，直径 35～70μm，胞腔大。

(5) 油室碎片有时可见，淡黄色。

【成分】 挥发油约 0.4%以上，主要成分为吴萸烯，是其香气成分；尚含生物碱、吴茱萸碱、吴茱萸次碱等。

【理化鉴别】 1. 取粉末 0.5g，加 1%盐酸溶液 1mL，用力振摇数分钟，滤过。取滤液 2mL，加碘化汞钾试液 1 滴，振摇后，发生黄白色沉淀；另取滤液 1mL，缓缓加入对二甲氨基苯甲醛试液 2mL，置水浴上加热，两液接界处生成红褐色环状带。

2. 取粉末 1g，加入 0.5%盐酸乙醇溶液 10mL，在水浴上回流 10min，趁热滤过。滤液用 5%氢氧化铵溶液调节 pH 成中性，在水浴上蒸干，加 3mL 5%硫酸溶解残渣，滤过，滤液加 1～2 滴硅钨酸试剂，有灰白色沉淀。

山 茱 萸

山茱萸科植物山茱萸 *Cornus officinalis* Sieb. et Zucc. 的干燥成熟果肉。秋末冬初果皮变红时采收果实，用文火烘或置沸水中略烫后，及时除去果核，干燥。主产于浙江、河南、安徽、陕西、山西、四川等省。以浙江产量大，品质优，有“杭萸肉”之称。

【性状鉴别】

项　目	正品山茱萸性状
形态	呈不规则的片状或囊状，长 1～1.5cm，宽 0.5～1cm
表面	表面紫红色至紫黑色，皱缩，有光泽。顶端有的有圆形宿萼痕，基部有果梗痕
质地	质柔软
气味	气微，味酸、涩、微苦

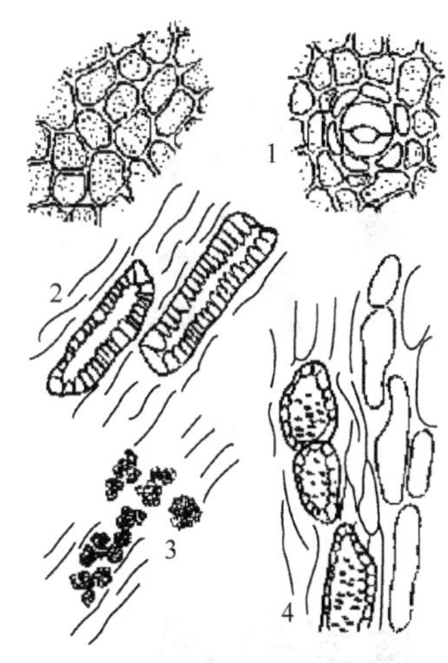

图 13-6　山茱萸粉末图
1—果皮表皮细胞；2—中果皮细胞；3—草酸钙簇晶；4—石细胞

【显微鉴别】　粉末　红褐色。山茱萸粉末图见图 13-6。

(1) 果皮表皮细胞表面观多角形或类长方形，直径 16～30μm，垂周壁连珠状增厚，外平周壁颗粒状角质增厚，胞腔含淡橙黄色物。

(2) 中果皮细胞橙棕色，多皱缩。

(3) 草酸钙簇晶少数，直径 12～32μm。石细胞类方形、卵圆形或长方形，纹孔明显，胞腔大。

【成分】　含山茱萸苷、莫罗苷、山茱萸新苷、当药苷、熊果酸、苹果酸、鞣质、维生素 A 等。

小　茴　香

伞形科植物茴香 *Foeniculum vulgare* Mill. 的干燥成熟果实。秋季果实初熟时采割植株，晒干，打下果实，除去杂质。主产于山西、内蒙古、东北等地。

【性状鉴别】　小茴香外形见图 13-7。

项　目	正品小茴香性状
形态	为双悬果，呈圆柱形，有的稍弯曲，长 4～8mm，直径 1.5～2.5mm
表面	黄绿色或淡黄色，两端略尖，顶端残留有黄棕色突起的柱基，基部有时有细小的果梗
分果	呈长椭圆形，背面有纵棱 5 条，接合面平坦而较宽。横切面略呈五边形，背面的四边约等长
气味	有特异香气，味微甜、辛

【显微鉴别】　小茴香显微特征见图 13-7。

分果横切面

(1) 外果皮为 1 列扁平细胞，外被角质层。

(2) 中果皮纵棱处有维管束，其周围有多数木化网纹细胞；背面纵棱间各有大的椭圆形棕色油管 1 个，接合面有油管 2 个，共 6 个。

(3) 内果皮为 1 列扁平薄壁细胞，细胞长短不一（镶嵌细胞）。

(4) 种皮细胞扁长，含棕色物。

(5) 胚乳细胞多角形，含多数糊粉粒，每个糊粉粒中含有细小草酸钙簇晶。

粉末

(1) 网纹细胞棕色，壁厚，木化，具卵圆形网状壁孔。

(2) 油管显黄棕色至深棕色，常已破碎。分泌细胞呈扁平多角形。

(3) 镶嵌状细胞为内果皮细胞，5～8 个狭长细胞为 1 组；以其长轴相互作不规则方向嵌列。

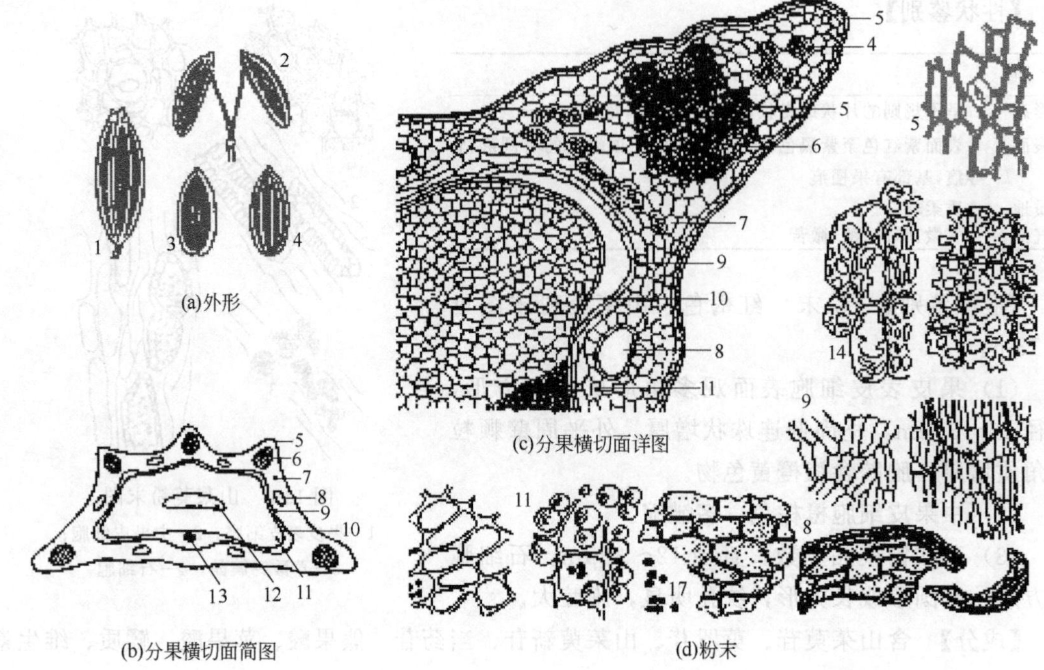

图 13-7　小茴香外形及显微特征

1—果实；2—双悬果；3—分果-腹面；4—分果-背面；5—外果皮；6—维管束柱；7—中果皮；8—油管；9—内果皮；10—种皮；11—内胚乳；12—胚；13—种脊维管束；14—木化网纹细胞；15—木质部；16—韧皮部；17—草酸钙簇晶

(4) 胚乳细胞多角形，无色，壁厚，含多数直径约 10μm 的糊粉粒，每一糊粉粒中含细小簇晶 1 个，直径约 7μm。

【成分】 含挥发油 3%～8%，称茴香油。油中主要含茴香醚、α-茴香酮、甲基胡椒酚等。

【理化鉴别】 取粉末 0.5g，加乙醚 10mL，冷浸 1h，滤过，滤液浓缩至约 1mL，加 0.4%的 2,4-二硝基苯肼盐酸液 2～3 滴，溶液显橘红色（茴香醚反应）。

八角茴香

木兰科植物八角茴香 *Illicium verum* Hook. f. 的干燥成熟果实。秋、冬两季果实由绿变黄时采摘，置沸水中略烫后干燥或直接干燥。主产于广西及云南。

【性状鉴别】

项目	正品八角茴香性状
整体	果实 为聚合果，多由 8 个蓇葖果组成，放射状排列于中轴上 蓇葖果 呈小艇状，长 1～2cm，宽 0.3～0.5cm，高 0.6～1cm，先端钝或钝尖呈鸟喙状，上缘多开裂。外表面红棕色，有不规则皱纹，内表面淡棕色平滑而有光泽，内含种子 1 粒 果梗 弯曲如钩，长 3～4cm，连接于果实基部中央，常脱落 种子 扁卵形，长 6mm，红棕色或黄棕色而光亮，尖端有种脐，旁有珠孔，另一端有合点，种脐与合点之间有浅色的狭细种脊，种皮质脆易碎，内有白色种仁(胚乳)，富油性
气味	气芳香，味辛、甜

【显微鉴别】 粉末　红棕色。

(1) 内果皮栅状细胞长柱形，长 200～546μm，壁稍厚，纹孔口十字形或人字形。

(2) 种皮石细胞黄色，表面观类多角形，壁极厚，波状弯曲，胞腔分枝状，内含棕黑色物；断面观长方形，壁不均匀增厚。

(3) 果皮石细胞类长方形、长圆形或分枝状，壁厚。

(4) 纤维长，散在或成束，直径 29～60μm，壁木质化，有纹孔。

(5) 中果皮细胞红棕色，散有油细胞。

(6) 内胚乳细胞多角形，含脂肪油滴和糊粉粒。

【成分】 挥发油中主含茴香醚，约占挥发油的 85%。

【理化鉴别】 1. 取除去种子的粗粉约 1g，加乙醇 5mL，加热煮沸 2min，放冷，滤过，滤液加水 25mL，即发生显著浑浊；移至分液漏斗中，加石油醚（30～60℃）10mL，振摇，分层后，取石油醚提取液，蒸干，残渣加醋酸 2mL 溶解，加三氯化铁试液少量，摇匀，沿管壁缓缓加硫酸，在两液层接界处显持久的棕色。

2. 取粗粉约 0.1g，加 5%氢氧化钾溶液 4mL，煮沸 2min，放冷，加水稀释至 10mL，溶液显血红色。

【附注】 八角茴香的伪品形状与正品甚相似，但有的有毒性，需注意鉴别。

全国各地八角茴香的伪品有：

(1) 红茴香　木兰科植物红茴香 *Illicium henryi* Diels 的干燥成熟果实。

(2) 多蕊红茴香　同科植物多蕊红茴香 *I. henryi* Diels var. *multistamineum* A. C. Smith 的干燥成熟果实。

(3) 莽草　同科植物披针叶茴香 *I. lanceolatum* A. C. Smith 的干燥成熟果实。

(4) 野八角　同科植物大八角 *I. majus* Hook. f. et. Thoms. 的干燥成熟果实。

八角茴香的 4 种伪品的性状鉴别如下：

名　称	八角茴香	红茴香	多蕊红茴香	野八角	莽　草
外形(单果)	呈小艇形，肥厚，先端钝或钝尖而平直	呈鸟喙状，扁平瘦小，先端较尖，略向腹面弯曲	小艇形，先端有一较长的向后弯曲的钩尖头	不规则广锥圆形，先端长尖，略弯曲呈长鸟喙状	呈小艇形，先端有一较长而向后弯曲的钩尖头(较小)
果个数	8	7～8	10～13	20～24	8～13
大小/cm	长 1～2，宽约 0.3～0.5	长 1.5 左右，宽 0.4～0.7	长 1.5～2，宽 0.8～1.2	长 1.6～2，宽 0.4～0.6	长 1.5～2，宽 0.8～1.2
果皮	较厚	较薄	较薄	较薄	较薄
果柄	较粗，弯曲成钩状，长约 3cm	较细瘦，弯曲，长 3～5cm	弯曲，长 2.6～3cm	弯曲，长 1.5～2cm	弯曲，长 3.5～6cm
气味	具浓郁特异香气，味甘	具特异香气，味先酸后甜	气微，味微苦辣，麻舌	微具特异香气，味淡、麻舌	有特异芳香气，味淡、久尝麻舌
毒性	无毒	有毒	有毒	毒性大	毒性大

枸　杞　子

茄科植物宁夏枸杞 *Lycium barbarum* L. 的干燥成熟果实。夏、秋二季果实呈红色时采收，热风烘干，除去果梗。或晾至皮皱后，晒干，除去果梗。主产于宁夏、内蒙古。

【性状鉴别】

项目	正品枸杞子性状
形态	呈类纺锤形或椭圆形，长6～20mm，直径3～10mm
表面	表面红色或暗红色，顶端有小凸起状的花柱痕，基部有白色的果柄痕
果肉	果皮柔韧，皱缩；果肉肉质，柔润。种子20～50粒，类肾形，扁而翘，长1.5～1.9mm，宽1～1.7mm，表面浅黄色或棕黄色
气味	气微，味甜

【成分】 含甜草碱、糖类、蛋白质、多种维生素及酸酱红素等。

栀 子

茜草科植物栀子 *Gardenia jasminoides* Ellis 的干燥成熟果实。本品于9～11月果实成熟呈红黄色时采收，除去果梗及杂质，蒸至上汽或置沸水中略烫，取出，干燥。取净栀子，用剪刀从中间对剖开，剥去外皮取仁，为“栀子仁”。取生栀子剥下的外果皮，为“栀子皮”。主产于湖南、湖北、江西、浙江等省，福建、四川、广西、云南、贵州、江苏等地亦有分布。

【性状鉴别】

项目	正品栀子性状
形态	呈长卵圆形或椭圆形，长1.5～3.5cm，直径1～1.5cm
表面	表面红黄色或棕红色，具6条翅状纵棱，棱间常有1条明显的纵脉纹，并有分枝。顶端残存萼片，基部稍尖，有残留果梗
果皮	果皮薄而脆，略有光泽；内表面色较浅，有光泽，具2～3条隆起的假隔膜
种子	种子多数，扁卵圆形，集结成团，深红色或红黄色，表面密具细小疣状突起
气味	气微，味微酸而苦

【显微鉴别】 种子横切面

扁圆形，一侧略凸，外种皮为一列石细胞，近方形，内壁及侧壁显著增厚，胞腔明显，内含棕红色物质及黄色色素。内种皮为颓废压缩的薄壁细胞，胚乳细胞多角形，最中央为2枚扁平的子叶细胞，内充满糊粉粒。

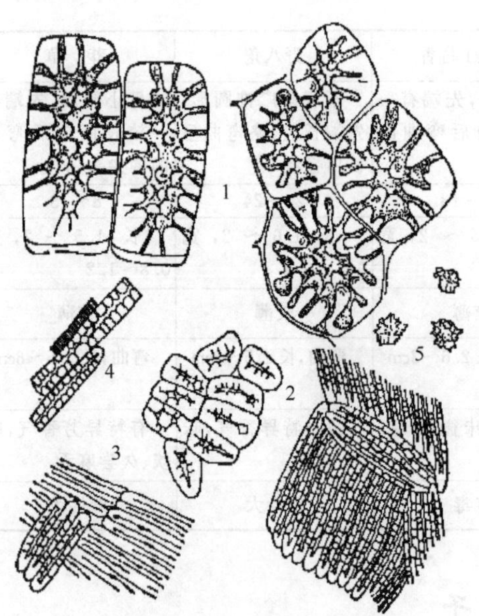

图13-8 栀子粉末图

1—种皮石细胞；2—果皮石细胞及草酸钙方晶；3—纤维；4—纤维及导管；5—草酸钙簇晶

粉末 黄棕色或红棕色。栀子粉末图见图13-8。

(1) 果皮石细胞类长方形，果皮纤维长梭形，长约115μm，直径约10μm，常相互交错、斜向镶嵌状排列。

(2) 种皮石细胞长多角形、长方形或不规则形，长可至232μm，直径60～112μm，壁厚，纹孔大，胞腔棕红色。

(3) 含晶石细胞类圆形或多角形，直径17～31μm，壁厚，腔内含草酸钙方晶，直径约8μm。

(4) 草酸钙簇晶直径8～33μm，见于中果皮薄壁细胞中。

【理化鉴别】 1. 取粉末0.2g，加水5mL，置水浴中加热3min，滤过。取滤液5滴，置瓷蒸发皿中，烘干后，加硫酸1滴，即显蓝绿色，迅速变为黑褐色，继转为紫褐色（检查藏红花素）。

2. 本品1%热水浸出液，滤过，取滤液10mL，置有塞量筒中，加乙醚5mL，振摇，水层呈鲜黄色，醚层应无色（检查藏红花素）。

砂　仁

姜科植物阳春砂 *Amomum villosum* Lour.、绿壳砂 *Amomum villosum* Lour. var. *xanthioides* T. L. Wu et Senjen 或海南砂 *Amomum longiligulare* T. L. Wu 的干燥成熟果实。夏、秋间果实成熟时采收，晒干或低温干燥。阳春砂主产于广东阳春、信宜、罗定、茂名、徐闻，广西东兴、龙津、宁明、龙州以及云南南部等地。绿壳砂主产于云南南部临沧、文山、景洪等地。海南砂主产于海南省等地。

【性状鉴别】

项　目	阳春砂、绿壳砂	海　南　砂
形态	呈椭圆形或卵圆形，有不明显的三棱，长1.5～2cm，直径1～1.5cm。表面棕褐色，密生刺状突起，顶端有花被残基，基部常有果梗。果皮薄而软	呈长椭圆形或卵圆形，有明显的三棱，长1.5～2cm，直径0.8～1.2cm。表面被片状、分枝的软刺，基部具果梗痕。果皮厚而硬
种子	种子集结成团，具三钝棱，中有白色隔膜，将种子团分成3瓣，每瓣有种子5～26粒。种子为不规则多面体，直径2～3mm；表面棕红色或暗褐色，有细皱纹，外被淡棕色膜质假种皮；质硬，胚乳灰白色	种子团较小，每瓣有种子3～24粒；种子直径1.5～2mm
气味	气芳香而浓烈，味辛凉、微苦	气味稍淡

【显微鉴别】　阳春砂种子横切面（图13-9）

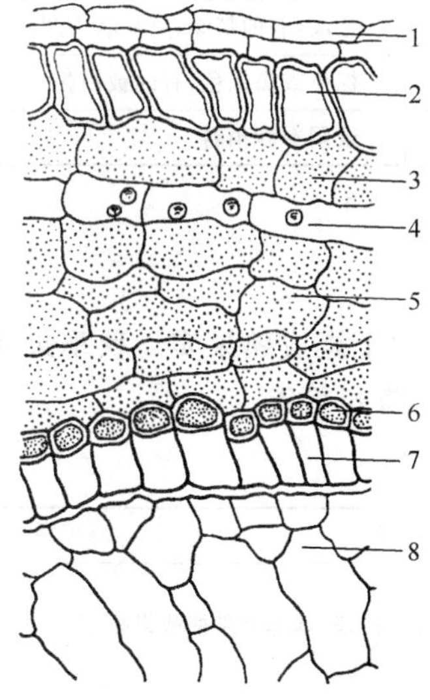

图13-9　阳春砂种子横切面详图

1—假种皮；2—表皮细胞；3—下皮细胞；4—油细胞；5—色素层；6—硅质块；7—内种皮；8—外胚乳

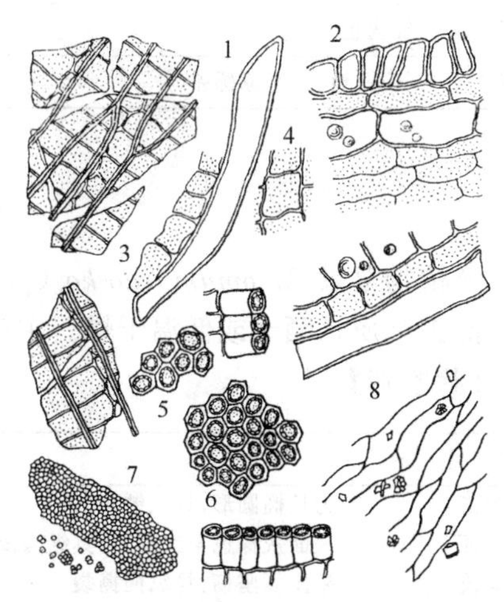

图13-10　砂仁（阳春砂）粉末图

1—种皮表皮细胞表面观；2—种皮表皮细胞断面观；3—下皮细胞；4—油细胞；5—内种皮细胞表面观；6—内种皮细胞断面观；7—外胚乳及淀粉团；8—假种皮及草酸钙结晶

（1）假种皮有时残存。种皮表皮细胞1列，径向延长，壁稍厚；下皮细胞1列，含棕色或红棕色物。

（2）油细胞层为1列油细胞，长76～106μm，宽16～25μm，含黄色油滴。色素层为数列棕色细胞，细胞多角形，排列不规则。

（3）内种皮为1列栅状厚壁细胞，黄棕色，内壁及侧壁极厚，细胞小，内含硅质块。

（4）外胚乳细胞含淀粉粒，并有少数细小草酸钙方晶。内胚乳细胞含细小糊粉粒及脂肪油滴。

粉末　灰棕色（图13-10）。

（1）内种皮厚壁细胞红棕色或黄棕色，表面观多角形，壁厚，非木化，胞腔内含硅质块；断面观为1列栅状细胞，内壁及侧壁极厚，胞腔偏外侧，内含硅质块。

（2）种皮表皮细胞淡黄色，表面观长条形，常与下皮细胞上下层垂直排列；下皮细胞含棕色或红棕色物。

（3）外胚乳细胞类长方形或不规则形，充满细小淀粉粒集结成的淀粉团，有的包埋有细小草酸钙方晶。

（4）内胚乳细胞含细小糊粉粒及脂肪油滴。油细胞无色，壁薄，偶见油滴散在。

【成分】　含挥发油，油中主要为乙酸龙脑、樟脑、莰烯等。

【理化鉴别】　取本品粉末1g，加乙醚5mL，浸渍1h，滤过，取滤液少量点于硅胶G薄层板上，挥去乙醚，在紫外光灯（365nm）下检视，阳春砂显深棕色荧光，海南砂显淡棕黄色荧光，绿壳砂显淡亮绿色荧光。

【附注】　同属植物红壳砂 *A. aurantiacum* 与缩砂 *A. villosum* var. *xanthioises* 的果实也可入药，主要特征如下：

名称	红壳砂	缩砂
形态	近球形或卵圆形较小	类圆形,较大
表面	色带红,有平贴的锈色毛和疏柔刺,并具数条细纵条棱	色浅,有的带绿,具片状突起
种子	红褐色	棕色或黑棕色,有的被白粉
气味	气香,微苦,辛凉感差	较阳春砂稍弱

草　果

姜科植物草果 *Amomum tsao-ko* Crevost et Lemaire 的干燥成熟果实。秋季果实成熟时采收，除去杂质，晒干或低温干燥。主产于云南、广西、贵州等省。

【性状鉴别】

项　目	正品草果性状
形态	为长椭圆形,具三钝棱,长2～4cm,直径1～2.5cm
表面	表面灰棕色至红棕色,具纵沟及棱线,顶端有圆形突起的柱基,基部有果梗或果梗痕
果皮	果皮质坚韧,易纵向撕裂
种子	剥去外皮,中间有黄棕色隔膜,将种子团分成3瓣,每瓣有种子多为8～11粒。种子呈圆锥状多面体,直径约5mm;表面红棕色,外被灰白色膜质的假种皮,种脊为一条纵沟,尖端有凹状的种脐;质硬,胚乳灰白色
气味	有特异香气,味辛、微苦

【显微鉴别】　种子横切面

（1）假种皮薄壁细胞含淀粉粒。

（2）种皮表皮细胞棕色，长方形，壁较厚；下皮为1列薄壁细胞，含黄色物；油细胞层为1列油细胞，类方形或长方形，切向42～162μm，径向48～68μm，含黄色油滴；色素层为数列棕色细胞，皱缩。内种皮为1列栅状厚壁细胞，棕红色，内壁与侧壁极厚，胞腔小，内含硅质块。

（3）外胚乳细胞含淀粉和少数细小草酸钙簇晶及方晶。

（4）内胚乳细胞含糊粉粒及淀粉粒。

【成分】 含挥发油、淀粉及脂肪等。

豆　蔻

姜科植物白豆蔻 *Amomum kravanh* Pierre ex Gagnep. 或爪哇白豆蔻 *Amomum compactum* Soland ex Maton 的干燥成熟果实。按产地不同分为“原豆蔻”和“印尼白蔻”。7～8月果实将成熟时采收近黄熟未开放的果穗，除去残留的花被和果柄，晒干，或再用硫黄熏，使果皮成黄白色。主产于泰国、柬埔寨。

【性状鉴别】

项　目	正品豆蔻性状
	原豆蔻
形态	呈类球形，直径1.2～1.8cm
果皮	表面黄白色至淡黄棕色，有3条较深的纵向槽纹，顶端有突起的柱基，基部有凹下的果柄痕，两端均有浅棕色绒毛。果皮体轻，质脆，易纵向裂开，内分3室，每室含种子约10粒
种子	种子呈不规则多面体，背面略隆起，直径3～4mm，表面暗棕色，有皱纹，并被有残留的假种皮
气味	气芳香，味辛凉略似樟脑
	尼白蔻
	个略小。表面黄白色，有的微显紫棕色。果皮较薄，种子瘦瘪。气味较弱

【显微鉴别】 白豆蔻果皮横切面

（1）外果皮为1列扁长方形薄壁细胞。中果皮薄壁细胞类圆形或长圆形，内侧有外韧型维管束。

（2）维管束外侧为纤维束，呈半月形，维管束间有1～4列石细胞断续成带，石细胞类方形或类圆形，壁孔明显。

（3）内果皮为1列长方形薄壁细胞，排列整齐。

种子横切面

（1）种子表皮为1列径向延长的细胞，长40～90μm，宽10～40μm，壁较厚，外被透明角质层，下皮为1～2列薄壁细胞，充满棕色色素。油细胞1列，较大，类长方形，径向60～80μm，切向40～100μm，排列整齐。其内色素层为2～4列充满色素的薄壁细胞。

（2）内种皮为1列较小的类长方形石细胞，内壁特厚，胞腔偏于外侧，含类圆形硅质块。

（3）外胚乳细胞充满细小淀粉粒，并含少数细小草酸钙棱晶；内胚乳及胚细胞中含细小糊粉粒。

【成分】 含挥发油、少量皂苷、色素和淀粉，挥发油中有桉油素伞化烃、β-蒎烯、α-松油醇等。

益 智

姜科植物益智 *Alpinia oxyphylla* Miq. 的干燥成熟果实。夏秋间果实由绿变红时采收，晒干或低温干燥。主产于海南、广东、广西、福建等省。

【性状鉴别】

项 目	正品益智性状
形态	呈椭圆形，两端略尖，长 1.2～2cm，直径 1～1.3cm
表面	表面棕色或灰棕色，有纵向凹凸不平的突起棱线 13～20 条，顶端有花被残基，基部常残存果梗
果皮	果皮薄而稍韧，与种子紧贴，种子集结成团，中有隔膜将种子团分为 3 瓣，每瓣有种子 6～11 粒
种子	种子呈不规则的扁圆形，略有钝棱，直径约 3mm，表面灰褐色或灰黄色，外被淡棕色膜质的假种皮；质硬，胚乳白色
气味	有特异香气，味辛、微苦

【显微鉴别】 种子横切面

(1) 假种皮薄壁细胞有时残存。

(2) 种皮表皮细胞类圆形、类方形或长方形，略径向延长，壁较厚；下皮为 1 列薄壁细胞，含黄棕色物；油细胞 1 列，类方形或长方形，含黄色油滴；色素层为数列黄棕色细胞，其间上有较大的类圆形细胞 1～3 列，含黄色油滴。

(3) 内种皮为 1 列栅状厚壁细胞黄棕色或红棕色，内壁与侧壁极厚，胞腔小，内含硅质块。

(4) 外胚乳细胞充满细小淀粉粒集结成的淀粉团。内胚乳细胞含糊粉粒及脂肪油滴。

粉末 黄棕色。

(1) 种皮表皮细胞表面观呈长条形，直径约至 29μm，壁稍厚，常与下皮细胞上下层垂直排列。

(2) 色素层细胞皱缩，界限不清楚，含红棕色或深棕色物，常碎裂成不规则色素块。油细胞类方形、长方形，或散列色素层细胞间。

(3) 内种皮厚壁细胞黄棕色或棕色。

(4) 外胚乳细胞充满细小淀粉粒集结成的淀粉团。内胚乳细胞含糊粉粒及脂肪油滴。

【成分】 含桉油、姜烯和姜醇等。

本节其他药材

品种	来　源	产　地	主要性状特征
火麻仁	桑科植物大麻 *Cannabis sativa* L. 的干燥成熟果实	山东、浙江、河北、东北	呈卵圆形，长 4～5.5mm，直径 2.5～4mm 表面灰绿色或灰黄色，有微细的白色或棕色网纹，两边有棱，顶端略尖，基部有 1 圆形果梗痕。果皮薄而脆，易破碎 种皮绿色，子叶 2，乳白色，富油性 气微，味淡
陈皮	芸香科植物橘 *Citrus reticulata* Blanco 及其栽培变种的干燥成熟果皮	广东、福建、四川、江苏	陈皮　常剥成数瓣，基部相连，有的呈不规则的片状，厚 1～4mm。外表面橙红色或红棕色，有细皱纹及凹下的点状油室；内表面浅黄白色，粗糙，附黄白色或黄棕色筋络状维管束。气香，味辛、苦 广陈皮　常 3 瓣相连，形状整齐，厚度均匀，约 1mm。点状油室较大，对光照视，透明清晰。质较柔软

续表

品种	来源	产地	主要性状特征
化橘红	芸香科植物化州柚 *Citrus grandis* 'Tomentosa'或柚 *Citrus grandis*(L.)Osbeck的未成熟或近成熟的干燥外层果皮	广东、广西	化州柚 呈对折的七角或展平的五角星状，单片呈柳叶形。完整者展平后直径15～28cm，厚0.2～0.5cm。外表面黄绿色，密布茸毛，有皱纹及小油室；内表面黄白色或淡黄棕色，有脉络纹。质脆，易折断，断面不整齐，外缘有1列不整齐的下凹的油室。气芳香，味苦、微辛 柚 外表面黄绿色至黄棕色，无毛
诃子	使君子科植物诃子 *Terminalia chebula* Retz.或绒毛诃子 *Terminalia chebula* Retz. var. *tomentella* Kurt.的干燥成熟果实	云南、广东、广西	为长圆形或卵圆形，长2～4cm，直径2～2.5cm 表面黄棕色或暗棕色，略具光泽，有5～6条纵棱线及不规则的皱纹，基部有圆形果梗痕 质坚实。果肉厚0.2～0.4cm，黄棕色或黄褐色。果核长1.5～2.5cm，直径1～1.5cm，浅黄色，粗糙，坚硬。种子狭长，纺锤形 无臭，味酸涩后甜
蛇床子	伞形科植物蛇床 *Cnidium monnieri*(L.)Cuss.的干燥成熟果实	河北、山东、广西	为双悬果，呈椭圆形，长2～4mm，直径约2mm 表面灰黄色或灰褐色，顶端有2枚向外弯曲的柱基，基部偶有细梗。分果的背面有薄而突起的纵棱5条，接合面平坦，有2条棕色略突起的纵棱线。果皮松脆，揉搓易脱落，种子细小，灰棕色，显油性 气香，味辛凉，有麻舌感
连翘	木犀科植物连翘 *Forsythia suspensa*(Thunb.)Vahl的干燥果实	山西、陕西、河南等地	呈长卵形至卵形，稍扁，长1.5～2.5cm，直径0.5～1.3cm 表面有不规则的纵皱纹及多数凸起的小斑点，两面各有1条明显的纵沟。顶端锐尖，基部有小果梗或已脱落 青翘多不开裂，表面绿褐色，凸起的灰白色小斑点较少；质硬；种子多数，黄绿色，细长，一侧有翅 老翘自顶端开裂或裂成两瓣，表面黄棕色或红棕色，内表面多为浅黄棕色，平滑，具一纵隔；质脆；种子棕色，多已脱落 气微香，味苦
女贞子	木犀科植物女贞 *Ligustrum lucidum* Ait.的干燥成熟果实	浙江、江苏、福建、湖南	呈卵形、椭圆形或肾形，长6～8.5mm，直径3.5～5.5cm 表面黑紫色或灰黑色，皱缩不平，基部有果梗痕或具宿萼及短梗 外果皮薄，中果皮较松软，易剥离，内果皮木质，黄棕色，具纵棱，破开后种子通常为1粒，肾形，紫黑色，油性 无臭，味甘、微苦涩
蔓荆子	马鞭草科植物单叶蔓荆 *Vitex trifolia* L. var. *simplicifolia* Cham.或蔓荆 *Vitex trfolia* L.的干燥成熟果实	山东、江西	呈球形，直径4～6mm 表面灰黑色或黑褐色，被灰白色粉霜状茸毛，有纵向浅沟4条，顶端微凹，基部有灰白色宿萼及短果梗。萼长为果实的1/3～2/3，5齿裂，其中2裂较深，密被茸毛 体轻，质坚韧，不易破碎。横切面可见4室，每室有种子1枚 气特异而芳香，味淡、微辛

续表

品种	来源	产地	主要性状特征
牛蒡子	菊科植物牛蒡 *Arctium lappa* L. 的干燥成熟果实	四川、湖北、河北、河南	呈长倒卵形，略扁，微扁，微弯曲，长5～7mm，宽2～3mm 表面灰褐色，带紫黑色斑点，有数条纵棱，通常中间1～2条较明显。顶端钝圆，稍宽，顶面有圆环，中间具点状花柱残迹；基部略窄，着生面色较淡。子叶2，淡黄白色，富油性 无臭，味苦后微辛而稍麻舌
鹤虱	菊科植物天名精 *Carpesium abrotanoides* L. 的干燥成熟果实	河南、山西、陕西	呈圆柱状，细小，长3～4mm，直径不及1mm 表面黄褐色或暗褐色，具多数纵棱。顶端收缩呈细喙状，先端扩展成灰白色圆环；基部稍尖，有着生痕迹。果皮薄，纤维性，种皮菲薄透明，子叶2 气特异，味微苦
鸦胆子	苦木科植物鸦胆子 *Brucea javanica*(L.)Merr. 的干燥成熟果实	广西、广东	呈卵形，长6～10mm，直径4～7mm 表面黑色或棕色，有隆起的网状皱纹，网眼呈不规则的多角形，两侧有明显的棱线，顶端渐尖，基部有凹陷的果梗痕。果壳质硬而脆，种子卵形，表面类白色或黄白色，具网纹；种皮薄，子叶乳白色，富油性 无臭，味极苦

第二节 种子类中药

概 述

种子类中药包括完整成熟的种子（如决明子）、发芽的种子（如大豆黄卷）、种皮（如绿豆衣）、假种皮（如龙眼肉）、种仁（如柏子仁）、胚（如白果仁）、等。

一、性状鉴别

在进行种子类中药的性状鉴别时，应注意观察种子的形状、大小、颜色、表面纹理，种脐的形状、合点、种脊的位置（如果有的话）、雕纹、质地、纵横断面、气、味等，其中最重要的是观察种皮的外表特征。观察过种子表面以后，剥去种皮观察胚乳和胚，种皮难剥的种子，可用热水泡软后再剥。

1. 形状 大多数种子呈圆球形、扁球形、线形、纺锤形、心脏形、肾形、类多面体形、圆锥形等。

2. 大小 种子的大小悬殊。测定细小种子的大小时，有将其放在有毫米方格线的纸上，每10粒紧密地排成一行，测量后求其平均值。

3. 表面特征 种子表面常呈灰黄色、暗棕色、黄棕色、棕红色、红色，有的种子表面有雕纹（如韭菜子）。

4. 种脐 多呈圆形，颜色较浅（如槟榔）、有的呈椭圆形（如大豆）或狭长线形（如苦杏仁、桃仁）。

5. 种脊 为弯生胚珠、横生胚珠和倒生胚珠在发育成种子后，在种皮上形成的长短不同的突起，里面有一根粗的维管束，起于种脐，终于合点。

6. 合点　为种脊维管束向种皮分散的起点，多无特殊特征，有的则明显呈放射状条纹（如苦杏仁）。

7. 种孔　为珠孔在胚珠发育成种子后残留的小凹窝状痕迹（如槟榔）。

8. 种阜　有些种子的珠孔部位可见由珠被扩张成的浅色肉质隆起，即为种阜，如蓖麻、巴豆。

9. 假种皮　有些种子外面包围着一层由珠柄或胎座处的组织延伸的组织，即为假种皮，有的呈肉质（如龙眼），有的呈薄的膜质（如砂仁）。

10. 胚乳　为胚囊中的极核受精后发育而成的营养组织。种子的胚乳呈不同的形状包围着胚而填满胚与种皮间的部分，呈角质样，占据了种子的绝大部分。有的种子的胚乳与种皮紧密交错，形成错入组织（如槟榔、肉豆蔻）。有些种子在胚形成的过程中，胚吸收了胚乳的养料而贮藏在胚的子叶中，胚乳已不存在或仅残留一层透明或半透明的薄膜，称为无胚乳种子。

11. 胚　除去胚乳，即可观察胚。胚根朝着种孔的方向生长。胚轴位于胚根上端，很短，不易看清。胚轴上有子叶和胚芽，无胚乳种子的子叶较发达，呈豆瓣状（如苦杏仁）。有的种子的胚呈弯曲状（如芥子）或折叠状（如决明子、牵牛子）。

二、显微鉴别

种子类中药的显微鉴别以观察种皮为重点，其次注意胚乳、子叶细胞的形状和内含物。鉴定时以观察横切面为主，但必须配合纵切面，必要时尚需观察表面片或解离组织。

在观察种子类中药横切面时应注意：

1. 外表皮细胞的形状、大小、排列情况、壁的厚薄和是否木化、有无后含物等。多数植物种皮的外表皮为一层薄壁细胞（如菟丝子）；有的散有石细胞（如杏仁）；有的全部为石细胞（如五味子）。

2. 表皮以下组织可能有大型薄壁细胞（如莱菔子）、栅状细胞（如菟丝子）、油细胞（如豆蔻）、管状细胞（如诃子）、营养层（如决明子）等，均应注意其形状、大小、壁厚、内含物等情况。

3. 内表皮　由单珠被或双珠被的内珠被的内表皮发育而来。有的消失；有的则为一层细胞；有的含色素，形成色素层（如车前子）；有的为石细胞（如砂仁）；有的为厚壁细胞（如五味子）；有的含结晶（如豆蔻）。

4. 胚乳　少数种子具外胚乳，多为颓废组织，少数较发达（如苹果），有的外胚乳错入内胚乳（如肉豆蔻）。大多数种子具内胚乳，在无胚乳的种子中也可见到1～2层残存的内胚乳细胞。

5. 胚　注意子叶的栅状细胞、有无分泌组织、结晶等情况。

桃　　仁

蔷薇科植物桃 *Prunus persica*（L.）Batsch 或山桃 *Prunus davidiana*（Carr.）Franch. 的干燥成熟种子。果实成熟后采收，除去果肉及核壳，取出种子，晒干。主产于北京密云、怀柔以及山东、河南、陕西、四川等省。

【性状鉴别】

项　目	正品桃仁形状
	桃仁
形态	呈扁长卵形,长1.2～1.8cm,宽0.8～1.2cm,厚0.2～0.4cm。一端尖,中部膨大,另端钝圆稍偏斜,边缘较薄
表面	表面黄棕色至红棕色,密布颗粒状突起。尖端一侧有短线形种脐,圆端有颜色略深不甚明显的合点,自合点处散出多数纵向维管束。种皮薄,子叶2,类白色,富油性
气味	气微,味微苦
	山桃仁
	呈上升趋势类卵圆形,较小而肥厚,长约0.9cm,宽约0.7cm,厚约0.5cm

【显微鉴别】 种皮粉末（或解离）片

桃仁　石细胞黄色或黄棕色，侧面观贝壳形、盔帽形，高54～153μm，底部宽约至180μm，壁一边较厚，层纹细密；表面观类圆形，底部壁上纹孔大而较密。

山桃仁　石细胞淡黄色、橙黄色或橙红色，侧面观贝壳形、矩圆形或长条形，高81～198（279）μm。宽约128（198）μm；表面观类圆形、类六角形、长多角形或类方形，底部壁厚薄不匀，纹孔较小。

【成分】 含苦杏仁苷（约为苦杏仁的1/2），苦杏仁酶、维生素 B_1 和脂肪酸等。

【理化鉴别】 取粉末0.5g，置具塞试管中，加5%硫酸溶液3mL，充分混合，试管口放1片用三硝基苯酚钠溶液湿润的滤纸条，塞紧，将试管置40～50℃水浴中加热10min，滤纸条由黄色变为砖红色（检查氰苷类）。

苦　杏　仁

蔷薇科植物山杏 *Prunus armeniaca* L. var. *ansu* Maxim.、西伯利亚杏 *Prunus sibirica* L.、东北杏 *Prunus mandshurica*（Maxim.）Koehne或杏 *Prunus armeniaca* L. 的干燥成熟种子。夏季采收成熟果实，除去果肉及核壳，取出种子，晒干。主产于东北三省、河北、山东、山西、内蒙古、河南、陕西、宁夏、甘肃、青海、江苏、新疆等省区。

【性状鉴别】

项　目	正品苦杏仁性状
形态	呈扁心形,长1～1.9cm,宽0.8～1.5cm,厚0.5～0.8cm。一端尖,另一端钝圆,肥厚,左右不对称
表面	表面黄棕色至深棕色,尖端一侧有短线形种脐,圆端合点处向上具多数深棕色的脉纹。种皮薄,子叶2,乳白色,富油性
气味	无臭,味苦

【显微鉴别】 杏仁性状及显微特征见图13-11。

横切面

（1）种皮的表皮为1层薄壁细胞，散有近圆形的橙黄色石细胞，内为多层薄壁细胞，有小型维管束通过。

（2）外胚乳为一薄层颓废细胞。

（3）内胚乳为1层至数层方行细胞，内含糊粉粒及脂粉油。

（4）子叶为多角形薄壁细胞，含糊粉粒及脂肪油。

粉末　黄白色。

（1）种皮石细胞单个散在或成群，侧面观大多呈贝壳形，表面观呈类圆形、类多角形。

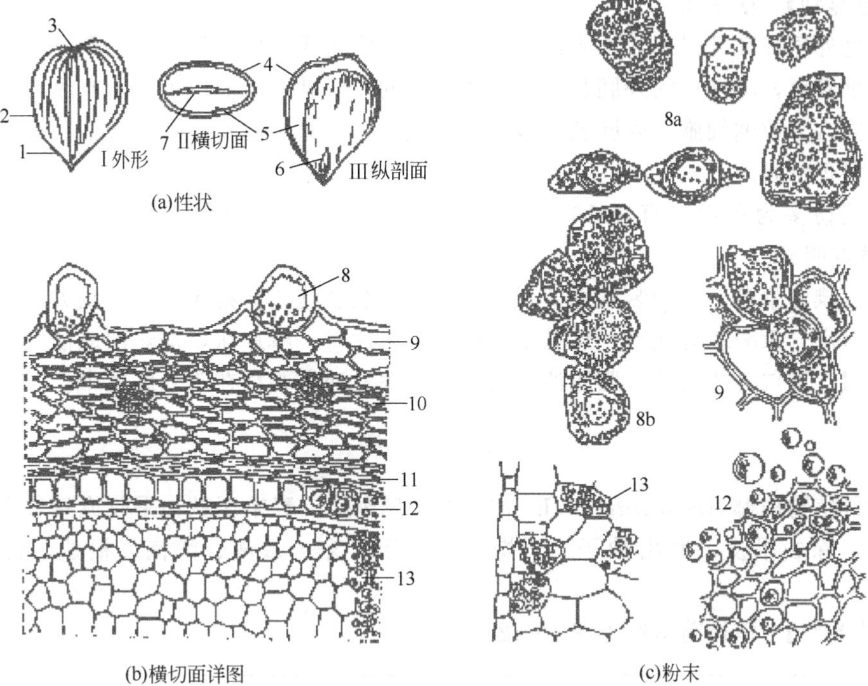

图 13-11　杏仁性状及显微特征

1—种脐；2—种脊；3—合点；4—种皮；5—子叶；6—胚；7—空隙；8—石细胞；8a—侧面观；8b—表面观；9—种皮外表皮细胞；10—薄壁细胞；11—外胚乳；12—内胚乳；13—子叶细胞

(2) 种皮外表皮薄壁细胞黄棕色，多皱缩，与石细胞相连，细胞界限不明显。

(3) 子叶细胞含糊粉粒及油滴，并有细小的草酸钙簇晶。

(4) 内胚乳细胞类多角形，含糊粉粒。

【成分】 含苦杏仁苷约 3%，脂肪油约 50%。苦杏仁苷经酶或酸水解产生氢氨酸、苯甲醛及葡萄糖。

【理化鉴别】 1. 取本品数粒，加水共研，即产生苯甲醛的特殊香气。

2. 取本品数粒，捣碎，取约 0.1g，置试管中，加水数滴使湿润，试管中悬挂一条三硝基苯酚试纸，用软木塞塞紧，置温水浴中，10min 后，试纸显砖红色（氰苷反应）。

肉　豆　蔻

肉豆蔻科植物肉豆蔻 *Myristica fragrans* Houtt. 的干燥种仁。4～6 月或 11～12 月采收成熟果实。割开果皮，剥下假种皮，再破壳状种皮，将种仁放入石灰乳中浸 1 天，然后低温烘干，或不浸石灰乳中而直接烘干。

【性状鉴别】

项　目	正品肉豆蔻性状
形态	呈卵圆形或椭圆形，长 2～3cm，直径 1.5～2.5cm
表面	表面灰棕色或灰黄色，有时外被白粉（石灰粉末）。全体有浅色纵行沟纹及不规则网状沟纹。种脐位于宽端，呈浅色圆形突起，合点呈暗凹陷，种脊呈纵沟状，连接两端
质地	质坚
断面	断面显棕黄色相杂的大理石花纹，宽端可见干燥皱缩的胚，富油性
气味	气香浓烈，味辛

【显微鉴别】 横切面

(1) 见外层外胚乳组织，由十余列扁平皱缩细胞组成，内含棕色物，偶见小方晶，错入组织有小维管束，暗棕色的外胚乳深入于浅黄色的内胚乳中，形成大理石花纹。

(2) 内含多数油细胞。内胚乳细胞壁薄，类圆形，充满淀粉粒、脂肪油及糊粉粒，内有疏散的浅黄色细胞。

(3) 淀粉多为单粒，直径 10～20μm，少数为由 2～6 分粒组成的复粒，直径 25～30μm，脐点明显。

(4) 以碘液染色，甘油装置立即观察，可见在众多蓝色淀粉粒中杂有较大的糊粉粒。

(5) 以水合氯醛装置观察，可见脂肪油常呈块片状、鳞片状，加热即成油滴状。

【成分】 种仁含挥发油、脂肪油和淀粉等。挥发油主要存在于外胚乳中。

槟　榔

棕榈科植物槟榔 *Areca catechu* L. 的干燥成熟种子。春末至秋初采收成熟果实，用水煮后，干燥，除去果皮，取出种子，干燥。主产于广东、云南、海南、福建、台湾、广西等地。

【性状鉴别】 槟榔药材图见图 13-12。

项　目	正品槟榔性状
形态	呈扁球形或圆锥形，高 1.5～3.5cm，底部直径 1.5～3cm
表面	表面淡黄棕色或淡红棕色，具稍凹下的网状沟纹，底部中心有圆形凹陷的珠孔，其旁有一明显疤痕状种脐
质地	质坚硬，不易破碎
断面	断面可见棕色种皮与白色胚乳相间的大理石样花纹
气味	气微，味涩、微苦

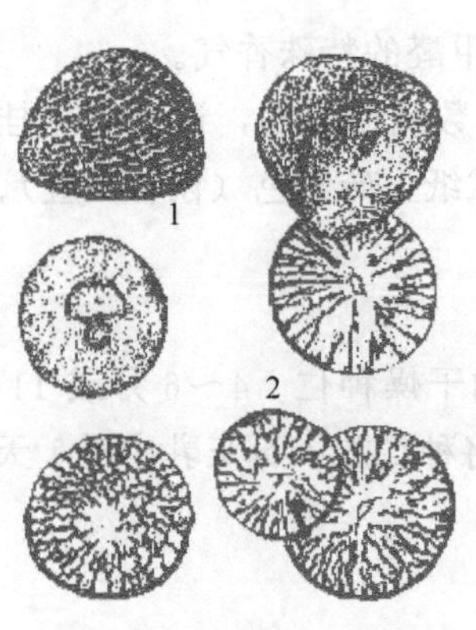

图 13-12　槟榔药材图

1—药材；2—饮片

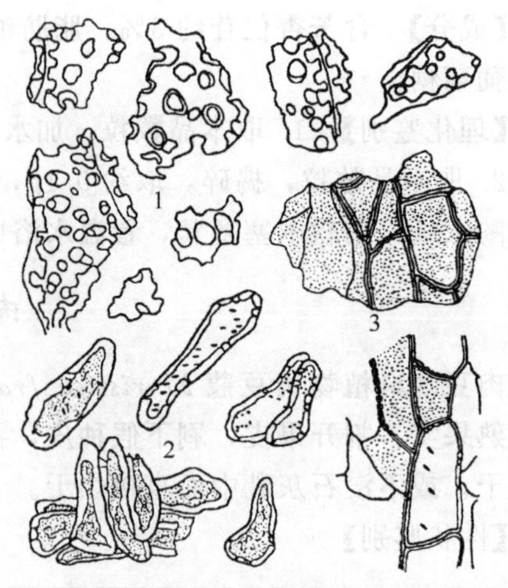

图 13-13　槟榔粉末图

1—内胚乳细胞；2—种皮石细胞；3—外胚乳细胞

【显微鉴别】 横切面

(1) 种皮组织分内、外层，外层为数列切向延长的扁平石细胞，内含红棕色物，石细胞形状、大小不一，常有细胞间隙。

(2) 内层为数列薄壁细胞，含棕红色物，并散有少数维管束。

(3) 外胚乳较狭窄，种皮内层与外胚乳常插入内胚乳中，形成错入组织；内胚乳细胞白色，多角形，壁厚，纹孔大，含油滴及糊粉粒。

槟榔粉末图见图 13-13。

【成分】 含生物碱 0.3%～0.6%，主要为槟榔碱、槟榔次碱，均与鞣酸结合存在。

【理化鉴别】 1. 荧光检查　饮片在紫外光灯下可见白色胚乳部分有亮白色荧光。

2. 化学定性　取粉末约 0.5g，加水 4mL 及稀硫酸 1 滴，微热数分钟滤过，取滤液滴于载玻片上，加碘化铋钾试液 1 滴，即显棕红色浑浊，置显微镜下观察，可见石榴红色的球晶或方晶（检查槟榔碱）。

决　明　子

豆科植物决明 *Cassia obtusifolia* L. 或小决明 *Cassia tora* L. 的干燥成熟种子。秋季采收成熟果实，晒干，打下种子，除去杂质。主产于江苏、安徽、四川等地。

【性状鉴别】

项　目	正品决明子性状
	决明
形态	略呈菱方形或短圆柱形，两端平行倾斜，长 3～7mm，宽 2～4mm
表面	绿棕色或暗棕色，平滑有光泽。一端较平坦，另端斜尖，背腹面各有 1 条突起的棱线，棱线两侧各有 1 条斜向对称而色较浅的线形凹纹
质地	质坚硬，不易破碎
种皮	薄，子叶 2，黄色，呈"S"形折曲并重叠
气味	气微，味微苦
	小决明
	呈短圆柱形，较小，长 3～5mm，宽 2～3mm。表面棱线两侧各有 1 片宽广的浅黄棕色带

【显微鉴别】 1. 大决明子

(1) 组织特征　横切面最外层为角质层，表皮为 1 列栅状细胞，壁不均匀加厚，在细胞的 1/2 和下 1/3 处各有 1 条光辉带；以下为 1 列支柱细胞，略呈哑铃形，壁厚，相邻两个细胞间有大的细胞间隙。

(2) 粉末特征　栅状细胞侧壁不均匀加厚，表面观细胞多角形，壁厚。

2. 小决明子

(1) 组织特征　横切面部分支柱细胞外侧壁特别增厚，营养细胞 5～6 列。

(2) 粉末特征　角质层碎片较少，表面观可见多角形的网状花纹。部分支柱细胞表面观可见 2 层同心圆圈或 1 层圆圈，内为一弯曲的细线。

【成分】 含蒽醌类衍生物如大黄素、大黄素甲醚、芦荟大黄素、大黄酚及其苷类和大黄酸等。

【理化鉴别】 取本品粉末 0.5g，加稀硫酸 20mL 与三氯甲烷 10mL，微沸回流 15min，放冷后，移入分液漏斗中，分取三氯甲烷层，加氢氧化钠试液 10mL，振摇，放置，碱液层显红色。如显棕色，则分取碱液层加过氧化氢试液 1～2 滴，再置水浴中加热 4min，即显红色。

沙　苑　子

豆科植物扁茎黄芪 *Astragalus complanatus* R. Br. 的干燥成熟种子。秋末冬初果实成熟尚未开裂时采割植株，晒干，打下种子，除去杂质，晒干。主产于陕西。

【性状鉴别】

项目	正品沙苑子性状
形态	略呈肾形而稍扁，长2～2.5mm，宽1.5～2mm，厚约1mm
表面	表面光滑，褐绿色或灰褐色，边缘一侧微凹处具圆形种脐
质地	质坚硬，不易破碎。子叶2，淡黄色，胚根弯曲，长约1mm
气味	无臭，味淡，嚼之有豆腥味

【成分】 主要含维生素A样物质、脂肪油、鞣质等。另含氨基酸、多肽、蛋白质、甾醇和三萜类成分。

【理化鉴别】 取药材1g，捣碎，加乙醚10mL，置温水浴上回流10min，滤过，弃去醚液。药渣挥尽乙醚，加甲醇5mL，置热水浴上回流10min，滤过。取滤液1滴，点于色谱滤纸上，置紫外光灯（365nm）下检视，显紫红色荧光；再加甲醇2滴使斑点扩散，紫红色环内有1个亮黄色环。

【附注】 混淆品有：①豆科同属植物华黄芪 *A. chinensis* L. 的果实；②豆科同属植物紫云英 *A. sinicus* L. 的果实；③猪屎豆 *Crotalaria pallida* Ait. 的果实。其主要区别如下：

名称	沙苑子	华黄芪	紫云英	猪屎豆
形态	呈圆肾形，两侧稍扁，两端钝圆	呈较规则的肾形，饱满	呈斜长方形肾形，两侧压扁较明显，一端平截向下弯成沟状，另一端钝圆成平截	呈三角状肾形，两侧饱满或有凹窝；一端较狭而钝圆；另一端较宽，圆截形而下弯钩状
大小	长2～2.5mm，宽1.5～2mm，厚约1mm	长2～2.8mm，宽1.8～2mm，厚约1mm	长2.5～3.5mm，宽1.8～2mm，厚约0.5mm	长2.5～3.5mm，宽2～2.5mm，厚约1～1.5mm
表面	灰褐色或绿褐色，腹面中央微凹处有圆形种脐	暗绿色或棕绿色，腹中有圆形种脐	黄绿色或黄棕色，腹中凹陷基深，有长条形种脐	黄绿色或淡棕色，腹面凹陷有三角形种脐
气味	气微，味淡	气微，味淡	气微，味淡	气微，味淡而稍苦

胖大海

梧桐科植物胖大海 *Sterculia lychnophora* Hance 的干燥成熟种子。4～6月自蓇葖果上摘取成熟种子，晒干即得。主产于泰国、越南、缅甸、马来西亚、柬埔寨及新加坡等地。

【性状鉴别】

项目	正品胖大海性状
形态	呈纺锤形或椭圆形，长2～3cm，直径1～1.5cm。先端钝圆，基部略尖而歪，具浅色的圆形种脐
表面	表面棕色或暗棕色，微有光泽，具不规则的干缩皱纹
种皮	外层种皮极薄，质脆，易脱落。中层种皮较厚，黑褐色，质松易碎，遇水膨胀成海绵状。断面可见散在的树脂状小点。内层种皮可与中层种皮剥离，稍革质，内有2片肥厚胚乳，广卵形
子叶	2枚，菲薄，紧贴于胚乳内侧，与胚乳等大
气味	气微，味淡，嚼之有黏性

【成分】 含戊聚糖、黏液质、胖大海素。

【理化鉴别】 取本品数粒置烧杯中，加沸水适量，放置数分钟即吸水膨胀成棕色半透明的海绵状物，体积可达原体积的 2.5～3 倍。

【附注】 混淆品有梧桐科植物圆粒苹婆 *Sterculia scaphigera* Wall. 的干燥成熟种子，其区别如下：

名称	胖大海	圆粒苹婆
形态	呈长椭圆形，似橄榄状	呈类圆形或卵圆形
表面	深黄棕色，具不规则皱纹，粗而疏	棕色，有细密的网状纹理
胚乳	有	无
子叶	子叶 2 片，大而菲薄，紧贴在胚乳内侧	子叶 2 片，肥大
手摇	无响声	有响声
水浸泡	膨胀速度较快，呈海绵状，其体积比干品大 2.5～3 倍	膨胀速度缓慢，呈海绵状，其体积比干品大 1.5～2 倍

菟丝子

旋花科植物菟丝子 *Cuscuta chinensis* Lam. 的干燥成熟种子。秋季果实成熟时采收植株，晒干，打下种子，除去杂质。主产于山东、河北、山西、河南、江苏、黑龙江、内蒙古等地。

【性状鉴别】

项目	正品菟丝子性状
形态	呈类球形，直径 1～1.5mm
表面	表面灰棕色或黄棕色，具细密突起的小点，一端有微凹的线形种脐
质地	质坚实，不易以指甲压碎
气味	气微，味淡

【显微鉴别】 粉末　黄褐色或深褐色。

(1) 种皮表皮细胞断面观呈类方形或类长方形，侧壁增厚；表面观呈圆多角形，角隅处壁明显增厚。

(2) 种皮栅状细胞成片，断面观 2 列，具光辉带；表面观呈多角形皱缩。

(3) 胚乳细胞呈多角形或类圆形，胞腔内含糊粉粒。

(4) 子叶细胞含糊粉粒及脂肪油滴。

【成分】 含树脂苷、糖类、黄酮类、胆甾醇等。

【理化鉴别】 取本品少量，加沸水浸泡后，表面有黏性；加热煮至种皮破裂时，可露出黄白色卷旋状的胚，形如“吐丝”。

【附注】 混淆品有紫苏子，为唇形科植物紫苏 *Perilla frutescens* (L.) Britt. 的干燥成熟果实，区别如下：

名称	菟丝子	紫苏子
表面	不平，微有凹陷	有暗紫色网纹
质地	皮坚韧，难压碎，无油性	皮薄而脆，压之碎响，富油性
气味	气微、味淡	压碎有香气，微辛
水试	煮至皮破，可露出黄白色卷旋状的胚，状如“吐丝”	无“吐丝”现象

本节其他药材

药　名	来　　源	产　　地	主要性状特征
王不留行	石竹科植物麦蓝菜 *Vaccaria segetalis*(Neck.)Garcke 的干燥成熟种子	江苏、河北、河南、陕西	呈球形,直径约 2mm 表面黑色,少数红棕色,略有光泽,有细密颗粒状突起,一侧有一凹陷的纵沟。质硬。胚乳白色,胚弯曲成环,子叶 2 无臭,味微涩苦
郁李仁	蔷薇科植物欧李 *Prunus humilis* Bge.、郁李 *Prunus japonica* Thunb. 或长柄扁桃 *Prunus pedunculata* Maxim. 的干燥成熟种子,前两种习称"小李仁",后一种习称"大李仁"	辽宁、华东、河北等	小李仁　呈卵形,长 5～8mm,直径 3～5mm。表面黄白色或淡棕色,一端尖,另端钝圆。尖端一侧有线形种脐,圆端中央有深色合点,自合点处向上具多条纵向维管束脉纹。种皮薄,子叶 2,乳白色,富油性。气微,味微苦 大李仁　长 6～10mm,直径 5～7mm,表面黄棕色
葶苈子	十字花科植物独行菜 *Lepidium apetalum* Willd. 或播娘蒿 *Descurainia sophia*(L.)Webb ex Prantl 的干燥成熟种子。前者习称"北葶苈子",后者习称"南葶苈子"	华东、中南、华北	北葶苈子　呈扁卵形,长 1～1.5mm,宽 0.5～1mm。表面棕色或红棕色,微有光泽,具纵沟 2 条,其中 1 条较明显。一端钝圆,另端尖而微凹,类白色,种脐位于凹入端。无臭,味微辛辣,黏性较强 南葶苈子　呈长圆形略扁,长约 1mm,宽约 0.5mm。一端钝圆,另端微凹或较平截。味微辛、苦,略带黏性
芥子	十字花科植物白芥 *Sinapis alba* L. 或芥 *Brassica juncea*(L.)Czern. et Coss. 的干燥成熟种子。前者称"白芥子",后者称"黄芥子"	安徽、河南、四川	白芥子　呈球形,直径 1.5～2.5mm。表面灰白色至淡黄色,具细微的网纹,有明显的点状种脐。种皮薄而脆,破开后内有白色折叠的子叶,有油性。无臭,味辛辣 黄芥子　较小,直径 1～2mm。表面黄色至棕黄色,少数呈暗红棕色。研碎后加水浸湿,则产生辛烈的特异臭气
酸枣仁	鼠李科植物酸枣 *Ziziphus jujuba* Mill. var. *spinosa*(Bunge) Hu ex H. F. Chou 的干燥成熟种子	河北、陕西、辽宁、河南	呈扁圆形或扁椭圆形,长 5～9mm,宽 5～7mm,厚约 3mm 表面紫红色或紫褐色,平滑有光泽,有的有裂纹。一面较平坦,中间有 1 条隆起的纵线纹;另一面稍凸起。一端凹陷,可见线形种脐;另端有细小凸起的合点。种皮较脆,胚乳白色,子叶 2,浅黄色,富油性 气微,味淡
牵牛子	旋花科植物裂叶牵牛 *Pharbitis nil*(L.)Choisy 或圆叶牵牛 *Pharbitis purpurea*(L.)Voigt 的干燥成熟种子	主产辽宁	本品似橘瓣状,长 4～8mm,宽 3～5mm 表面灰黑色或淡黄白色,背面有一条浅纵沟,腹面棱线的下端有一点状种脐,微凹 质硬,横切面可见淡黄色或黄绿色皱缩折叠的子叶,微显油性 无臭,味辛、苦,有麻舌感
薏苡仁	禾本科植物薏苡 *Coix lacryma-jobi* L. var. *ma-yuen*(Roman.)Stapf 的干燥成熟种仁	河北、福建、辽宁	呈宽卵形或长椭圆形,长 4～8mm,宽 3～6mm 表面乳白色,光滑,偶有残存的黄褐色种皮。一端钝圆,另端较宽而微凹,有 1 淡棕色点状种脐。背面圆凸,腹面有 1 条较宽而深的纵沟 质坚实。断面白色,粉性 气微,味微甜

思考与练习

1. 对果实类中药进行性状鉴别应注意些什么？
2. 五味子横切面观其构造有何特点？
3. 姜科植物中以果实、种子入药的有哪些？
4. 小茴香粉末有哪些特征？
5. 对种子类中药性状鉴别时应注意些什么？
6. 种子的种皮可有哪些组织构造？
7. 胖大海与圆粒苹婆如何区别？
8. 解释术语：合点、光辉带、镶嵌细胞、错入组织。

（祖炬雄）

实验十三　小茴香、吴茱萸的鉴定

一、目的要求

1. 了解小茴香分果横切面组织构造。
2. 掌握小茴香、吴茱萸粉末显微特征。

二、显微鉴别

1. 小茴香横切面

（1）外果皮观察排列及外被角质层；中果皮在接合面处有 2 个椭圆形的油管，背面两脊线间各有油管 1 个，共有 6 个油管；脊线处的中果皮部分有维管束柱，有 2 个外韧维管束及纤维束连接而成，韧皮细胞位于束柱两侧，位于维管束内外两侧有网纹细胞。

（2）内果皮 1 列薄壁细胞，由镶嵌层细胞排列。

（3）种皮细胞内含棕色物。

（4）内胚乳细胞含糊粉粒及小簇晶。

2. 小茴香粉末　呈绿黄色，有特异香气。

（1）外果皮细胞　观察表面观形状、壁厚、分布气孔的类型。

（2）网纹细胞　观察颜色、形状、直径、壁厚、网状纹孔的形状及直径或长度。

（3）油管碎片　观察颜色、完整者直径、腔环绕的分泌细胞形状、分泌物等。

（4）镶嵌细胞　为内果皮细胞。表面观细胞狭长，观察其直径、长度、排列特征；与中果皮和种皮相结，以长轴镶嵌状排列。

（5）内胚乳细胞　观察其形态、直径、含糊粉粒及油滴等。

（6）草酸钙簇晶　在内胚乳细胞中分布，直径小。

3. 吴茱萸粉末　褐色。

（1）非腺毛 2～6 个细胞，长 140～350μm，壁疣明显，有的胞腔内含棕黄色至棕红色物。

（2）腺毛头部 7～14 个细胞，椭圆形，常含黄棕色内含物；柄 2～5 个细胞。

（3）石细胞类圆形或长方形，直径 35～70μm，胞腔大。

（4）草酸钙簇晶较多，直径 10～25μm；偶有方晶。

(5) 油室碎片有时可见，淡黄色。

三、作业

绘出小茴香、吴茱萸粉末显微特征图。

（祖炬雄）

实验十四　槟榔、栀子粉末的鉴定

一、目的要求

1. 掌握果实、种子类药材粉末观察注意点。

2. 掌握槟榔、栀子粉末特征。

二、显微鉴别

1. 槟榔　粉末紫棕色，味微苦涩。

(1) 内胚乳细胞　甚多，为粉末主体，多破碎，无色，纹孔较多，甚大，类圆形。

(2) 种皮石细胞　长方形、鞋底状、纺锤形，细胞壁不甚厚。

(3) 糊粉粒　含拟晶体 1 粒。

2. 栀子　粉末黄棕色或红棕色。

(1) 果皮石细胞类长方形，果皮纤维长梭形，长约 115μm，直径约 10μm，常相互交错、斜向镶嵌状排列。

(2) 种皮石细胞长多角形、长方形或不规则形，长可至 232μm，直径 60～112μm，壁厚，纹孔大，胞腔棕红色。

(3) 含晶石细胞类圆形或多角形，直径 17～31μm，壁厚，腔内含草酸钙方晶，直径约 8μm。

(4) 草酸钙簇晶直径 8～33μm，见于中果皮薄壁细胞中。

三、作业

绘出槟榔、栀子粉末显微特征图。

（吕　薇）

第十四章　藻、菌、地衣类中药

概　述

藻类、菌类、地衣类均为构造简单的低等植物，植物体为由单细胞或多细胞组成的叶状体或菌丝体，在形态上无根、茎、叶的分化；在构造上一般无组织分化，无中柱和胚胎。

一、藻类

藻类植物体都含有各种不同的色素，能进行光合作用，它们的生活方式是自养的，绝大多数是水生的。藻类药材多属于红藻门和褐藻门，少数属绿藻门。海水中的藻类多具有选择性吸收碘的能力，故含碘较多，如昆布、海藻。

二、菌类

菌类一般不含具光合作用的色素，不能进行光合作用，生活方式是异养的。菌类药材多为真菌的子实体和菌核体。真菌的菌体由菌丝组成，菌丝的细胞壁大多由果胶质或几丁质组成，少数含有纤维素。真菌类中药多分布在子囊菌纲和担子菌纲。子囊菌的主要特征是在特殊的子囊中形成子囊孢子，药用者如冬虫夏草、竹黄等；担子菌的主要特征是不形成子囊，而依靠担子形成它们的子实体来繁殖，药用者如灵芝、银耳、猪苓、茯苓等。

三、地衣类

地衣是藻类与真菌共生的复合体。其植物体主要由菌丝组成，大多数为子囊菌，少数为担子菌；藻类是蓝藻及绿藻。地衣按形态分有壳状、叶状和枝状三种类型。地衣具特有的地衣酸、地衣多糖等。

海　藻

马尾藻科植物羊栖菜 *Sargassum fusiforme*(Harv.) Setch. 或海蒿子 *Sargassum pallidum*(Turn.) C. Ag. 的干燥藻体。前者习称“小叶海藻”，后者习称“大叶海藻”。立秋前后从海水中捞出，用淡水漂洗，去净盐砂，晒干。羊栖菜主产于浙江、福建、广东、广西、海南沿海各省，行销全国，为商品主流。海蒿子主产于山东、辽宁沿海，销北方省区。

【性状鉴别】 羊栖菜见图 14-1，海蒿子见图 14-2。

项　目	正品海藻性状	
	羊　栖　菜	海　蒿　子
形态	为皱缩卷曲的枝状体，主干有分枝。叶线形，先端膨大成气泡。气囊腋生，纺锤形或球形。生殖托圆形或长椭圆形，有柄，成丛腋生	为皱缩卷曲的枝状体，主干有分枝。基部叶披针形，革质，上部叶线形。气囊球形或纺锤形。生殖托圆柱形，单生或成总状排列于生殖小枝上
表面	棕黑色或黑棕色，表面带一层白色盐霜	黑褐色，被盐霜；枝上具刺状突起
质地	质坚硬	质柔韧
气味	气腥，味咸	气腥，味咸

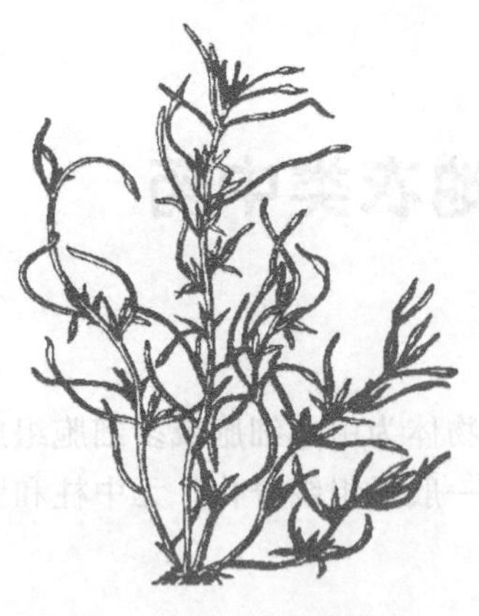

图 14-1　羊栖菜

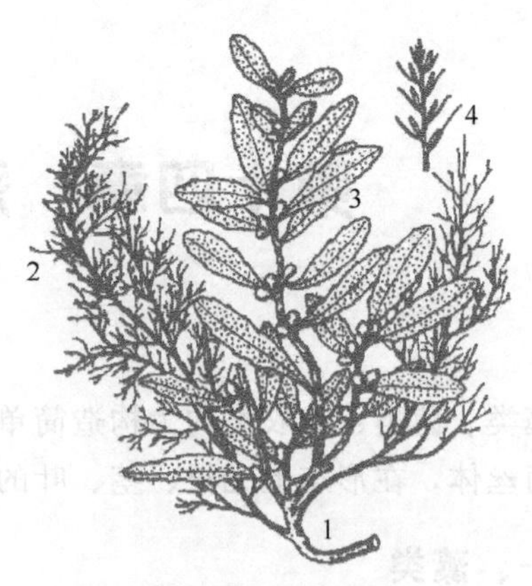

图 14-2　海蒿子
1—植物体；2—初生叶；3—次生叶；
4—生殖小枝和生殖托

【显微鉴别】 小叶海藻叶（厚 1mm）横切面　椭圆形。

(1) 表皮　细胞排列紧密，壁增厚，内含深色物。

(2) 皮层　细胞较大，呈长椭圆形，壁较薄；紧贴表皮者小，类圆形或多角形。

(3) 髓　细胞略小，壁略增厚。

大叶海藻叶（厚 0.7mm）横切面　扁平带状。叶片由表皮、皮层组成，肋部较厚，中心有椭圆形髓。表皮、皮层及髓部细胞同小叶海藻。

【成分】 含藻胶酸、粗蛋白、甘露醇、钾盐、碘盐等。

冬 虫 夏 草

麦角菌科真菌冬虫夏草菌 *Cordyceps sinensis*（Berk.）Sacc. 寄生在蝙蝠蛾科昆虫幼虫上的子座及幼虫尸体的复合体。夏初子座出土、孢子未发散时挖取，晒至六七成干，除去似纤维状的附着物及杂质，晒干或低温干燥。主产于四川、青海、西藏等省区。分布于海拔 3000～4000m 的高山草甸区。商品分为虫草王、散虫草和把虫草。

【性状鉴别】 冬虫夏草见图 14-3，冬虫夏草外形图见图 14-4。

项　目		正品冬虫夏草性状
虫体	形态	似蚕，长 3～5cm，直径 0.3～0.8cm，头部红棕色，足 8 对，中部 4 对较明显
	表面	表面深黄色至黄棕色，有环纹 20～30 个，近头部的环纹细密
	质地	质脆，易折断
	断面	断面略平坦，淡黄白色
子座	形态	细长圆柱形，长 4～7cm，直径约 0.3cm，上部稍膨大
	表面	表面深棕色至棕褐色，有细纵皱纹
	质地	质柔韧
	断面	断面类白色，纤维性
气味		气微腥，味微苦

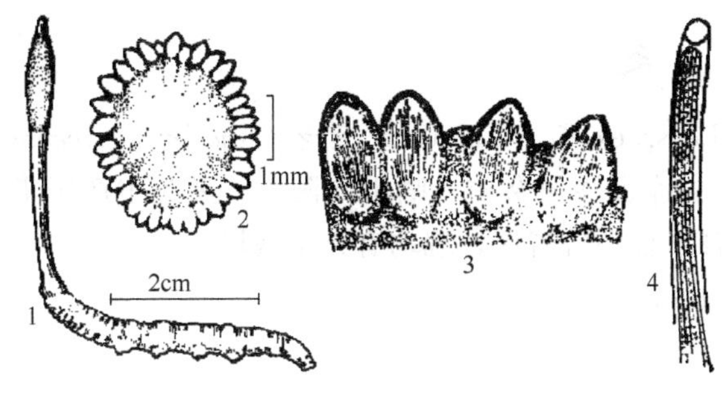

图 14-3 冬虫夏草

1—全形，上部为子座，下部为已毙幼虫；2—子座横切面，示子囊壳；3—子囊壳放大，示子囊；4—子囊放大，示子囊孢子

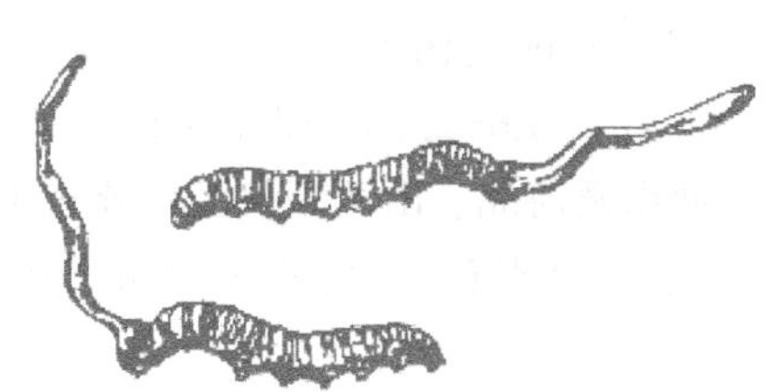

图 14-4 冬虫夏草外形图

【显微鉴别】 冬虫夏草组织横切面简图见图 14-5。

虫体横切面 不规则形。

（1）躯壳 着生长短不一的锐刺毛和长绒毛，有的似分枝状。

（2）躯壳内 含大量菌丝，内有裂隙。

子座横切面

（1）能育部分 子囊壳卵形至椭圆形，下半部埋于凹陷的子座内。子囊壳内有多数线形子囊，每个子囊内又有 2～8 个线形的子囊孢子。中央充满菌丝，其间有裂隙。

（2）不育部分 无子囊壳。

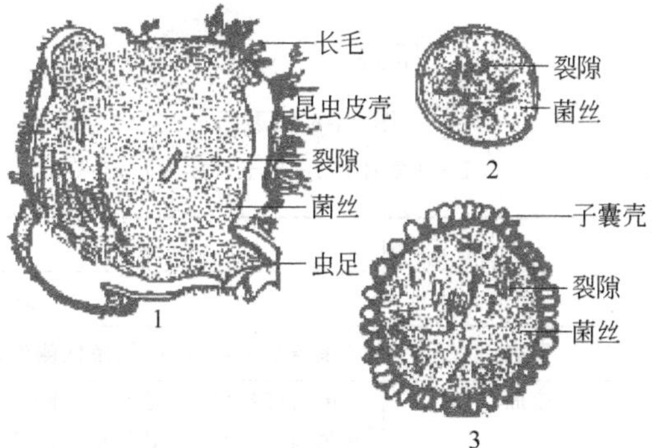

图 14-5 冬虫夏草组织横切面简图

1—虫体；2—子座顶端；3—子座头部

【成分】 含粗蛋白（约 25%）、脂肪（约 8.4%）等。主要活性物质为虫草酸和虫草菌素。

【理化鉴别】 取虫草粉末 1g，先用乙醚溶出杂质，然后用三氯甲烷提取，滤过，滤液挥去三氯甲烷，加冰乙酸 2 滴，显棕黄色；再加乙酸酐 2 滴，显红紫色；最后加浓硫酸 1～2 滴，显污绿色。

【附注】

常见混伪品类型	与正品冬虫夏草的主要鉴别点
蛹草的干燥子座及虫体，习称北虫草	虫体呈椭圆形的蛹 子座头部椭圆形，顶端钝圆，橙黄或橙红色，柄细长，圆柱形
亚香棒虫草	子座单生或有分枝，长 5～8cm，柄多弯曲，黑色，有纵皱，上部光滑，下部有细绒毛；子实体头部短圆柱形，茶褐色
凉山虫草	虫体细长，棕黑色或黑褐色，被锈色绒毛 子座多单一，分枝纤细曲折，长 20～30cm
唇形科植物地蚕或草石蚕的块茎伪充	梭形，略弯曲 质脆，断面类白色 水浸易膨胀，呈明显结节状 粉末镜检可见淀粉粒、纤维等
面粉、玉米粉、石膏等经加工压模伪充虫草	外形呆板，虫体光滑环纹明显 体重，断面整齐，淡白色，久尝粘牙 加碘液显蓝色
其他幼虫虫体头部插黄花菜等伪充	外形与真品相似，但用开水浸泡 10min 后，假菌座开始脱落，与虫体分开。菌座黑褐色的颜色褪掉，变成类白色的黄花菜；水浸液变成浅黑色，微有黏性

灵 芝

多孔菌科真菌赤芝 *Ganoderma lucidum*（Leyss. ex Fr.）Karst. 或紫芝 *Ganoderma sinense* Zhao，Xu et Zhang 的干燥子实体。秋季采收，去净泥沙及杂质，晒干或阴干。灵芝主产于华东、西南及河北、山西等省区；紫芝主产于浙江、江西等省区，现均有人工栽培。

【性状鉴别】 灵芝见图 14-6，紫芝见图 14-7。

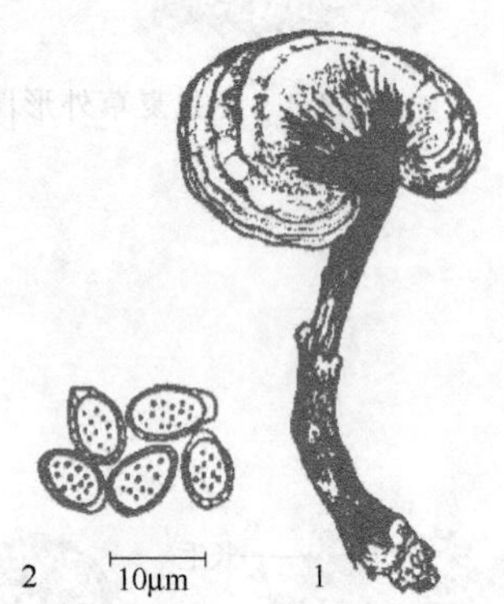

图 14-6 灵芝
1—子实体；2—孢子（放大）

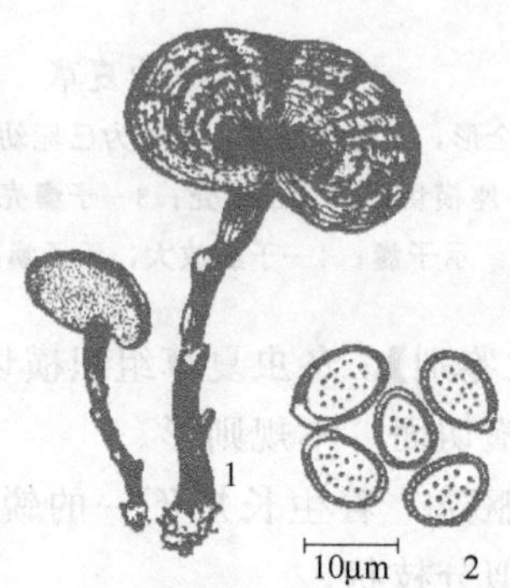

图 14-7 紫芝
1—子实体；2—孢子（放大）

项 目	正品灵芝性状	
	灵 芝	紫 芝
形态	菌盖半圆形或肾形，菌柄侧生，长达 19cm，粗约 4cm	似灵芝
表面	菌盖红褐色，有光泽，具环状棱纹和辐射状皱纹，边缘薄而平截，常稍内卷；菌柄红褐色至紫褐色，有漆样光泽	表面紫黑色或黑色
质地	木栓质	似灵芝
断面	断面菌肉白色至浅棕色	菌肉锈褐色
气味	气微，味淡	气微，味淡

【显微鉴别】 灵芝

1. 菌盖纵切面

(1) 皮壳 菌丝似栅状组织。

(2) 菌肉层 无环纹，由无隔而有分枝的菌丝交织而成，与菌管层交界处有棕褐色环。

(3) 菌管层 细长且弯曲，呈多层。

2. 菌盖横切面 菌管口类多边形或类圆形，直径 132～172μm，管孔隔厚 16～40μm。

紫芝

1. 菌盖纵切面 黑褐色。

(1) 皮壳 菌丝似栅状组织。

(2) 菌肉层 有环纹，菌丝有分枝无隔。

(3) 菌管层下方有皮壳（有时脱落）。

2. 菌盖横切面 菌管口类圆形，孔径 28～36μm，管孔隔厚 20～68μm。

灵芝显微图见图 14-8，紫芝显微图见图 14-9。

【成分】 含麦角甾醇、氨基酸、三萜化合物（灵芝酸、赤芝酸等）、灵芝多糖等。

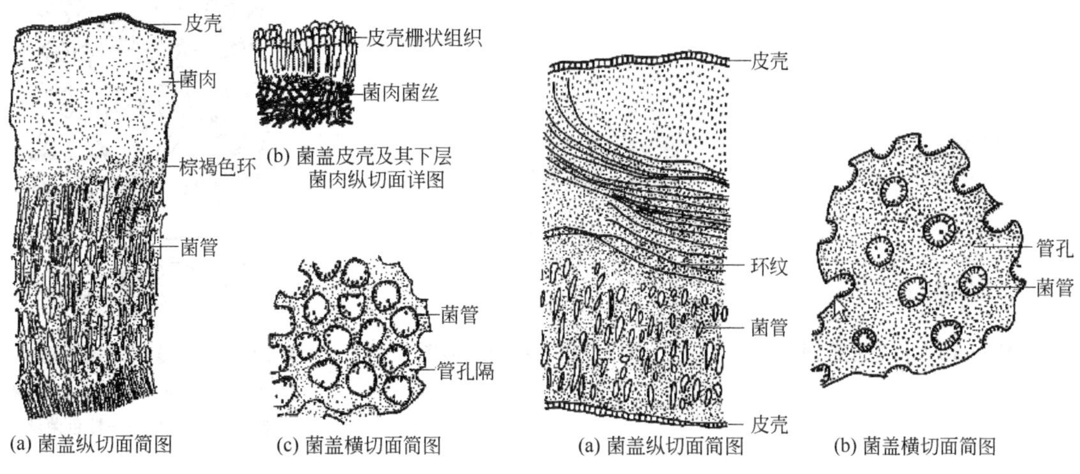

图 14-8　灵芝显微图　　　图 14-9　紫芝显微图

【理化鉴别】 1. 取药材粉末 1g，加入 15mL 蒸馏水，水浴加热约 20min，浸泡 48h，滤过；将滤液滴于滤纸上，100℃烘干，再加茚三酮试剂（0.2g 溶于 100mL 乙醇中）1～2 滴，置于 100℃烤箱中加热 5～10min，灵芝显深紫色斑，紫芝显浅紫色斑（检查氨基酸）。

2. 取药材粉末 1g，加入 15mL 无水乙醇浸渍 48h；取滤液 7mL 蒸干，残渣加冰醋酸 3 滴，再加醋酸酐 1～2 滴，最后加浓硫酸 1 滴，观察颜色变化。灵芝为棕黄色→红色→嫩绿色（久置呈暗绿色），紫芝为黄色→红色→苹果绿色（检查甾醇、三萜）。

【附注】

类似品	与正品灵芝的主要鉴别点
薄树芝	菌盖无轮纹，较薄；菌柄短或无柄 按上述理化鉴别 1 进行试验，显深紫色斑；按理化鉴别方法 2，颜色变化为棕色→红色→污绿色

茯　苓

多孔菌科真菌茯苓 *Poria cocos*(Schw.)Wolf 的干燥菌核。多于 7～9 月采挖，挖出后除去泥沙，堆置“发汗”后，摊开晾至表面干燥，再“发汗”，反复数次至现皱纹、内部水分大部散失后，阴干，称为“茯苓个”；或将鲜茯苓按不同部位切制，阴干，分别称为“茯苓皮”及“茯苓块”。主产于湖北、安徽、河南等省。栽培者以安徽为多，称“安苓”，野生品以云南为著，称“云苓”。茯苓商品根据采收加工主要分为茯苓个、茯苓皮、茯苓片、茯苓块、赤茯苓、白茯苓、茯神、碎苓。

【性状鉴别】 茯苓外形图见图 14-10，茯神外形图见图 14-11。

项　目	正品茯苓性状
形态	呈类球形、椭圆形、扁圆形或不规则团块，大小不一
表面	外皮薄而粗糙，棕褐色至黑褐色，有明显的皱缩纹理。削下的外皮体软质松，略具弹性
质地	体重，质坚实
断面	断面颗粒性，有的具裂隙，外层淡棕色，内部白色，少数淡红色，有的中间抱有松根（茯神）
气味	无臭，味淡，嚼之粘牙

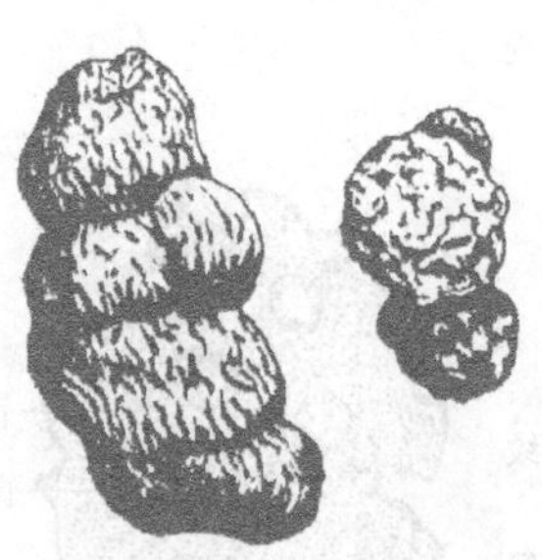

图 14-10 茯苓外形图

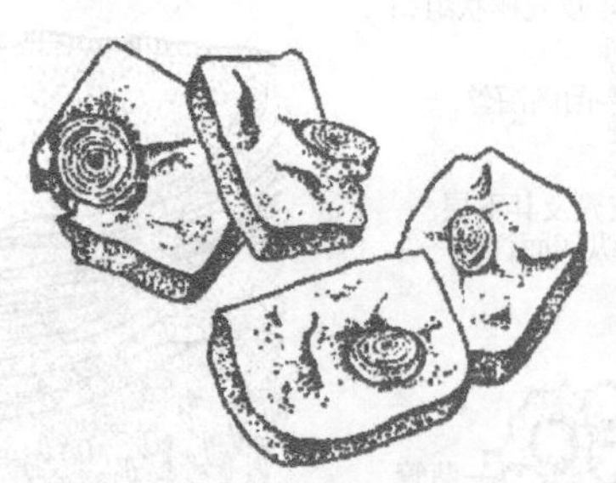

图 14-11 茯神外形图

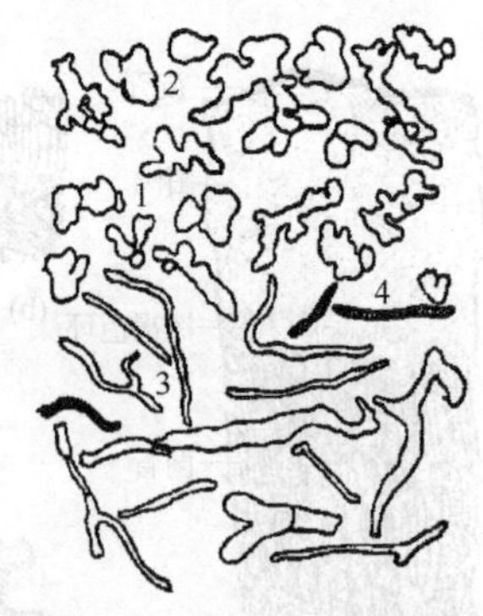

图 14-12 茯苓（菌核）粉末图
1—分枝状团块；2—颗粒状团块；
3—无色菌丝；4—棕色菌丝

【显微鉴别】 粉末 灰白色，味淡（图 14-12）。

菌丝团 无色，不规则颗粒状或末端钝圆的分枝状，遇水合氯醛液渐溶化。

菌丝 弯曲有分枝，无色或淡棕色。

【成分】 茯苓菌核含茯苓聚糖（最高可达 75%）、茯苓酸、麦角甾醇等。

【理化鉴别】 1. 取茯苓片或粉末少许，加碘化钾碘试液 1 滴，显深红色（检查多糖）。

2. 将 0.1g 茯苓粉末置于试管中，加 5mL 水煮沸，再加 3 滴碘试液，得黄色溶液，应不显蓝色或紫红色（检查淀粉及糊精）。

【附注】

伪品类型	与正品茯苓的主要鉴别点
淀粉或含淀粉较多的植物粉末胶黏而成	嚼之不粘牙 粉末镜检含大量淀粉粒 加碘化钾碘 1 滴显蓝黑色
茯苓粉末加黏合剂包埋松木伪充“茯神块”	断面木块面积大，不呈圆形 含大量黏合剂

猪 苓

多孔菌科真菌猪苓 *Polyporus umbellatus*(Pers.)Fries 的干燥菌核。春、秋二季采挖，去净泥沙，晒干。主产于陕西、云南省。

【性状鉴别】 猪苓外形图见图 14-13。

项 目	正品猪苓性状
形态	不规则条块状、类球形或扁块状，长 5～25cm，直径 2～6cm
表面	乌黑或棕黑色，有瘤状突起，略有漆样光泽
质地	体轻，质致密，能浮于水面
断面	类白或黄白色，略成颗粒状
气味	气微，味淡

【显微鉴别】 粉末 灰白色，味淡（图 14-14）。

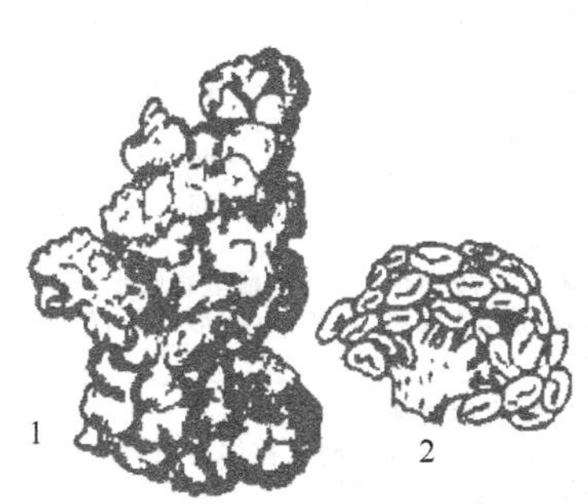

图 14-13　猪苓外形图

1—菌核；2—子实体

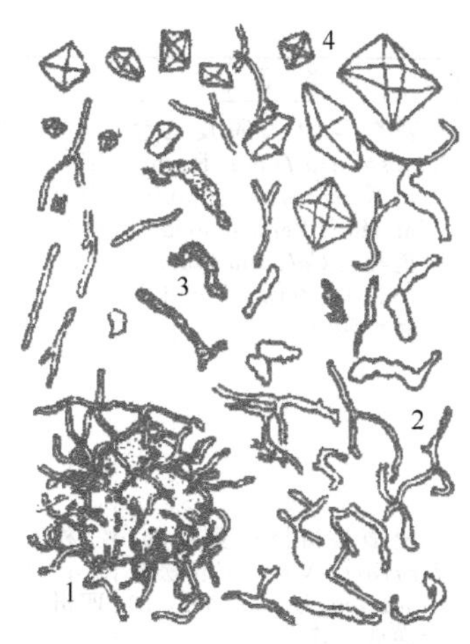

图 14-14　猪苓（菌核）粉末图

1—菌丝团；2—无色菌丝；3—棕色菌丝；4—草酸钙结晶

（1）菌丝团　无色（多），棕色（少）。

（2）菌丝　无色（多），棕色（少），细长弯曲，有分枝及结节状膨大。

（3）草酸钙结晶　双锥形或八面形，较大。

【成分】 猪苓菌核含猪苓聚糖（有抗肿瘤作用）、麦角甾醇等。

【理化鉴别】 1. 猪苓粉末 1g，加稀盐酸 15mL，煮微沸 15min，放置 24h，呈胶冻状。

2. 猪苓粉末少许，加 2%氢氧化钠，放置片刻，不呈胶冻状。

3. 猪苓粉末少许，加稀碘液，溶液不得出现蓝紫色或紫黑色。

4. 猪苓粉末少许，加碘化钾碘试液数滴，显棕褐色。

【附注】

伪品类型	与正品猪苓的主要鉴别点
陈旧变色的茯苓片	切面色偏黄，边缘无黑色猪苓皮。粉末镜检无草酸钙结晶
炒茯苓	切面焦黄，折断后内部白色，边缘无黑色猪苓皮。粉末镜检无草酸钙结晶
山芋干、白芍的根茎或淀粉等黏合而成	颜色不正，断面有的有纤维状物。显微鉴别无菌丝及典型的正八面体或双锥体的草酸钙方晶，却常可见诸如淀粉、纤维、导管、石细胞等高等植物的组织细胞。粉末加碘液常呈蓝紫色或紫黑色反应

本章其他药材

药　材	来　源	产　地	主要性状鉴定特征
银耳	银耳科真菌银耳 *Tremella fuciformis* Berk. 的干燥子实体	四川、贵州等省	不规则皱缩块片 外表黄白或黄褐色，微有光泽 质硬脆，水浸后角质，半透明 气特异，味淡
雷丸	白蘑科真菌雷丸 *Omphalia lapidescens* Schroet. 的干燥菌核	四川、云南等省	类球形或不规则团块，直径 1～3cm 表面黑褐色或灰褐色，有略隆起的网状细纹 质坚实，断面不平坦，白色或浅灰黄色，似粉状或颗粒状（断面色褐呈角质样者，不可供药用），常有黄棕色大理石样纹理 无臭，味微苦，嚼之有颗粒感，微带黏性，久嚼无渣

续表

药　材	来　源	产　地	主要性状鉴定特征
马勃	灰包科真菌脱皮马勃 *Lasiosphaera fenzlii* Reich.、大马勃 *Calvatia gigantea* (Batsch ex Pers.)Lloyd 或紫色马勃 *Calvatia lilacina* (Mont. Et Berk.)Lloyd 的干燥子实体	脱皮马勃产于辽宁、甘肃;大马勃产于内蒙古、青海;紫色马勃产于广东、广西	脱皮马勃　呈扁球形或类球形,无不育柄;包被灰棕色至黄褐色,纸质,常破碎呈块片状或已全部脱落 孢体灰褐色或浅褐色,紧密,有弹性,用手撕之,内有灰褐色棉絮状的丝状物 触之则孢子呈尘土样飞扬,手捻有细腻感 气似尘土,无味 大马勃　残留的包被由黄棕色的膜状外包被和较厚的灰黄色的内包被所组成,光滑,质硬而脆,成块脱落 孢体浅青褐色 紫色马勃　呈陀螺形,或已压扁呈扁圆形,不育柄发达 包被薄,两层,紫褐色,粗皱,有圆形凹陷,外翻 孢体紫色
松萝	松萝科植物松萝 *Usnea diffracta* Vain. 或长松萝 *Usnea longissima* Ach. 的干燥地衣体	松萝产于湖北、湖南;长松萝产于广西、四川	松萝　呈丝状缠绕成团 灰绿或黄绿色,二叉状分枝,枝体表面有多数明显的白色环节状裂沟,习称"节松萝" 质柔韧,断面中央有线状强韧中轴 气微,味酸 长松萝　不呈二歧分枝,密生细小而短的侧枝,习称"蜈蚣松萝";灰绿色,柔软

思考与练习

1. 常用的藻菌类药材有哪些?它们的来源、产地、主要性状特征是什么?
2. 茯苓、猪苓的主要显微鉴别特征有哪些?

(戚秀萍)

实验十五　茯苓、猪苓的鉴定

一、目的要求

1. 掌握菌类药材粉末观察注意点。
2. 掌握茯苓、猪苓粉末特征。
3. 掌握菌类粉末标本片制片方法。

二、显微鉴别

茯苓粉末　灰白色，味淡。

(1) 菌丝团　无色，不规则颗粒状或末端钝圆的分枝状，遇水合氯醛液渐溶化。

(2) 菌丝　弯曲有分枝，无色或淡棕色。

猪苓粉末　灰白色，味淡。

(1) 菌丝团　无色（多），棕色（少）。

(2) 菌丝　无色（多），棕色（少），细长弯曲，有分枝及结节状膨大。

(3) 草酸钙结晶　双锥形或八面形，较大。

三、作业

绘出茯苓、猪苓粉末显微特征图。

(吕　薇)

第十五章　动物类药材

概　　述

动物类中药是指以动物的全体或某一部分为药用部位的中药。包括动物的全体，如土鳖虫、蜈蚣等；除去内脏的干燥全体，如地龙、蛤蚧等；动物体的某一部分，包括角、茸、骨骼、皮甲、贝壳、内脏器官，如鹿茸、龟甲、石决明、熊胆、哈蟆油等；生理产物，如麝香、蟾酥、蝉蜕等；病理产物，如牛黄、马宝等；排泄物，如蚕沙、黑冰片等；加工品，如阿胶等。

动物类中药的鉴别，一般应注意形态、大小、颜色、表面特征、质地、断面、气味、水试和火试现象等。

（1）完整的动物体（主要为昆虫、蛇类等），应侧重以其形态特征进行动物分类学鉴定，确定其品种。

（2）蛇类要注意鳞片的特征，特别是鳞片的数目和排列顺序。

（3）角类应注意其类型，如角质角还是骨质角、洞角还是实角、有无骨环等。

（4）骨类应注意其剖面的特点。

（5）分泌物类应注意气味、颜色等。

（6）贝壳类应注意形状、大小、外表面的纹理、颜色等。

动物类药材常根据药材类别的不同制成不同的饮片，有碎块、片块、粉末，蛇类药材常切成小段，角类药材常镑丝或磨粉，鹿茸常切成横片或斜片。横切片应注意切面和周边的形态，碎块和小段应注意表面特征和气味。

第一节　甲、壳、骨、角与胶类药材

石　决　明

鲍科动物杂色鲍 *Haliotis diversicolor* Reeve、皱纹盘鲍 *Haliotis discus hannai* Ino、羊鲍 *Haliotis ovina* Gmelin、澳洲鲍 *Haliotis ruber*（Leach）、耳鲍 *Haliotis asinina* Linnaeus 或白鲍 *Haliotis laevigata*（Donovan）的贝壳。夏、秋两季捕捉，去肉，洗净，干燥。杂色鲍产于我国福建以南沿海；越南、印度尼西亚、菲律宾均有分布。皱纹盘鲍产于辽宁、山东、江苏等沿海；朝鲜、日本均有分布。羊鲍、耳鲍产于台湾、海南、西沙群岛。澳洲鲍产于澳大利亚、新西兰。白鲍多混于澳洲鲍中。

【性状鉴别】

项目	杂色鲍贝壳	皱纹盘鲍贝壳	羊鲍贝壳	澳洲鲍贝壳	耳鲍贝壳	白鲍贝壳
形态	呈长卵圆形，内面观略呈耳形，长7～9cm，宽5～6cm，高约2cm	呈长椭圆形，长8～12cm，宽6～8cm，高2～3cm	近圆形，长4～8cm，宽2.5～6cm，高0.8～2cm	呈扁平卵圆形，长13～17cm，宽11～14cm，高3.5～6cm	狭长，略扭曲，呈耳状，长5～8cm，宽2.5～3.5cm，高约1cm	呈卵圆形，长11～14cm，宽8.5～11cm，高3～6.5cm

续表

项目	杂色鲍贝壳	皱纹盘鲍贝壳	羊鲍贝壳	澳洲鲍贝壳	耳鲍贝壳	白鲍贝壳
表面	暗红色，有多数不规则的螺肋和细密生长线，螺旋部小，体螺部大，从螺旋部顶处开始向右排列有20余个疣状突起，末端6～9个开孔，孔口与壳面平。内面光滑，具珍珠样彩色光泽。壳较厚	表面灰棕色，有多数粗糙而不规则的皱纹，生长线明显，常有苔藓类或石灰虫等附着物，末端4～5个开孔，孔口突出壳面	壳顶位于近中部而高于壳面，螺旋与体螺部各占1/2，螺旋部边缘有两行整齐的突起，尤以上部较为明显，末端4～5个开孔，呈管状	砖红色，螺旋部约为壳面的1/2，螺肋和生长线呈波状隆起，疣状突起30余个，末端7～9个开孔，孔口突出壳面	光滑，具翠绿色、紫色及褐色等多种颜色形成的斑纹，螺旋部小，体螺部大，末端5～7个开孔，孔口与壳平，多为椭圆形，壳薄，质较脆	砖红色，光滑，壳顶高于壳面，生长线颇为明显，螺旋部约为壳面的1/3，疣状突起30余个，末端9个开孔，孔口与壳平
质地	质坚硬，不易破碎					
气味	无臭，味微咸					

【成分】 主含碳酸钙，尚含20余种氨基酸、胆素、壳角质等。

【理化鉴别】 1. 取本品粉末置紫外光灯（365nm）下观察，杂色鲍壳显苔绿色荧光，皱纹盘鲍壳显橙黄色荧光，耳鲍壳显雪白色荧光。

2. 取本品粉末的5%蒸馏水浸出液1mL，加醋酸锌酒精饱和液2～3滴，置紫外灯光（365nm）下观察，杂色鲍壳显草绿色荧光，皱纹盘壳显浅墨绿色荧光，耳鲍壳显浅黄绿色荧光。

【附注】 过去药材商品分为光底石决明（杂色鲍贝壳）和毛底石决明（皱纹盘鲍贝壳和羊鲍贝壳），一般认为光底石决明质量较好。

龟甲

龟科动物乌龟 *Chinemys reevesii*（Gray）的背甲及腹甲。全年均可捕捉，以秋、冬二季为多，捕捉后杀死，或用沸水烫死，剥取背甲及腹甲，除去残肉，晒干。主产于湖北、湖南、安徽、江西、江苏、浙江等省。

【性状鉴别】 本品背甲及腹甲由甲桥相连，背甲稍长于腹甲，与腹甲常分离。

项目	腹甲	背甲
形态	呈板片状，近长方椭圆形，长6.4～21cm，宽5.5～17cm	呈长椭圆形拱状，长7.5～22cm，宽6～18cm
外表面	淡黄棕色至棕黑色，盾片12块，每块常具紫褐色放射状纹理，腹盾、胸盾或股盾中缝均长，喉盾、肛盾次之，肱盾中缝最短	棕褐色或黑褐色，脊棱3条；颈盾1块，前窄后宽；椎盾5块，第1椎盾长大于宽或近相等，第2～4椎盾宽大于长；肋盾两侧对称，各4块；缘盾每侧11块；臀盾2块
内表面	黄白色至灰白色，骨板9块，呈锯齿状嵌接；前端钝圆或平截，后端具三角形缺刻，两侧残存呈翼状向斜上方弯曲的甲桥	
质地	质坚硬	
气味	气微腥，味微咸	

【成分】 含蛋白质、胶原、碳酸钙等。

【理化鉴别】 取粉末适量，加1mol/L硫酸20mL，在110℃水解24h，滤过，滤液用氢氧化钙调pH值至4，滤过，滤液浓缩至约5mL，点于层析滤纸上，以正丁醇-冰醋酸-无水乙醇-水（11∶2∶6∶6）展开，喷以0.5%茚三酮丙酮溶液，于60℃加热30min，显现9个斑点。

【附注】 龟胶　为龟科动物乌龟的腹甲或背壳熬制而成的胶块。呈长方形或方形的扁块，褐色略带绿色，质硬而脆，断面显光泽，对光照视透明如琥珀，气微腥，味淡。

穿　山　甲

鲮鲤科动物穿山甲 *Manis pentadactyla* Linnaeus 的鳞甲。收集鳞甲，洗净，晒干。主产于广西、广东、贵州、云南、湖南、福建等省区。

【性状鉴别】

项　目	正品穿山甲性状
形态	呈扇面形、三角形、菱形或盾形的扁平片状或半折合状，中间较厚，边缘较薄，大小不一，长宽各为0.7～5cm
表面	外表面黑褐色或黄褐色，有光泽，宽端有数十条排列整齐的纵纹及数条横线纹；窄端光滑。内表面色较浅，中部有一条明显突起的弓形横向棱线，其下方有数条与棱线相平行的细纹
质地	角质，半透明，坚韧而有弹性，不易折断
气味	气微腥，味淡

【显微鉴别】 粉末特征　呈无定形碎块，近无色，淡黄色或黄色，大多有大小不一的类圆形、椭圆形或不规则形空洞，碎块边缘凹凸不平或有凹陷，偶见细纹理。

【成分】 主含大量角蛋白、多种氨基酸，并含有18种无机元素。

【附注】 正品穿山甲水煮5min无明显变化，火烧有较浓的特异腥气，未烧尽的边缘呈乳白色，质酥脆；砂烫后鼓起，表面金黄色，内部鼓松起泡，易折断，断面显明显层纹。

羚　羊　角

牛科动物赛加羚羊 *Saiga tatarica* Linnaeus 的角。猎取后锯取其角，晒干。分布于前苏联、蒙古、澳大利亚及我国新疆的伊犁、温泉、博乐、塔城及甘肃祁连山等地。

【性状鉴别】

项　目	正品羚羊角性状
形态	呈长圆锥形，略呈弓形弯曲，长15～33cm
表面	类白色或黄白色，基部稍呈青灰色。嫩枝对光透视有"血丝"或紫黑色斑纹，光润如玉，无裂纹，老枝则有细纵裂纹。除尖端部分外，有10～16个隆起环脊，间距约2cm，用手握之，四指正好嵌入凹处，习称"水波纹"
质地	质坚硬
断面	角的基部横截面圆形，直径3～4cm，内有坚硬质重的角柱，习称"骨塞"，骨塞长约占全角的1/2或1/3，表面有突起的纵棱与其外面角鞘内的凹沟紧密嵌合，从横断面观，其结合部呈锯齿状。除去"骨塞"后，角的下半段成空洞，全角呈半透明，对光透视，上半段中央有一条隐约可辨的细孔道直通角尖，习称"通天眼"
气味	气无，味淡

【显微鉴别】 横切面

(1) 可见组织构造多少呈波浪状起伏。

(2) 髓腔的大小不一，长径10～50(80)μm，以角基部的髓腔最大。

(3) 束的皮层细胞扁梭形，3～5层。束间距离较宽广，充满着近等径性多边形、长菱形或狭长形的基本角质细胞。

(4) 皮层细胞或基本角质细胞均显无色透明，其中不含或仅含少量细小浅灰色色素颗粒，细胞中央往往可见一个折光性强的圆粒或线状物。

【成分】 含角蛋白、甾醇类、磷酸钙及不溶性无机盐等。

【附注】 羚羊角主靠进口，因价格昂贵，药材常见混淆品有同科动物鹅喉羚羊（长尾黄羊）*Cazella subgutturosa* Guldenstaedt、藏羚羊 *Pantholops hodgsoni* Abel、黄羊 *Procapra gutturosa* Pallas 等的角，它们均不呈类白色、半透明，均无“通天眼”，应注意鉴别。鹅喉羚羊分布于内蒙古、甘肃、新疆、青海、西藏等省区。角呈长圆锥形而稍扁，角尖显著向内弯，长14～30cm。表面灰黑色，不透明，粗糙，多纵裂纹，中下部有隆起斜向环脊5～10个，另一侧不明显，其间距约1.5～2cm。含磷脂类成分约0.06%，组成与羚羊角相似。藏羚羊角不规则细长圆锥形，弯曲，基部扁侧，较厚，长40～70cm。表面黑色或黑褐色，较发达，不透明，有环脊10～16个，其间距几相等，约2cm。黄羊角呈长圆锥形而侧扁，略作“S”形弯曲，长20～30cm。表面淡灰棕色或灰褐色，不透明，有多数纵纹理，微波状环脊17～20个，斜向弯曲，其下部间距较小，约50mm。含磷脂类成分（约0.06%）及氨基酸，二者组成均与羚羊角相似。

鹿　茸

鹿科动物梅花鹿 *Cervus nippon* Temminck 或马鹿 *Cervus elaphus* Linnaeus 的雄鹿未骨化密生茸毛的幼角。前者习称“花鹿茸”，后者习称“马鹿茸”。鹿的生长期约为20年，以3～6年所生的茸最佳。分锯茸和砍茸两种。锯茸一般从3龄鹿开始，第一次在清明后45～50天进行，习称“头茬茸”；采后50～60天，习称“二茬茸”。锯下的鹿茸经烫炸等加工后，阴干或烘干。花鹿茸主产于吉林、辽宁、河北、四川等省，品质优。马鹿茸主产于黑龙江、吉林、内蒙古、青海、新疆、四川及云南等省，东北产者习称“东马鹿茸”，品质优；西北产者习称“西马鹿茸”，质较次。

【性状鉴别】 鹿茸外形见图15-1。

项　目	正品鹿茸性状
	花鹿茸二杠
形态	呈圆柱状，具一个分枝，习称“二杠”，主枝习称“大挺”，长17～20cm，锯口直径4～5cm，离锯口约1cm处分出的侧枝，习称“门庄”，长9～15cm，直径较大挺略细
表面	外皮红棕色或棕色，多光润，表面密生红黄色或棕黄色细茸毛，上端较密，下端较疏；分岔间具1条灰黑色筋脉，皮茸紧贴
质地	体轻。锯口黄白色，外围无骨质，中部密布细孔
气味	气微腥，味微咸
	花鹿茸三岔
	具两个分枝者，习称“三岔”，大挺长23～33cm，直径较二杠细，略呈弓形，微扁，枝端略尖，下部多有纵棱筋及突起疙瘩；外皮红黄色，茸毛较稀而粗
	再生茸
	再生茸与头茬茸相似，但挺长而不圆或下粗上细，下部多有纵棱筋。皮灰黄色，茸毛较粗糙，锯口外围多已骨化。体较重。无腥气
	马鹿茸
	较花鹿茸粗大，分枝较多，侧枝一个者习称“单门”，两个者习称“莲花”，三个者习称“三岔”，四个者习称“四岔”。按产地分为“东马鹿茸”和“西马鹿茸”

续表

项　目	正品鹿茸性状
	东马鹿茸 "单门"　大挺长 25～27cm，直径约 3cm。外皮灰黑色，茸毛灰褐色或灰黄色，锯口面外皮较厚，灰黑色，中部密布细孔，质嫩 "莲花"　大挺长可达 33cm，下部有棱筋，锯口面蜂窝状小孔稍大 "三岔"　皮色深，质较老 "四岔"　茸毛粗而稀，大挺下部具棱筋及疙瘩，分枝顶端多无毛，习称"捻头" 西马鹿茸 大挺多不圆，顶端圆扁不一，长 30～100cm。表面有棱，多抽缩干瘪，分枝较长且弯曲，茸毛粗长，灰色或黑灰色。锯口色较深，常见骨质 气腥臭，味咸

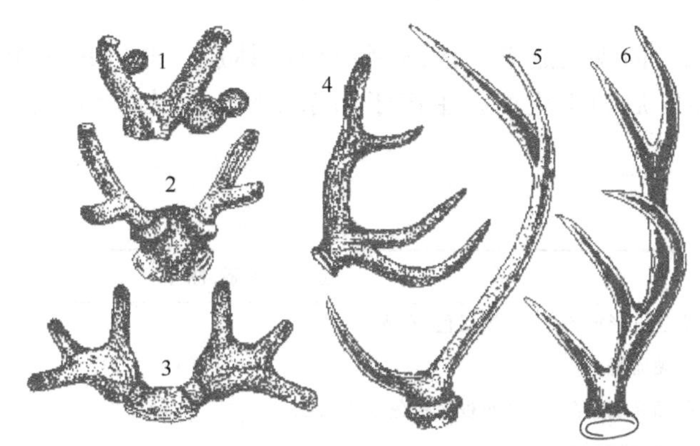

图 15-1　鹿茸外形

1—锯花茸及饮片；2—砍花鹿茸；3—砍马鹿茸；

4—锯马鹿茸；5—梅花鹿角；6—马鹿角

【显微鉴别】 花鹿茸　粉末淡黄色，气微腥，味微咸。

(1) 表皮角质层淡黄色，表面颗粒状，凹凸不平，茸毛脱落后的毛常呈圆洞状，常碎裂，边缘较平整。

(2) 毛茸多碎断，毛干中部直径 13～50μm，毛根常与毛囊相连，基部膨大呈长圆形或棒状。

(3) 骨碎片棕色、淡黄色或淡灰色。呈不规则形碎块，表面有细密的纵向纹理及点状孔隙。骨陷窝较多，大多呈类圆形。

【成分】 含雌二醇、胆甾醇、油维生素 A、雌酮、脑素、卵磷脂、脑磷脂、糖脂、神经磷脂、多糖及多种氨基酸与钙、磷、镁等。

【理化鉴别】 取本品粉末 0.1g，加水 4mL，加热 15min，放冷，滤过。取滤液 1mL，加茚三酮试液 3 滴，摇匀，加热煮沸数分钟，显蓝紫色；另取滤液 1mL，加 10%氢氧化钠溶液 2 滴，摇匀，滴加 0.5%硫酸铜溶液，显蓝紫色（蛋白质反应）。

【附注】 1. 鹿角　为鹿科动物梅花鹿或马鹿已长成骨化的角。马鹿角呈分枝状，通常分成 4～6 个侧枝，全长 50～90cm。主枝弯曲，直径 3～6cm，基部具盘状突起，习称"珍珠盘"，周边常有稀疏细小的孔洞，侧枝多向一侧伸展，第一侧枝与珍珠盘相距较近，第二侧枝靠近第一枝着生。表面灰褐色或灰黄色，有光泽，角尖平滑，中、下部常具疣状突起，习称“骨钉”，并具有纵棱。质坚硬，断面外圈骨质，灰白色或微带淡褐色，中部多呈灰褐色，具蜂窝状孔。无臭、味微咸。梅花鹿角通常分成2～3个侧枝，全长30～50cm，直径3cm。侧枝多向两旁伸展，第一枝与珍珠盘相距较近，第二枝与第一枝相距较远，主枝末端分成两小枝。表面黄棕色或灰棕色，枝端灰白色。枝端以下具明显骨钉，骨钉断续排成纵棱，顶部灰白色或灰黄色，有光泽。均含胶质约25%、磷酸钙50%～60%、碳酸钙及氮化物等。

2. 鹿角胶 为鹿科动物梅花鹿或马鹿的角经熬制而成的胶块。本品呈扁方块状，长、宽各2～4cm，厚约6mm。表面红棕色或棕褐色，光滑，半透明。质坚而脆，断面显玻璃样光泽。气微，味微甘。含多种氨基酸、胶质、磷酸钙、碳酸钙等。

阿　胶

驴 *Equus asinus* L. 的皮经煎煮、浓缩制成的固体胶。北方地区全年均可加工生产，南方各省多在“立冬”后加工生产。主产于山东东阿、河南、河北、内蒙古以及东北等省区。

【性状鉴别】

项　目	正品阿胶性状
形态	为长方形或方形块，黑褐色，有光泽
质地	质硬而脆
断面	断面光亮，碎片对光照视呈棕色半透明状
气味	气微，味微甘

【成分】 主含明胶蛋白，含量可达98.84%。

【理化鉴别】 1. 检查 10%的胶水溶液呈半透明或不透明状，淡棕色，有少量类白色物析出，炽灼残渣疏松，呈片状、团块状或棉絮状，不与坩埚黏结，灰分入口无异物感。而其他伪品胶类的10%胶水溶液均无类白色物析出；炽灼灰分与坩埚黏结，颗粒状或粉泥状，质硬，色深，入口吸砂感或有臭味。

2.《中国药典》规定，阿胶含水分不得过15.0%，含挥发性碱物质不得过0.10%。

第二节　全身、皮、肉与脏器类药材

金钱白花蛇

眼镜蛇科动物银环蛇 *Bungarus multicinctus* Blyth 的幼蛇干燥体。夏、秋二季捕捉，剖开蛇腹，除去内脏，擦净血迹，用乙醇浸泡处理后，盘成圆形，用十字形竹签穿过蛇体固定，干燥。主产于浙江、福建、江西、广东、广西、湖南、湖北、云南、贵州等省区。

【性状鉴别】 银环蛇见图15-2，金钱白花蛇药材图见图15-3，金钱白花蛇躯干鳞片、尾下鳞片见图15-4。

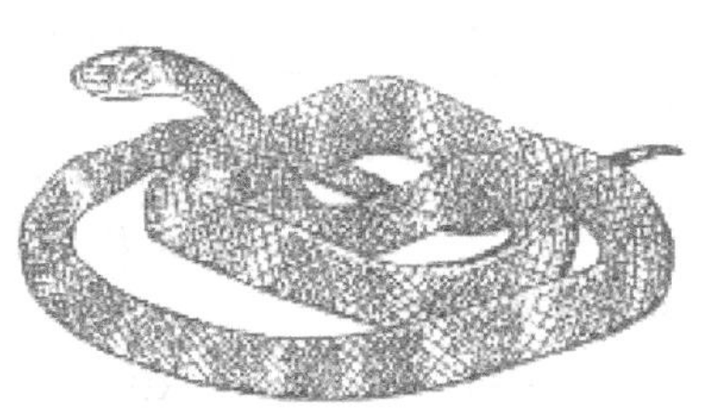

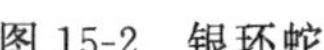

图 15-2　银环蛇

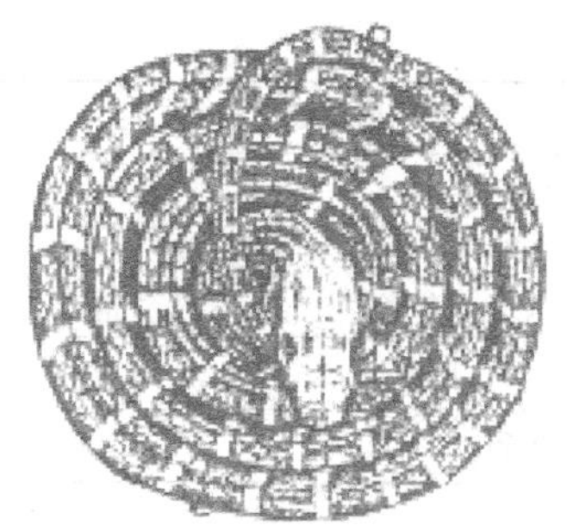

图 15-3　金钱白花蛇药材图

项　目	正品金钱白花蛇性状
形态	呈圆盘状，盘径 3～6cm，蛇体直径 0.2～0.4cm。头盘在中间，尾细，常纳口内，口腔内上颌骨前端有毒沟牙 1 对，鼻间鳞 2 片，无颊鳞，上下唇鳞通常各为 7 片
背面	背部黑色或灰黑色，背鳞细密，通身 15 行。有白色环纹 45～58 个，黑白相间，白环纹在背部宽 1～2 行鳞片，向腹面渐增宽，黑环纹宽 3～5 行鳞片，背正中明显突起一条脊棱，脊鳞扩大呈六角形
尾部	尾下鳞单行

【显微鉴别】 取背鳞 1 片，用水装置，观察。金钱白花蛇背鳞外表面、横切面见图 15-5。

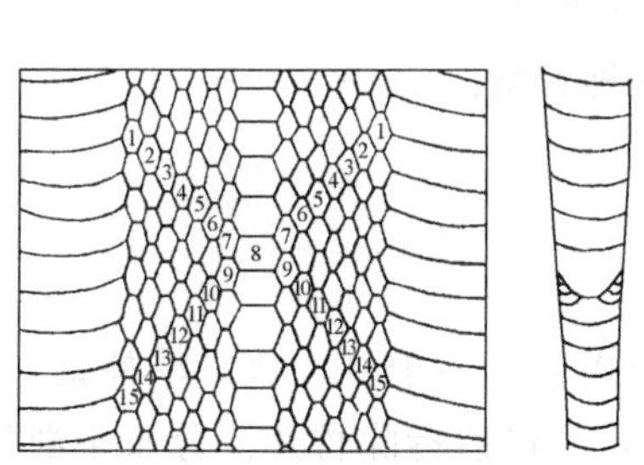

图 15-4　金钱白花蛇躯干鳞片、尾下鳞片

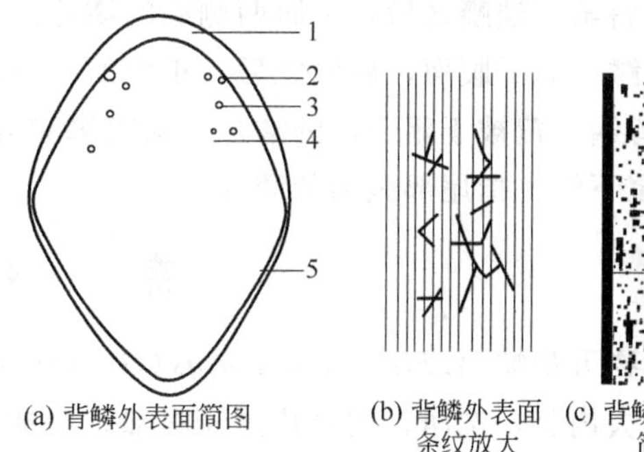

图 15-5　金钱白花蛇背鳞外表面、横切面

1—游离端；2—端窝；3—色素斑；4—条纹；5—基部；6—外表皮；7—真皮；8—色素；9—内表皮

外表面　鳞片呈黄白色，具众多细密纵直条纹，间距 1.1～1.7μm，沿鳞片基部至先端方向径向排列。此为本品粉末鉴定的主要依据。

背部横切面观　内外表皮均较平直，真皮不向外方突出，真皮中色素较少。

【成分】 主要含蛋白质、脂肪及鸟嘌呤核苷，头部毒腺中含强烈的神经性毒素，为小分子蛋白质及多肽类，并含溶血成分及血细胞凝集成分。

【附注】 近年来由于金钱白花蛇货源紧俏，全国不少省区发现一些伪品如金环蛇 *Bungarus fasciatus*(Schneider)、赤链蛇 *Dinoden rufozonatum*(Cantor)、黑背白花蛇 *Lycodon ruhstrati* 等幼蛇混充，其主要区别如下：

项目	金钱白花蛇	金环蛇	赤链蛇	黑背白花蛇
环纹	黑白相间，45～58 个，白纹 1 鳞，黑纹 3 鳞	黑黄相间，25～35 个，黑纹与黄纹近等宽	棕黑相间，100 多个，白纹 1 鳞，黑纹 2～3 鳞	黑白环纹 45～65 个
上唇鳞	7	7	9	7

续表

项目	金钱白花蛇	金环蛇	赤链蛇	黑背白花蛇
颊鳞	无	无	1	1
背鳞	通身15行,中央一列脊鳞扩大呈六角形	通身15行,脊鳞扩大呈六角形	15～17行	15-19-19行,脊鳞不扩大
腹鳞	单行,白色	单行,浅黄色	双行,两侧有黑斑	双行
尾下鳞	单行,37～55片	单行,23～38片	双行,48～88片	双行,75～102片

术语解释

(1) 吻鳞　位于吻端正中的一枚鳞片。

(2) 鼻间鳞　位于吻鳞后介于左右鼻鳞间的鳞片，常2枚。

(3) 前额鳞　鼻间鳞后方的一对鳞片。

(4) 顶鳞　位于颅顶，额鳞后方，常一对。

(5) 鼻鳞　鼻孔开孔其上的鳞片。

(6) 颊鳞　介于鼻鳞与眶前鳞之间的小鳞片。

(7) 颏鳞　下颌前缘正中的一枚鳞片。

(8) 下唇鳞　颏鳞之后，下唇两侧缘的鳞片。

(9) 腹鳞　躯干腹面，肛鳞之后，正中的一行较宽大的鳞片。

(10) 背鳞　覆被于躯干部的鳞片，除腹鳞和肛鳞外都称背鳞。

(11) 尾下鳞　指尾部腹面的鳞片。

蕲　蛇

蝰科动物五步蛇 *Agkistrodon acutus*（Güenther）的干燥体。多于夏、秋二季捕捉，剖开蛇腹，除去内脏，洗净，用竹片撑开腹部，盘成圆盘状，干燥后拆除竹片。分布于浙江、江西、福建、广东、广西、湖南、湖北等省。

【性状鉴别】

项　目	正品蕲蛇性状
形态	卷呈圆盘状,盘径17～34cm,体长可达2m。头在中间稍向上,呈三角形而扁平,吻端向上,习称"翘鼻头"。上腭有管状毒牙,中空尖锐
背面	背部两侧各有黑褐色与浅棕色组成的"V"形斑纹17～25个,其"V"形的两上端在背中线上相接,习称"方胜纹",有的左右不相接,呈交错排列
腹面	腹部撑开或不撑开,灰白色,鳞片较大,有黑色类圆形的斑点,习称"连珠斑"
尾部	尾部骤细,末端有三角形深灰色的角质鳞片一枚,习称"佛指甲"

【显微鉴别】 背鳞外表面　鳞片呈深棕色或黄棕色，密布乳头状突起，乳突呈类三角形、类卵形或不规则形，内含颗粒状色素，具端窝2个。

背鳞横切面　部分真皮和表皮向外乳头状突出，使外表面呈波浪形，突起部的真皮含较多色素。内表面较平直，无乳头状突起。

【成分】 主含蛋白质和脂肪。头部毒腺中含多量出血性毒素，少量神经性毒素，微量的溶血性成分及促进血液凝固成分。干蛇的毒牙仍然有毒。被蛇咬伤中毒后，内脏广泛出血。

蛤　　蚧

壁虎科动物蛤蚧 *Gekko gecko* Linnaeus 的干燥体。全年均可捕捉，除去内脏，拭净，用竹片撑开，使全体扁平顺直，低温干燥。主产于广西南宁、百色等地区，云南、广东、福建、台湾等省亦产。广西、江苏等地有人工养殖。

【性状鉴别】 蛤蚧见图 15-6，蛤蚧药材图见图 15-7。

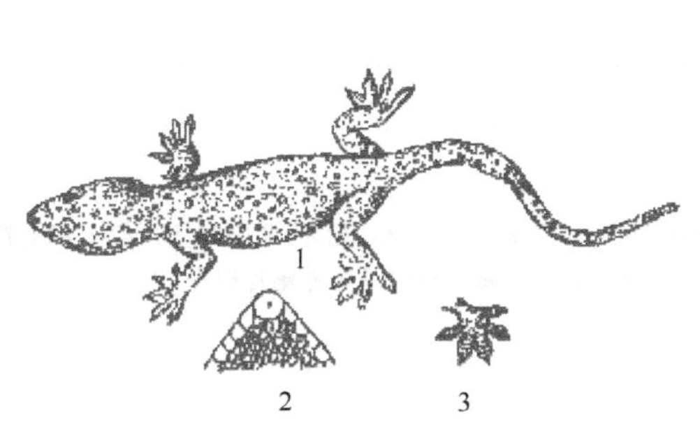

图 15-6　蛤蚧

1—全体；2—吻端背面观；3—指（趾）底面观

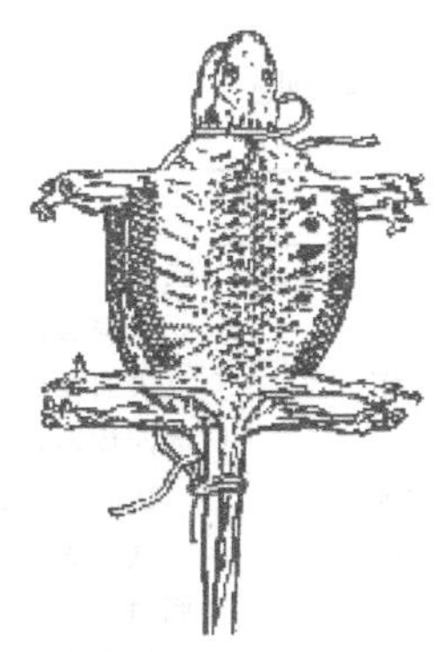

图 15-7　蛤蚧药材图

项　目	正品蛤蚧性状
形态	呈扁片状，头颈部及躯干部长 9～18cm，头颈部约占 1/3，腹背部宽 6～11cm，尾长 6～12cm。全身密被圆形或多角形微有光泽的细鳞
头部	头略呈扁三角状，两眼多凹陷成窟窿，口内有细齿，生于颚的边缘，无异型大齿。吻部半圆形，吻鳞不切鼻孔，与鼻鳞相连，上鼻鳞左右各一片，上唇鳞 12～14 对，下唇鳞(包括颏鳞)21 片
腹背部	呈椭圆形，腹薄。背部呈灰黑色或银灰色，有黄白色或灰绿色斑点散在或密集成不显著的斑纹，脊椎骨及两侧肋骨突出
四足	均具 5 趾，除第一趾外，均具爪；趾间仅具蹼迹，足趾底有吸盘
尾部	尾细长而坚实，微现骨节，有 6～7 个明显的银灰色环带

【成分】 含肌肽、胆碱、内毒碱、鸟嘌呤、蛋白质等。

【理化鉴别】 粉末的乙醇提取液或酸水提液，加生物碱试剂（硅钨酸、碘化钾、碘化汞钾等），均有沉淀反应。

【附注】 常见伪品有：①壁虎科动物多疣壁虎 *Gekko japonicus*（Dumeril et Bibron）除去内脏的干燥体，俗称小蛤蚧。②壁虎科动物壁虎 *Gekko chinensis* Gray 去内脏的干燥体，俗称小蛤蚧。其主要区别如下：

项　目	蛤　蚧	多疣壁虎	壁　虎
身长	15～30cm	12～15cm	12～15cm
吻鳞	不切入鼻孔	切入鼻孔	切入鼻孔
背鳞	黑色，鳞片类圆形，散有粗大疣鳞	灰褐色，鳞片细小，具不规则疣鳞	褐色，粒鳞细小，散有细小疣鳞
足	均具 5 趾	均具 5 趾	均具 5 趾
尾	长 6～12cm，有 6～7 个银灰色环带	短于体长，生活时尾易断	长 5～8cm，多长于体

海　马

海龙科动物线纹海马 *Hippocampus kelloggi* Jordan et Snyder、刺海马 *Hippocampus histrix* Kaup、大海马 *Hippocampus kuda* Bleeker、三斑海马 *Hippocampus trimaculatus* Leach 或小海马（海蛆）*Hippocampus japonicus* Kaup 的干燥体。夏、秋两季捕捞，洗净，晒干；或除去皮膜及内脏，晒干。分布于我国广东、海南岛、广西、福建、台湾、山东、浙江、江苏、辽宁等沿海地区。

【性状鉴别】

项　目	正品海马性状
	线纹海马
形态	呈扁长形而弯曲，体长约 30cm
表面	表面黄白色。头略似马头，有冠状突起，具管状长吻，口小，无牙，两眼深陷。躯干部七棱形，尾部四棱形，渐细卷曲，体上有瓦楞形的节纹并具短棘，习称"马头蛇尾瓦楞身"
质地	体轻，骨质，坚硬
气味	气微腥，味微咸
	刺海马
	体长 15～20cm。头部及体上环节间的棘细而尖
	大海马
	体长 20～30cm。黑褐色
	三斑海马
	体侧背部第 1、4、7 节的短棘基部各有 1 黑斑
	小海马（海蛆）
	体形小，长 7～10cm，黑褐色。节纹及短棘均较细小

【显微鉴别】　粉末特征　线纹海马（克氏海马）

（1）横纹肌纤维较多，近无色、淡黄色或棕色，多碎断。侧面观有细密横纹，明暗相间，横纹平直或微波状。

（2）横断面易见，呈类长方形、类矩圆形、菱形或长卵形，表面平滑，可见细点状或裂缝状孔隙。胶原纤维散离，相互缠绕成团，隐约可见纵向纹理。

（3）胶原纤维团常与灰色颗粒状物的组织碎片相连接。

【成分】　含蛋白质、脂肪多种氨基酸等。

【附注】　曾发现有人在海马中掺入各种增加重量的物质，如水泥、铅粉、面粉等，质地特别沉重，腹面鼓起，砍断可见异物露出。

海　龙

海龙科动物刁海龙 *Solenognathus hardwickii*（Gray）、拟海龙 *Syngnathoides biaculeatus*（Bloch）或尖海龙 *Syngnathus acus* Linnaeus 的干燥体。多于夏、秋两季捕捞，刁海龙、拟海龙除去皮膜及内脏，洗净，晒干；尖海龙直接洗净，晒干。刁海龙主产于广东、广西、福建、台湾等海域。拟海龙分布于我国南海及日本、菲律宾、非洲东岸及澳洲各域。尖海龙主产于我国山东、广东、辽宁沿海地区及印度尼西亚、非洲东海各海域。

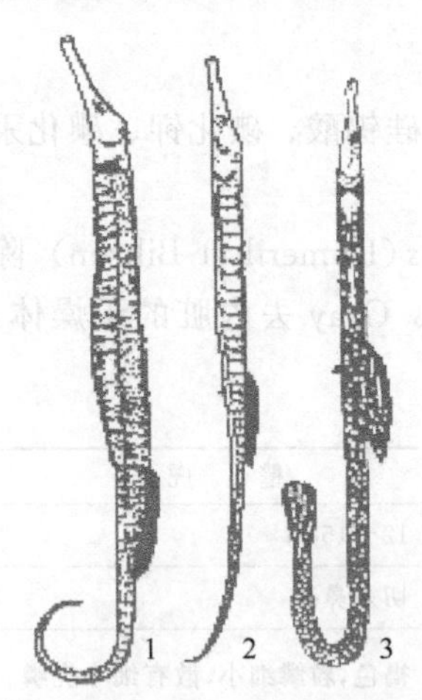

图 15-8　海龙（全体）外形
1—刁海龙；2—拟海龙；3—尖海龙

【性状鉴别】　海龙（全体）外形见图 15-8。

项　目	正品海龙性状
	刁海龙
形态	体狭长侧扁，全长 30～50cm。头部具管状长吻，口小，无牙，两眼圆而深陷，头部与体轴略呈钝角。躯干部宽 3cm，五棱形，尾部前方六棱形，后方渐细，四棱形，尾端卷曲
表面	表面黄白色或灰褐色。背棱两侧各有 1 列灰黑色斑点状色带。全体被以具花纹的骨环及细横纹，各骨环内有突起粒状棘。胸鳍短宽，背鳍较长，有的不明显，无尾鳍
质地	骨质，坚硬
气味	气微腥，味微咸
	拟海龙
	体长平扁，躯干部略呈四棱形，全长 20～22cm。表面灰黄色。头部常与体轴成一直线
	尖海龙
	体细长，呈鞭状，全长 10～30cm，未去皮膜。表面黄褐色。有的腹面可见育儿囊，有尾鳍。质较脆弱，易撕裂

【成分】 含蛋白质、脂肪多种氨基酸等。

熊　胆　粉

熊科动物黑熊 *Selenarctos thibetanus* 或棕熊 *Ursus arctos* L. 经胆囊手术引流胆汁而得的干燥品。主产于黑龙江、吉林、云南、贵州、四川等地。

【性状鉴别】

项　目	正品熊胆粉性状
形态	呈不规则片块状、颗粒或粉末。黄色至深棕色，黄绿色或黑褐色，半透明或微透明，有玻璃样光泽。质脆，易吸潮
气味	气清香，微腥，味极苦微回甜，有清凉感

【成分】 主含胆汁酸，其中主要为牛磺熊去氧胆酸 16.3%～39.3%，是熊胆特有的成分，优品可达 70%以上，并有牛磺鹅去氧胆酸、胆酸及去氧胆酸等。这些胆酸通常与甘氨酸结合，并以钠盐或钙盐的形式存在。牛磺熊去氧胆酸及牛磺鹅去氧胆酸经水解后生成牛磺酸和熊去氧胆酸，熊去氧胆酸是熊胆特有的成分，有较强的解痉和溶解胆结石作用。

哈　蟆　油

蛙科动物中国林蛙 *Rana temporaria chensinensis* David 雌蛙的输卵管，经采制干燥而得。主要分布于吉林、黑龙江、辽宁等地。

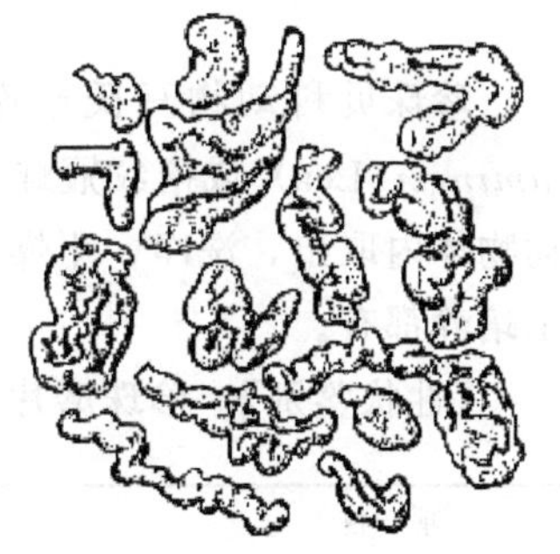

图 15-9　哈蟆油药材

【性状鉴别】 哈蟆油药材见图 15-9。

项　目	正品哈蟆油性状
形态	呈不规则块状，弯曲而重叠，长 1.5～2cm，厚 1.5～5mm
表面	表面黄白色，呈脂肪样光泽，偶有带灰白色薄膜状干皮。摸之有滑腻感
气味	气腥，味微甘，嚼之有黏滑感
水试	在温水中浸泡，可膨胀至原体积的 10～15 倍

【成分】 主含雌酮、17β-羟甾醇脱氧酶、胆固醇、维生素 A 等。

【理化鉴别】 1. 荧光检查

（1）药材置紫外光灯下呈棕色荧光。

（2）药材的稀醇浸出液置紫外光灯下呈浅粉色荧光。

2. 化学定性 取本品0.1g溶于50%乙醇溶液中，取浸出液3mL加6滴水合茚三酮试液，沸水中加热5min后呈蓝紫色。

【附注】 常见伪品有蟾蜍科动物中华大蟾蜍 *Bufo bufo gargarizans* Cantor 的干燥输卵管。其主要区别如下：

名 称	哈蟆油	中华大蟾蜍（癞哈蟆油）
形状	呈不规则块状或片状，完整者，背面钝圆成弧状或嵴状隆起，腹成凹形不平	呈回旋盘曲重叠的团状，或为不规则的弯曲的链状，曲链内常有一白色纤维状组织相连
表面	平滑，有不明显的细纹或裂纹，具油脂样光泽，可见红色的毛细血管，摸之有滑腻感，黄白色或黄棕色，腹面色稍暗	平滑，干燥，淡黄色或褐色，无油脂样光泽和滑腻感，无毛细血管
断面	致密、蜡脂样、碎片断裂处可见灰白色膜脂样的片状丝状物	致密，蜡脂样，断裂处有白色线形丝状物
横切面	无孔隙	有孔隙
手捏	手捏即散	手捏不散
遇水	遇水（尤以热水）则迅速膨胀，5h可增大体积10倍，12h后可增大体积15倍，膨大体呈棉团状	膨大，吸水量小，5h后可增大体积3～5倍，12h后增大体积近10倍，膨大体不呈棉团状
口试	遇水后的膨大体质地绵软，嚼之黏糊状	遇水后的膨大体质地较硬而挺，嚼之有脆性

第三节 分泌物与排泄物类药材

珍 珠

珍珠贝科动物马氏珍珠贝 *Pteria martensii*（Dunker）、蚌科动物三角帆蚌 *Hyriopsis cumingii*（Lea）或褶纹冠蚌 *Cristaria plicata*（Leach）等双壳类动物受刺激形成的珍珠。自动物体内取出，洗净，干燥。主产于广东、广西、海南、台湾、浙江、江苏等地，天然和人工培养都有。

【性状鉴别】 珍珠磨片图见图15-10。

项 目	正品珍珠性状
形态	呈类球形、长圆形、卵圆形或棒形，直径1.5～8.8mm
表面	表面类白色、浅粉红色、浅黄绿色或浅蓝色，半透明，光滑或微有凹凸，具特有的彩色光泽
质地	质坚硬，破碎面显层纹
气味	无臭，无味

【显微鉴别】 磨片 可见粗细两类同心环状层纹，称为“珍珠结构环”。粗层纹较明显，连续成环或断续环形，层纹间距不等，在60～500μm之间。细层纹有些部位明显，多数不甚明显，间距小于30μm。中心部多实心，无特异结构，多数磨片在暗视野中可见珍珠的特

有彩光。

粉末　类白色（图 15-11）。

天然珍珠　呈不规则碎块，半透明，具彩虹样光泽。表面显颗粒性，由数薄层至十数薄层重叠，片层结构排列紧密，可见致密的成层线条或极细密的微波状纹理。

人工养殖珍珠　呈不规则长块状、梭形或条形的块片，表面有扭曲或弯曲的顺向条纹与多数小乳头状突起。

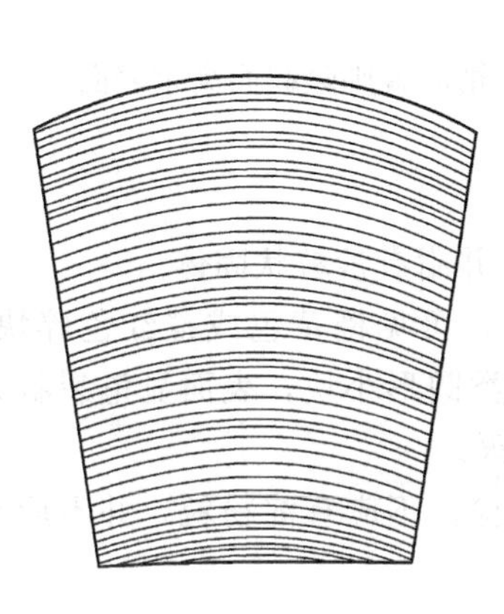

图 15-10　珍珠磨片图

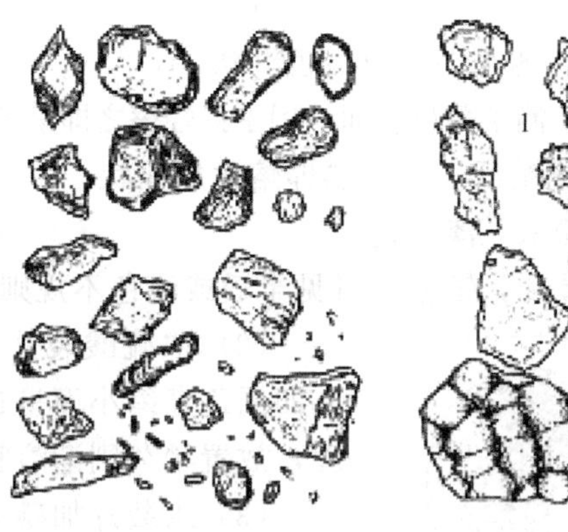

(a) 珍珠 (马氏珍珠贝) 粉末图　(b) 珍珠母 (马氏珍珠贝)粉末图

图 15-11　珍珠及珍珠母粉末图

1—珍珠层碎块；2—棱柱层碎块断面观；3—顶面观

【成分】 主含磷酸钙，并含角蛋白。

【理化鉴别】 1. 本品置紫外光灯（365nm）下观察，有浅蓝紫色（天然珍珠）或亮黄绿色（养殖珍珠）荧光，通常环周部分较明亮。

2. 取本品适量，置试管中，加丙酮适量，稍加振摇，数分钟表面彩光不褪变，光泽如常。

3. 取本品适量，置石棉网上，用烧杯扣妥，加火烧 1～2min，有爆裂声，并形成层层剥落的银灰色小片。

【附注】 有的地区曾发现用其贝壳或矿石打碎后磨圆加工制成的伪品珍珠。珠光层为有毒的铅类化合物，珠核系用贝壳粉碎后打磨而成。用丙酮可洗脱光泽；火烧后表面不呈黑色，无爆裂声，破碎面白色，无光泽；显微观察无“珍珠结构环”；荧光黄绿色。

蟾　酥

蟾蜍科动物中华大蟾蜍 *Bufo bufo gargarizans* Cantor 和黑眶蟾蜍 *Bufo melanostictus* Schneider 的耳后腺及皮肤腺所分泌的白色浆液，经加工干燥而成。一般在夏至到大暑间为收集旺季。捕到后，用特制的镊夹子挤刮其前额和后脚部隆起有白色浆液的地方，将浆液挤集于瓷碟中。切忌放于铁器中，以免变黑；并应注意勿使血液流入浆液内，影响质量。采浆后，将采得的浆液做成饼状晒干，即为“团蟾酥”；薄摊于瓷碟上晒干，即为“片蟾酥”；制成棋子形晒干，即为“棋子酥”。均以色红棕、断面角质状、半透明、有光泽者为佳。

【性状鉴别】 蟾酥药材图见图 15-12。

项　目	正品蟾酥性状
	团蟾酥
形态	呈扁圆形团块或饼状，直径3～10cm，厚约0.5cm，茶棕色、紫黑色或紫红色，表面平滑
质地	质坚硬，不易折断，断面棕褐色，角质状，微有光泽
气味	气微腥，味麻辣。粉末嗅之作嚏
	片蟾酥
	呈不规则片状，厚约0.2cm，一面较粗糙，另一面较光滑。质脆，易折断

【经验鉴别】 1. 遇水即泛出白色乳状。

2. 用清水1滴，滴于药材表面，用手指轻擦之即呈乳白色，稍放置则隆起而高于表面。

3. 粉末适量置锡箔纸上，加热即熔化成油状。

【显微鉴别】 粉末　淡棕色。

(1) 用甘油水装片，镜检，可见半透或淡色不规则碎块，并附有沙粒状固体。

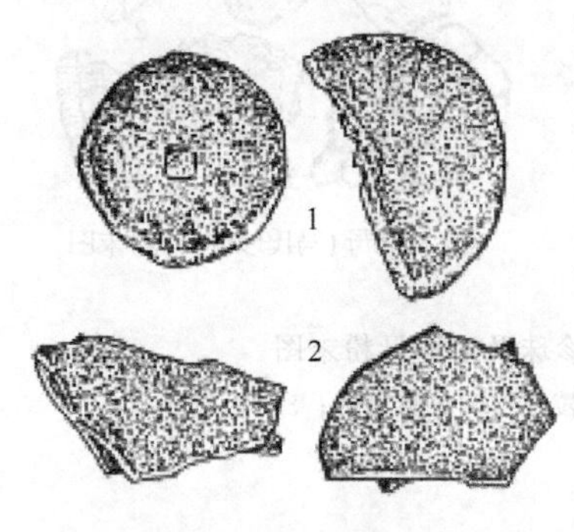

图15-12　蟾酥药材图
1—团蟾酥；2—片蟾酥

(2) 浓硫酸装片，镜检，可见橙黄色或橙红色碎块，其四周逐渐缩小而呈透明的类圆形小块，表面显龟裂状纹理，放置稍久则渐溶解而消灭。

(3) 水装片加碘试液镜检，不应有淀粉粒，并不应有淀粉显色反应。

(4) 用水合氨醛加热装片，则碎块透明并渐熔化。

【理化鉴别】 1. 取粉末少量，置试管中，加水后强烈振摇，产生持久的泡沫。

2. 取粉末0.1g，加三氯甲烷5mL浸润1h，滤过，滤液蒸干，残渣加少量醋酐溶解，再缓缓滴加浓硫酸，初显蓝紫色，渐变蓝色（检查甾类化合物）。

3. 取粉末约0.1g，加甲醇5mL，浸渍1h，浸液加少量二甲氨基苯甲醛固体，滴加数滴浓硫酸显蓝紫色（检查吲哚类化合物）。

【附注】 本品中常发现有掺伪现象，掺伪物有淀粉、泥沙、松香粉、牙膏、肥皂、猪油等杂质。

1. 掺入淀粉类的检查　外形与正品相似，但质较硬，片较厚，对光可见掺伪处不透明，韧性差，手握无柔软感。其上滴加稀碘液则显黑色、蓝色或黑褐色，而纯品显黄褐色。

2. 掺入泥沙类的检查　表面粗糙，手搓有沙粒感，断面有呈角质状，韧性较差，在水中溶解后，就会脱落入水中。取少量置载玻片上，加水2滴，上覆以另一载玻片来回搓擦，则有沙粒与玻片摩擦的响声。

3. 掺入松香粉、牙膏、肥皂的检查　鼻可闻到这些东西的气味，口尝有异味、麻辣感和涩味减弱。

牛　黄

牛科动物牛 *Bos taurus domesticus* Gmelin 干燥的胆结石。宰牛时，如发现有牛黄，即滤去胆汁，将牛黄取出，除去外部薄膜，阴干。主产于北京、内蒙古、天津、辽宁等地。

【性状鉴别】 牛黄药材图见图 15-13。

项　目	正品牛黄性状
形态	多呈卵形、类球形、三角形或四方形，大小不一，直径 0.6～3(4.5)cm，少数呈管状或碎片
表面	表面黄红色至棕黄色，有的表面挂有一层黑色光亮的薄膜，习称"乌金衣"，有的粗糙，具疣状突起，有的具龟裂纹
质地	体轻，质酥脆，易分层剥落
断面	断面金黄色，可见细密的同心层纹，有的夹有白心
气味	气清香，味苦而后甜，有明显清凉感，嚼之易碎，不粘牙

【经验鉴别】 1. 取牛黄少量，加清水调和，涂于指甲上，能将指甲染成黄色，习称"挂甲"。经久不退者为真品。

2. 取小针烧红，刺入牛黄中，若牛黄分裂，裂片呈层状，质细密而酥脆，内心有白点，气清香者则为真品，反之为伪品。

3. 用无色透明的杯子，装清水半杯，取牛黄少许投入水中，可见其吸水变湿而不变形。

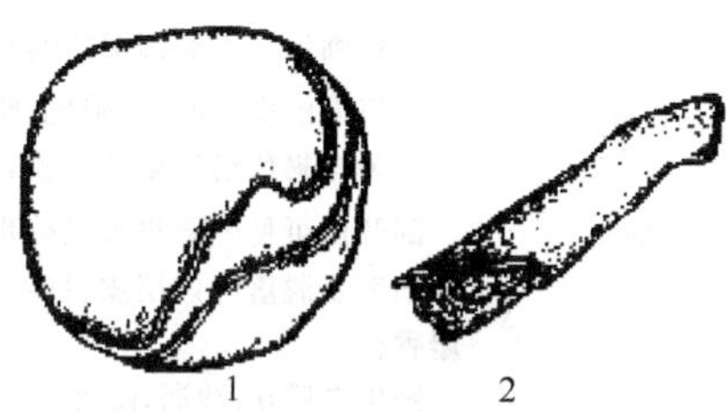

图 15-13　牛黄药材图

1—蛋黄；2—管黄

【显微鉴别】 粉末特征　水合氯醛试液装片，不加热，置显微镜下观察：不规则团状物由多数黄棕色或棕红色小颗粒集成，遇水合氯醛液，色素迅速溶解，并显鲜明的金黄色，久置后变绿色。

【成分】 主含胆色素 71%～76%，其中主要为胆红素及其钙盐，含量为 25%～70%。胆汁酸类 5.57%～10.66%、去氧胆酸 1.96%～2.29%、胆甾醇等，另含麦角甾醇、卵磷脂、维生素 D 等。

【理化鉴别】 1. 荧光检查　取粉末少许，加水 0.5mL，振摇 10min 以上，静置，取上清液 3～4 滴点于滤纸上，待干，置紫外光灯（365nm）下观察，显灰绿色荧光。

2. 化学定性

(1) 取粉末少量，加三氯甲烷 1mL，摇匀，再加硫酸与过氧化氢溶液（30%）各 2 滴，振摇，即显绿色。

(2) 取粉末少量，加硫酸显污绿色；如加浓硝酸则显红色（检查胆红素）。

3.《中国药典》规定，本品按干燥品计算，含胆酸（$C_{24}H_{40}O_5$）不得少于 4.0%，含胆红素不得少于 35.0%。

麝　香

鹿科动物林麝 *Moschus berezovskii* Flerov、马麝 *Moschus sifanicus* Przewalski 或原麝 *Moschus moschiferus* Linnaeus 成熟雄体香囊中的干燥分泌物。野麝多在冬季至次春猎取，猎获后，割取香囊，阴干，习称"毛壳麝香"；剖开香囊，除去囊壳，习称"麝香仁"。家麝直接从其香囊中抽取麝香仁，阴干或用干燥器密闭干燥。主产于青藏高原、四川、湖北、云南、贵州等省。

【性状鉴别】 麝香原动物图见图 15-14，麝香（毛壳麝香）药材图见图 15-15。

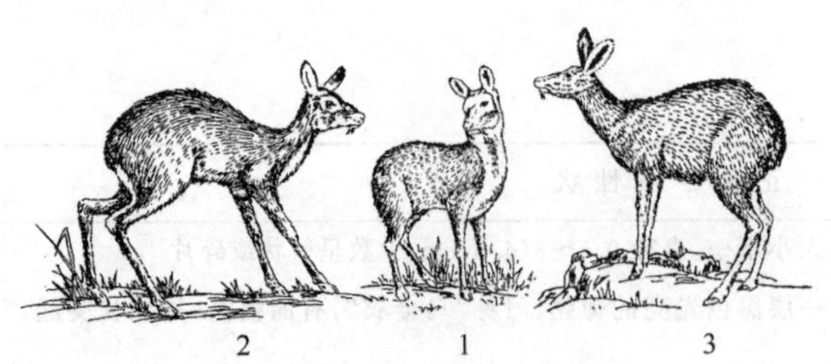

图 15-14　麝香原动物图

1—林麝；2—马麝；3—原麝

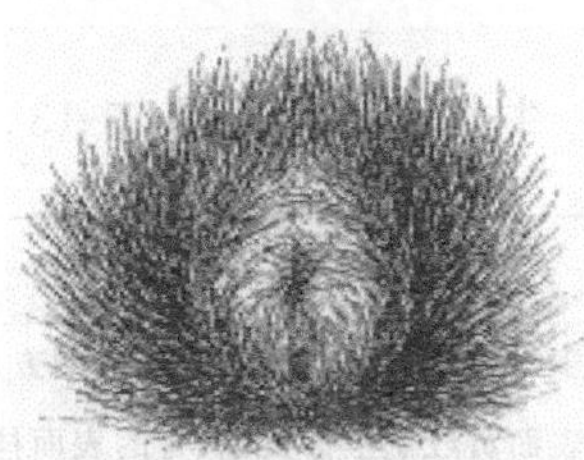

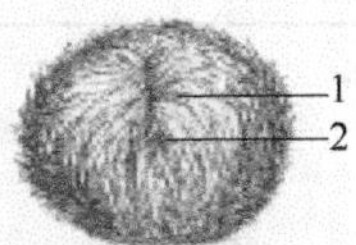

图 15-15　麝香（毛壳麝香）药材图

1—囊孔；2—尿道口

项　目	正品麝香性状
	毛壳麝香
形态	为扁圆形或类椭圆形的囊状体，直径 3～7cm，厚 2～4cm
表面	开口面的皮革质，棕褐色，略平，密生白色或灰棕色短毛，从两侧围绕中心排列，中间有一小囊孔。另一面为棕褐色略带紫的皮膜，微皱缩，偶显肌肉纤维，略有弹性
剖面	剖开后可见中层皮膜呈棕褐色或灰褐色，半透明，内层皮膜呈棕色，内含颗粒状、粉末状的麝香仁和少量细毛及脱落的内层皮膜（习称“银皮”）
	麝香仁
	野生者质软，油润，疏松；其中颗粒状者习称“当门子”，呈不规则圆球形或颗粒状，表面多呈紫黑色，油润光亮，微有麻纹，断面深棕色或黄棕色；粉末状者多呈棕褐色或黄棕色，并有少量脱落的内层皮膜和细毛
	饲养者呈颗粒状、短条形或不规则的团块；表面不平，紫黑色或深棕色，显油性，微有光泽，并有少量毛和脱落的内层皮膜
气味	气香浓烈而特异，味微辣、微苦带咸

【经验鉴别】 1. 取毛壳麝香用特制的槽针从囊孔插入，转动槽针，撮取麝香仁，迅速抽出，立即检视，槽内的麝香仁应有逐渐膨胀高出槽面的现象，习称“冒槽”。麝香仁油润，颗粒疏松，无锐角，香气浓烈。不应有纤维等异物或异常气味。

2. 取麝香仁少许置掌中，加水润湿，手搓之能成团，再用手指轻揉即散，不应粘贴手、染手、顶指或结块。

3. 取麝香仁少量，撒于炽热的坩埚中灼烧，初则迸裂，随即熔化膨胀起泡似珠，香气四溢，应没有毛或肉的焦臭，无火焰或火星出现，残渣（灰烬）白色或灰白色。

【显微鉴别】 粉末　棕褐色或黄棕色。麝香粉末图见图 15-16。

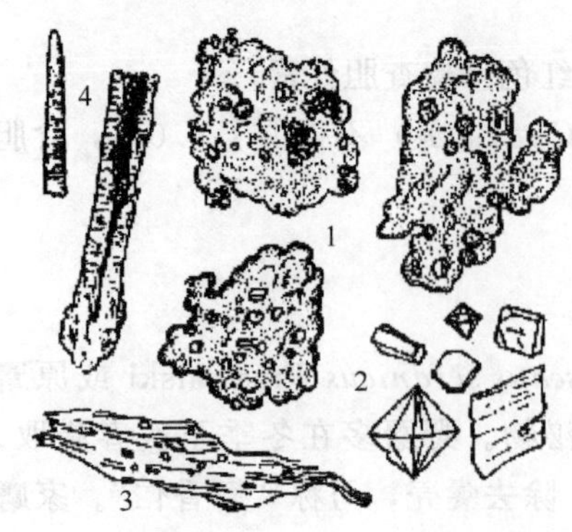

图 15-16　麝香粉末图

1—分泌物块状；2—晶体；3—表皮组织碎片；4—麝毛

分泌物团块由无数形状不一的颗粒状物集成，淡黄棕色或浅棕色。团块中包埋或散在有长方形、柱形、八面体或簇状结晶。结晶透明或半透明，并可见圆形油滴。皮毛及脱落组织亦可查见。

【成分】 含麝香酮约 0.8%～3%及少量降麝香酮、麝香醇等，均系大分子环酮，具特异强烈香气。

【理化鉴别】 1. 取麝香仁细粉加五氯化锑共研，香气消失，再加氨水适量共研，香气恢复。

2. 取本品加稀碱液，短时内现强烈的香气，本品加浓碱液（或热碱液）则香气完全消失而现刺激性的纯氨臭。

3.《中国药典》规定，本品含麝香酮不得少于2.0%。

蜂　　蜜

蜜蜂科昆虫中华蜜蜂 *Apis cerana* Fabricius 或意大利蜂 *Apis mellifera* Linnaeus 所酿的蜜。春至秋季采收，滤过。主产于湖北、广东、河南、云南、江苏等地。蜂蜜因产地、气候、潮湿度等的不同，其质量也随之有差异。一般认为北方气候干燥，水分少，蜜较浓稠；南方气候潮湿，水分多，蜜较稀薄。质量亦因蜜源植物不同而有差异，以豆科植物紫云英 *Astragalus sinicus* L. 的花作为蜜源的紫云英蜜和以鼠李科植物枣 *Zizyphus jujuba* Mill. var. *inermis*(Bunge)Rehd 的花作蜜源的枣花蜜质量较佳，以蓼科植物荞麦 *Fagopyrum esculentum* Moench. 的花作蜜源的荞麦花蜜质量较次。

【性状鉴别】

项　目	正品蜂蜜性状
形态	为半透明、带光泽、浓稠的液体，用木棒挑起时蜜汁下流如丝状不断，且盘曲如折叠状
颜色	白色至淡黄色或橘黄色至黄褐色，放久或遇冷渐有白色颗粒状结晶析出
气味	气芳香，味甜

蜂蜜性状鉴别对照表

品　　种	颜　　色	气　　味	浓　　度
紫云英蜜	浅黄棕色、有光泽	气香、味甜	浓厚透明
枣花蜜	金黄色、透明	具枣花浓香气，味极甜	黏稠显油脂样
荞麦花蜜	深黄棕色、浑浊	气异臭、味甜	有黏性不透明

【显微鉴别】　粉末特征　用牙签挑取适量蜂蜜，置载玻片上，加一滴25%稀甘油溶液，搅匀加盖玻片，封藏镜检。显微镜下观察可见少数花粉粒及大量结晶团块，亦可见蜂的头、足、翅残渣。并且根据花粉粒可鉴别蜜源植物。

(1) 紫云英蜜的显微特征　①花瓣表皮组织呈碎片状，存在量少，表面密布细小刺状突起毛茸。②花粉粒呈黄棕色，显而易见，正面观显三角椭圆形，长径约25μm，短径为22μm，侧面观显3孔沟。③糖质颗粒呈球形，单粒或集成块状。

(2) 枣花蜜的显微特征　①花瓣表皮组织呈碎片状，存在较少，表面显稀疏细小毛茸状突起。②花粉粒深黄棕色，存在量较少，侧面观呈椭圆形，正面观呈三角状。长径27μm，短径25μm，3孔沟细小，表面显细网状纹。③糖质颗粒呈椭圆形、不规则片状、簇针或放射状，排列紧密。

(3) 荞麦花蜜的显微特征　①花瓣表皮组织少，不易见。②花粉粒呈黄棕色，侧面观呈卵圆形，具3孔沟，表面显颗粒状突起或呈鳞片状纹理，长径达33～62μm。外壁层较明显。③糖质颗粒呈不规则片状、针形、簇针形或柱状。

【成分】　主要含葡萄糖和果糖约70%，并含有少量蔗糖、糊精、有机酸、蛋白质、挥发油、蜡、维生素、酶类、无机盐类及花粉等。

【理化鉴别】　1. 取本品1份，加净水4份，然后逐渐加入95%乙醇，略呈浑浊状，无白色絮状物。

2. 取本品10mL，加新沸过的冷水50mL，混匀，加酚酞指示剂2滴与2%氢氧化钠液4mL，应显粉红色，10s内不消失（检查酸度）。

3. 取本品 2g，加水 10mL，煮沸后放冷，加碘试液 1 滴，不得显蓝色、绿色或红褐色（淀粉和糊精检查）。

4. 物理常数　本品如有结晶析出，可置于不超过 60℃的水浴中，待结晶溶化后，搅匀，冷却，按《中国药典》密度测定法项下的韦氏相对密度称法测定，相对密度应在 1.349 以上。

【附注】　在市售商品中常有掺伪现象，如混入面粉、糊精、饴糖、蔗糖、水等。

1. 掺面粉、糊精等淀粉类物质　加碘试液显蓝色、绿色或红色。用烧红的光滑铁丝插入蜜中，片刻抽出则铁丝上有附着物。淀粉酶值低于 8。

2. 掺入饴糖　取样品 1 份，加水 4 份，再缓慢加入 95%乙醇，出现白色絮状沉淀。

3. 掺入蔗糖　取蜂蜜 1 份，加水稀释，滴入 5%～10%的硝酸银有絮状物出现。

本章其他药材

品　种	来　源	产　地	主要性状特征
地龙	钜蚓科动物参环毛蚓 *Pheretima aspergillum*（E. Perrier）、通俗环毛蚓 *Pheretima vulgaris* Chen、威廉环毛蚓 *Pheretima guillelmi*（Michaelsen）或栉盲环毛蚓 *Pheretima pectinifera* Michaelsen 的干燥体	广东、广西、浙江、江苏	广地龙 呈长条状薄片，弯曲，边缘略卷，长 15～20cm，宽 1～2cm 全体具环节，背部棕褐色至紫灰色，腹部浅黄棕色；第 14～16 环节为生殖带，习称“白颈”，较光亮。体前端稍尖，尾端钝圆，刚毛圈粗糙而硬，色稍浅。雄生殖孔在第 18 环节腹侧刚毛圈一小孔突上，外缘有数环绕的浅皮褶，内侧刚毛圈隆起，前面两边有横排（1 排或 2 排）小乳突，每边 10～20 个不等 体轻，略呈革质，不易折断 气腥，味微咸
水蛭	水蛭科动物蚂蟥 *Whitmania pigra* Whitman、水蛭 *Hirudo nipponica* Whitman 或柳叶蚂蟥 *Whitmania acranulata* Whitman 的干燥体	全国各地	蚂蟥　呈扁平纺锤形，有多数环节，长 4～10cm，宽 0.5～2cm。背部黑褐色或黑棕色，稍隆起，用水浸后，可见黑色斑点排成 5 条纵纹；腹面平坦，棕黄色。两侧棕黄色，前端略尖后端钝圆，两端各具 1 吸盘，前吸盘不显著，后吸盘较大。质脆，易折断，断面胶质状。气微腥 水蛭　扁长圆柱形，体多弯曲扭转，长 2～5cm，宽 0.2～0.3cm 柳叶蚂蟥　狭长而扁，长 5～12cm，宽 0.1～0.5cm
牡蛎	牡蛎科动物长牡蛎 *Ostrea gigas* Thunberg、大连湾牡蛎 *Ostrea talienwhanensis* Crosse 或近江牡蛎 *Ostrea rivularis* Could 的贝壳	沿海海域	长牡蛎　呈长片状，背腹缘几平行，长 10～50cm，高 4～15cm。右壳较小，鳞片坚厚，层状或层纹状排列。壳外面平坦或具数个凹陷，淡紫色、灰白色或褐色；内面瓷白色，壳顶两侧无小齿。左壳凹陷深，鳞片较右壳粗大，壳顶附着面小。质硬，断面层状，洁白。无臭，味微咸 大连湾牡蛎　呈类三角形，背腹缘呈八字形。右壳外面淡黄色，具疏松的同心鳞片，鳞片起伏或波浪状，内面白色。左壳同心鳞片坚厚，自壳顶部放射肋数个，明显，内面凹下呈盒状，铰合面小 近江牡蛎　呈圆形、卵圆形或三角形等。右壳外面稍不平，有灰、紫、棕、黄等色，环生同心鳞片，幼体者鳞片薄而脆，多年生长后鳞片层层相叠，内面白色，边缘有的淡紫色
全蝎	钳蝎科动物东亚钳蝎 *Buthus martensii* Karsch 的干燥体	河南、河北、山东等地，以山东产量最大	头胸部与前腹部呈扁平长椭圆形，后腹部呈尾状，皱缩弯曲，完整者体长约 6cm 头胸部呈绿褐色，前面有 1 对短小的螯肢及 1 对较长大的钳状脚须，形似蟹螯，背面覆有梯形背甲，腹面有足 4 对，均为 7 节，末端各具 2 爪钩；前腹部由 7 节组成，第 7 节色深，背甲上有 5 条隆脊线 背面绿褐色，后腹部棕黄色，6 节，节上均有纵沟，末节有锐钩状毒刺，毒刺下方无距 气微腥，味咸

续表

品　种	来　　源	产　　地	主要性状特征
蜈蚣	蜈蚣科动物少棘巨蜈蚣 *Scolopendra subspinipes mutilans* L. Koch 的干燥体	浙江、湖北、江苏、安徽	呈扁平长条形，长9～15cm，宽0.5～1cm。由头部和躯干部组成，全体共22个环节。头部暗红色或红褐色，略有光泽，有头板覆盖，头板近圆形，前端稍突出。两侧贴有颚肢一对，前端两侧有触角一对 躯干部第一背板与头板同色，其余20个背板为棕绿色或墨绿色，具光泽，自第4背板至第20背板上常有两条纵沟线；腹部淡黄色或棕黄色，皱缩；自第2节起，每节两侧有步足1对；步足黄色或红褐色，偶有黄白色，呈弯钩形，最末1对步足尾状，故又称尾足，易脱落 质脆，断面有裂隙 气微腥，有特殊刺鼻的臭气，味辛、微咸
土鳖虫	鳖蠊科昆虫地鳖 *Eupolyphaga sinensis* Walker 或冀地鳖 *Steleophaga plancyi*（Boleny）的雌虫干燥体	江苏、安徽、河南、湖北	地鳖　呈扁平卵形，长1.3～3cm，宽1.2～2.4cm。前端较窄，后端较宽，背部紫褐色。具光泽，无翅。前胸背板较发达，盖住头部；腹背板9节，呈覆瓦状排列。腹面红棕色，头部较小，有丝状触角1对，常脱落，胸部有足3对，具细毛和刺。腹部有横环节。质松脆，易碎。气腥臭。味微咸 冀地鳖　长2.2～3.7cm，宽1.4～2.5cm。背部黑棕色，通常在边缘带有淡黄褐色斑块及黑色小点
僵蚕	蚕蛾科昆虫家蚕 *Bombyx mori* Linnaeus 4～5龄的幼虫感染（或人工接种）白僵菌 *Beauveria bassiana*（Bals.）Vuillant 而致死的干燥体	江苏、浙江、四川、广东	略呈圆柱形，多弯曲皱缩。长2～5cm，直径0.5～0.7cm 表面灰黄色，被有白色粉霜状的气生菌丝和分生孢子。头部较圆，足8对，体节明显，尾部略呈二分歧状 质硬而脆，易折断，断面平坦，外层白色，中间有亮棕色或亮黑色的丝腺环4个 气微腥。味微咸
鳖甲	鳖科动物中华鳖（又叫团鱼）*Trionyx sinensis* Wiegmann 的背甲	湖南、湖北、安徽、江苏	背甲呈椭圆形，长10～15cm，宽9～14cm，厚约0.5cm，背面微隆起，高1.4～2.2cm，两侧各有肋骨8条，边缘可见伸出的肋骨 外表面黑褐色或墨绿色，密布皱褶，并有灰黄色或灰白色斑点。腹面灰白色，中央有突起的脊椎骨，颈骨向内卷曲 质坚硬，易自骨板衔接缝断离 气微腥，味淡
乌梢蛇	游蛇科动物乌梢蛇 *Zaocys dhumnades*（Cantor）的干燥体	浙江、江苏、安徽	呈圆盘状，盘径约16cm。头盘在中央，扁圆形，眼大而下凹陷，有光泽。表面黑褐色或绿黑色，密被菱形鳞片 背鳞行数成双，背中央2～4行鳞片强烈起棱，形成两条纵贯全体的黑线。脊部高耸成屋脊状 上唇鳞8枚，第4、5枚入眶，颊鳞1枚，眼前下鳞1枚，较小，眼后鳞2枚 腹部剖开边缘向内卷曲，脊肌肉厚，黄白色或淡棕色，可见排列整齐的肋骨 尾部渐细而长，尾下鳞双行。剥皮者仅留头尾之皮鳞，中段较光滑
鸡内金	雉科动物家鸡 *Gallus gallus domesticus* Brisson 的干燥砂囊内壁	全国各地	为不规则卷片，厚约2mm 表面黄色。黄绿色或黄褐色，薄而半透明。具明显的条状皱纹 质脆，易碎，断面角质样，有光泽 气微腥，味微苦
五灵脂	脊索动物门哺乳纲鼯鼠科动物复齿鼯鼠 *Trogopterus xanthipes* Milne-Edwards 的干燥粪便	河北、山西	灵脂块　由多数粪粒凝结成不规则的块状，大小不一。表面黑棕色、棕褐色或红棕色，凹凸不平，有油润性光泽。质硬，断面黄棕色或棕褐色，不平坦，有的可见粪粒，间或有黄棕色树脂样物质。气腥臭，带有柏树叶样气味，味苦辛 灵脂米　粪粒常椭圆形，两端钝圆，长0.5～1.5cm，直径3～6mm，表面黑褐色或灰棕色。质轻松，端面黄绿色或黑棕色，纤维性，捻之易碎，呈粉末状。具柏树叶样香气，味微苦

思考与练习

1. 试述金钱白花蛇的主要鉴别特征。

2. 羚羊角的性状特征有哪些?

3. 如何从性状上区别花毛茸与马毛茸?

4. 试述哈蟆油和主要伪品的来源和鉴别特征。

5. 何为“挂甲”? 牛黄天然品与人工品的成分有何区别?

6. 试述天然牛黄的经验鉴别法。

7. 试述麝香的经验鉴别法。

8. 试述珍珠的主要理化鉴别特征。

9. 解释术语：水波纹、通天眼、初生茸、二茬茸、单门、二杠、大挺、连花、三岔、方胜纹、佛指甲、胆仁、挂甲、乌金衣、当门子、银皮、尾下鳞。

10. 写出下列中药的来源：穿山甲、阿胶、金钱白花蛇、蟾蜍、麝香、蜂蜜。

(祖炬雄)

实验十六　几种蜂蜜的显微鉴别

一、目的要求

本实验是采用蜜源花种作显微鉴别定等级的方法，使学生掌握方法、步骤及主要显微特征，对其市场常见蜂蜜作等级鉴定。

二、操作步骤

1. 取一定量蜂蜜加水稀释　沉淀后取沉淀物，取之制片镜检，统计花粉数量作蜜源等级划分。

2. 按上法将沉淀花粉经化学试剂处理后　在制片镜检，统计花粉数量，根据蜜源花种作等级鉴定。例如天津产的枣花蜜，每克花粉沉淀物含 11533 粒枣花花粉粒，占 88%，另有 12%其他如紫云英、禾本科植物的花粉，该枣花蜜定为优质蜂蜜。

三、显微鉴别

1. 花瓣表皮组织碎片　观察表面特征（表皮细胞外壁突起形状）。

2. 花粉粒　是主体，观察花粉粒颜色、形状、表面雕纹及萌发孔形状等。

3. 糖质颗粒　观察结晶形状。

4. 操作具体步骤

(1) 取蜂蜜 25g，置小烧杯中，加 50mL 热水（80℃）于烧杯中混合，混合液水置于离心管中，进行离心，使花粉粒沉淀于管底部。

(2) 倒掉上清液，取底部沉淀物制片镜检；为了使花粉粒观察清楚、准确，还可将 4g 沉淀物注入斯氏液 5mL 中，然后进行离心，取沉淀物制片镜检。

5. 实验前先将市场常见的几种蜂蜜编号，让学生根据编号作显微特征鉴定，定蜜源等级。

四、作业

绘蜂蜜主要显微特征图，并指出蜂蜜的种类。

(祖炬雄)

第十六章　矿物类药材

概　　述

矿物是由地质作用而形成的天然单体或化合物。矿物药分为：①原矿物药，即从自然界采集的天然药物，如朱砂、炉甘石、自然铜、寒水石等；②以矿物为原料的加工品，如秋石、轻粉、芒硝等；③动物或动物骨骼的化石，如石燕、龙骨等。本类药材数目虽较植、动物药材为少，但在医疗上同样具有重要价值。如石膏清热泻火、除烦止渴，是治疗气分实热、肺热咳喘的主要用药；自然铜可散瘀、接骨、止痛；代赭石能平肝潜阳、降逆、止血；磁石能平肝潜阳、聪耳明目、镇惊安神、纳气平喘；龙骨能镇惊安神、收敛涩精等，均是中医临床上重要的常用药材。同时，一些矿物药医疗作用机制，也被现代药理实验所证明。如0.75%的枯矾混悬液处理烧伤创面，对绿脓杆菌生长具有明显的抑制作用；白虎汤中重用石膏，治疗流行性脑脊髓膜炎、流行性乙型脑炎等急性传染病的高热、惊厥，确有显著疗效，有抗菌、消炎、镇静和安神的作用。

一、矿物类中药的分类

矿物类中药的分类是以矿物中所含主要的或含量最多的某种化合物为根据的，矿物在矿物学上的分类，通常是根据其阴离子或阳离子的种类进行分类。

1. 按阴离子的种类进行分类　矿物在矿物学上的分类，通常是以阴离子为依据而进行分类的。《中华人民共和国药典》2005年版对矿物类中药的分类，是采用阴离子分类。通常将矿物类中药分为：①硫化物类，如朱砂、雄黄、自然铜；②氧化物类，如磁石、赭石、铅丹、信石；③硫酸盐类，如石膏、白矾、芒硝；④卤化物类，如轻粉；⑤碳酸盐类，如炉甘石；⑥硅酸盐类，如滑石。

2. 按阳离子的种类进行分类　阳离子通常对药效起着较重要的作用，本版教材就是以阳离子进行分类的。通常将矿物类中药分为：①汞化合物类，如朱砂、轻粉、红粉等；②砷化合物类，如雄黄、雌黄、信石等；③铅化合物类，如密陀僧、铅丹等；④铁化合物类，如自然铜、赭石、金礞石、磁石、禹粮石等；⑤铜化合物类，如胆矾、铜绿等；⑥铝化合物类，如赤石脂、白矾等；⑦钙化合物类，如石膏、寒水石、龙骨、钟乳石、鹅管石、紫石英、花蕊石、石燕等；⑧钠化合物类，如芒硝、硼砂、大青盐、秋石、紫硇砂等；⑨镁化合物类，如滑石、阳起石、阴起石等；⑩硅化合物类，如白石英、云母、青礞石、浮石等。另外，尚有其他类，如炉甘石、硫黄、硝石、白硇砂等。

二、矿物的一般性质

矿物除少数是自然元素以外，绝大多数是自然化合物，大部分是固体，也有少数为液体，如水银（Hg）；或气体，如硫化氢（H_2S）。每一种固体矿物具有一定的物理和化学性质，这些性质取决于它们的结晶构造和化学成分。利用这些性质的不同，可鉴别不同种类的矿物。

1. 结晶形状　自然界的绝大部分矿物都是由结晶质组成。晶体（结晶质）和非晶体

（非晶质）本质上的区别，在于组成物质的质点是否作有规律的排列，凡是质点呈规律排列者为晶体，反之为非晶体。晶体外表的几何形态和绝大部分物理化学性质都和它内部质点的规律排列有关。由于不同晶系的晶体内部质点排列不同，故它们所表现出的几何外形特征也不同。除等轴晶系的晶体为立方体或近于圆形外，其他六个晶系的晶体都是伸长成柱状、针状，或压扁成板状、片状。矿物除了单体的形态以外，通常是以许多单体聚集而出现，这种聚集的整体就称为集合体。集合体的形态多样，有粒状、晶簇状、放射状、结核体状等。

2. 结晶习性　多数固体矿物为结晶体，其形状各不相同。其中有些为含水矿物，有一系列特征，如相对密度小、硬度低，大半为外生成因等。水在矿物中存在的形式直接影响到矿物的性质。按其存在形式，矿物中的水可分为两大类：一是不加入晶格的吸附水或自由水；一是加入晶格组成的，包括以水分子（H_2O）形式存在的结晶水，如胆矾 $CuSO_4 \cdot 5H_2O$，和以 OH^-、H^+ 等离子形式存在的结晶水，如滑石 $Mg_3(Si_4O_{10})(OH)_2$。

3. 透明度　矿物透光能力的大小称为透明度。按矿物磨至 0.03mm 标准厚度时比较其透明度，分为三类：①透明矿物，能容许绝大部分光线通过，隔着它可以清晰地透视另一物体，如无色水晶、云母等；②半透明矿物，能通过一部分光线，隔着它不能看清一物体，如辰砂、雄黄等；③不透明矿物，光线几乎完全不能通过，即使是在边缘部分或薄片，也不透光，如赭石、滑石等。透明度是鉴定矿物的特征之一。在显微镜下鉴定时，通常透明矿物利用偏光显微镜鉴定；不透明矿物利用反光偏光显微镜鉴定。

4. 颜色　矿物的颜色，主要是矿物对光线中不同波长的光波均匀吸收或选择吸收所表现的性质。一般分为以下三类。①本色，是矿物的成分和内部构造所决定的颜色（矿物中含有色素离子），如朱红色的辰砂。②外色，由外来的带色杂质、气泡等包裹体所引起的，与矿物本身的成分和构造无关。这些带色杂质可能是无机化合物，也可能是有机化合物。外色的深浅，除与带色杂质的量有关外，还与分散的程度有关，如紫石英、大青盐等。③假色，某些矿物中，有时可见变彩现象，这是由于投射光受晶体内部裂缝面、解理面及表面氧化膜的反射所引起光波的干涉作用而产生的颜色，如云母。

矿物在白色毛瓷板上划过后所留下的粉末痕迹称为条痕，粉末的颜色称为条痕色。条痕色比矿物表面的颜色更为固定，因而具有鉴定意义。有的粉末颜色与矿物本身颜色相同，如朱砂；也有是不同色的，如自然铜本身为铜黄色而其粉末为黑色。大多数透明或浅色半透明矿物，条痕色都很浅，甚至为白色；而不透明或深色半透明矿物的条痕色则具有各种深色或彩色，故对后者来说，条痕色尤其具有鉴定意义。如磁石和赭石，有时表面均为灰黑色，不易区分，但磁石条痕色是黑色，赭石条痕色是樱桃红色，故可区分。

用二色法描述矿物的颜色时，要把主要的、基本的颜色放在后面，次要的颜色作为形容词放在前面。有时也可以这样形容，如红中微黄、绿色略带蓝色等。

5. 光泽　矿物表面对于投射光线的反射能力称为光泽。反射能力的强弱，也就是光泽的强度。矿物单体的光滑平面的光泽由强至弱分为：金属光泽（如自然铜等）、半金属光泽（如磁石等）、金刚光泽（如朱砂等）、玻璃光泽（如硼砂等）。如果矿物的断口或集合体表面不平滑，并有细微的裂缝、小孔等，使一部分反射光发生散射或相互干扰，则可形成一些特殊的光泽。主要有油脂光泽（如硫黄等）、绢丝光泽（如石膏等）、珍珠光泽（如云母等）、土样光泽（如软滑石）等。

6. 相对密度　相对密度是指矿物与4℃时同体积水的重量比。各种矿物的相对密度在一定条件下为一常数，如石膏为 2.3，朱砂为 8.09～8.20。

7. 硬度　矿物抵抗外来机械作用（如刻划、压力、研磨）的能力称为硬度。一般采用摩氏硬度计确定矿物的相对硬度。它是以一种矿物与另一种矿物相互刻划，比较矿物硬度相对高低的方法，摩氏硬度计由十种不同的矿物组成，按其硬度由小到大分为十级，前面的矿物可以被后面的矿物刻划。这十种矿物的硬度级数是：滑石 1 级、石膏 2 级、方解石 3 级、萤石 4 级、磷灰石 5 级、正长石 6 级、石英 7 级、黄玉 8 级、钢玉 9 级、金刚石 10 级。鉴定硬度时，可取样品矿石和上述标准矿石相互刻划，例如样品与滑石相互刻划时，滑石受损而样品不受损，与石膏相互刻划时，双方均受损，与方解石相互刻划时，方解石不受损而样品受损，即可确定样品硬度为 2 级。在实际工作中经常是用四级法来代替摩氏硬度计的十级。指甲（相当于 2.5）、铜钥匙（3 左右）、小刀（约 5.5 左右）、石英或钢锉（7），用它们与矿物相互刻划，粗略求得矿物的硬度。硬度 6～7 的矿物药材可以在玻璃上留下划痕，如磁石、自然铜等。矿物药材中最大的硬度不超过 7。

8. 解理、断口　矿物受力后沿一定结晶方向裂开成光滑平面的性能称为解理，所裂成的平面称为解理面。解理是结晶物质特有的性质，其形成和晶体构造的类型有关，所以是矿物的主要鉴定特征。如云母可极完全解理；方解石可完全解理；而石英实际上没有解理。矿物受力后不是沿一定结晶方向断裂，断裂面是不规则和不平整的，这种断裂面称为断口。非晶质矿物可产生断口。断口面的形态有下列几种：平坦状断口（断口粗糙但还平坦，如软滑石）、贝壳状断口（呈椭圆形曲面的形态，曲面常现有不规则的同心条纹，颇似贝壳，如胆矾）、参差状断口（粗糙不平，如青礞石等）、锯齿状断口（断口状似锯齿，如铜等）。

解理的发育程度与断口的发育程度互为消长关系，具完全解理的矿物在解理方向常不出现断口，具不完全解理或无解理的矿物碎块上常见到断口。利用断口的发育程度可以帮助划分解理等级。

9. 矿物的力学性质　①脆性，指矿物容易被击破或压碎的性质，如自然铜、方解石等。②延展性，指矿物能被压成薄片或抽成细丝的性质，如金、铜等。③挠性，指矿物在外力作用下趋于弯曲而不发生折断，除去外力后不能恢复原状的性质，如滑石等。④弹性，指矿物在外力作用下而变形，外力取消后，在弹性限度内，能恢复原状的性质，如云母等。⑤柔性，指矿物易受外力切割并不发生碎裂的性质，如石膏等。

10. 磁性　指矿物可以被磁铁或电磁铁吸引或其本身能够吸引物体的性质。有极少数矿物具有显著的磁性，如磁铁矿等。矿物的磁性与其化学成分中含有磁性元素 Fe、Co、Ni、Mn、Cr 等有关。

11. 气味　有些矿物具有特殊的气味，尤其是矿物受锤击、加热或湿润时较为明显。如雄黄灼烧有砷的蒜臭；胆矾具涩味。

少数矿物药材具有吸水分的能力，因此，它可以吸粘舌头或润湿双唇，有助于鉴别。如龙骨、龙齿、软滑石等。

三、矿物类中药的性状鉴别

外形明显的中药，首先应根据矿物的一般性质进行鉴定，除了外形、颜色、条痕色、质地、气味等检查外，还应检查硬度、解理、断口、有无磁性、透明度及相对密度等。

四、矿物类中药的显微鉴别

在矿物的显微鉴别中，利用透射偏光显微镜或反射偏光显微镜观察透明的或不透明的药用矿物的光学性质。这两种显微镜都要求矿物磨片后才能观察。单偏光镜下观察矿物，主要特征有形态、解理、颜色、多色性、突起、糙面等。

五、矿物类中药的理化鉴别

对矿物类中药使用理化鉴别方法进行鉴定更为重要，尤其是对有剧毒的药材及外形无明显特征或呈细小颗粒粉末状的药材，更适合采用理化鉴别方法，如信石、玄明粉等。为了控制质量，对有些矿物类中药，《中国药典》还规定了含量测定，如朱砂、芒硝等。目前仍沿用一般的物理、化学分析方法对矿物药的成分进行定性和定量分析。随着科学技术的迅速发展，国内外对矿物药的鉴定已采用了许多快速准确的新技术，主要有以下 5 种方法。

1. X 射线衍射分析法　当某一矿物药被 X 射线照射，因其晶形、分子构型、分子内成键方式等不同而产生不同的衍射特征图谱，据此可用于矿物药的鉴别。其方法简便，快速，样品用量少，所得图谱信息量大。

2. 热分析法　该法指程序控制温度下测量物质的物理性质与温度关系的一类技术。矿物受热后，其热能、质量、结晶格架、磁性、几何尺寸等都会随之变化，故利用该方法可鉴定矿物药。

3. 原子发射光谱分析法　根据组成物质的原子受激烈激发后直接发出的可见光谱确定其化学成分的方法。它是对矿物药中所含元素进行定性和半定量分析的一种方法。

4. 荧光分析法　矿物药经高能量的短波光线照射后能吸收其部分能量，并在短暂的时间内，以低能量的长波形式释放出光，即荧光，如紫石英。

5. 极谱分析法　测定矿物药中极微量有毒元素，如砷（As）可用此方法。在矿物药样品制成的液体中放入汞电极，达到一定电位后，在一定的低温条件下产生催化波，测定其波高与浓度的关系即得该元素的含量。

第一节　砷、汞及铅类药材

朱　砂

又名丹砂。为硫化物类矿物辰砂族辰砂。主产于湖南、贵州、四川、广西、云南等省区。挖出矿石后，选取纯净者放淘沙盘内，用水淘去杂石和泥沙，晒干，用磁铁吸尽含铁的杂质。商品按质量优劣顺序分为朱宝砂、镜面砂和豆瓣砂。朱宝砂呈细小颗粒或粉末状，色红明亮，触之不染手。镜面砂呈不规则板片状、斜方形或长条形，色红而鲜艳，光亮如镜面微透明，质地较松脆。豆瓣砂块状较大，方圆形或多角形，颜色发暗或呈灰褐色，质重而坚，不易碎。朱砂用磁铁吸去铁屑，经“水飞法”水飞，晾干，加工成朱红色粉末，称“朱砂粉”。注意本品有毒，不宜超量服用，也不宜少量久服，肝肾功能不全者禁服。

【性状鉴别】

项　目	正品朱砂性状
形态	为粒状或块状集合体，呈颗粒状或块片状
色泽	鲜红色或暗红色，条痕红色至褐红色，有金刚光泽
质地	体重，质脆，片状者易破碎
气味	无臭，无味
硬度	2～2.5
相对密度	8.09～8.20

【成分】 主含硫化汞（HgS）。

【理化鉴别】 1. 取本品细末，用盐酸湿润，置光洁的铜片上擦之，铜片表面呈现银白色光泽，加热烘烤后，银白色即消失。

2.《中国药典》规定，本品含硫化汞（HgS）不得少于96.0%。

【附注】 1. 辰砂　药用朱砂多为天然朱砂，矿物学称为辰砂，昔日以湖南辰州（今沅陵）产的较好，故又有辰砂之称（实际上朱砂主产于贵州铜仁及湖南新晃、凤凰等县，辰州只不过是朱砂的集散地）。但目前商品上称为辰砂的，系指人工合成品。人工合成的辰砂又称“灵砂”、“平口砂”。是以水银、硫黄为原料，经加热升炼而成。本品完整者呈盆状，商品多为大小不等的碎块，全体暗红色，断面呈纤维柱状，习称“马牙柱”，具有宝石样或金属光泽，质松脆，易破碎。无臭，味淡。

2. 银朱　也是由水银、硫黄升炼而成。与辰砂是同原料，同方法，在同一罐内制成。只是结晶的部位不同。本品为细粒、疏散土状的深红色粉末。质重，具强光泽。吸湿易结块，捻之极细而染指。

本节其他药材

品　种	来源、主要成分	产　地	主要性状鉴定特征
雄黄	为硫化物类矿物雄黄族雄黄的矿石。主含二硫化二砷（As_2S_2）	主产于湖南。此外，湖北、贵州、云南、四川、甘肃亦产	呈不规则块状或粉末。全体呈深红色或橙红色。块状者表面常覆有橙黄色粉末，以手触之易被染成橙黄色。晶体为柱状，具金刚光泽，断面具树脂光泽或脂肪光泽，半透明至微透明。质松易碎，条痕橙黄色。断口呈贝壳状，暗红色，具细砂孔。其颜色鲜艳、半透明、有光泽、质松脆的习称“明雄”或“雄黄精”。微有特异臭气，味淡，燃之易熔成红紫色液体，并生黄白色烟，有强烈蒜臭气
信石	为天然的氧化物类砷华矿石或由毒砂（硫砷铁矿，FeAsS）、雄黄加工制造而成。主含三氧化二砷（As_2O_3）	江西、湖南、湖北、广东	红信石（红砒）呈不规则块状。粉红色，具黄色与红色彩晕，略透明或不透明，具玻璃样光泽或无光泽。质脆，易砸碎，断面凹凸不平或呈层状纤维样的结构。无臭。本品极毒，不能口尝 白信石（白砒）为无色或白色
密陀僧	为铅或方铅矿加工而成的粗制氧化铅。主含氧化铅（PbO）	主产于湖南，广东、湖北、福建、江苏亦产	呈不规则块状。橙红色，镶嵌具金属光泽的小块，对光照之，闪闪发光。表面粗糙，有时一面呈橙黄色而略平滑。体重，质硬，易砸碎。断面红褐色，亦镶嵌具金属光泽的小块。无臭，无味

第二节　铜、铁及铝类药材

自　然　铜

硫化物类矿物黄铁矿族黄铁矿。主产于四川、广东、江苏、云南等省。采挖后，拣取矿石，去净杂石、沙土及黑锈后，敲成小块。

【性状鉴别】 自然铜药材图见图16-1。

项 目	正品自然铜性状
形态	多呈方块形，直径 0.2～2.5cm
表面	亮黄色，有金属光泽，有的表面显棕褐色（系氧化物，即氧化铁所致）、无金属光泽，具棕黑色或墨绿色细条纹及砂眼。立方体相邻晶面上条纹相互垂直，是其重要特征
质地	体重，质硬脆，易砸碎
硬度	6～6.5
相对密度	4.9～5.2
条痕色	绿黑色或棕红色
断面	断口呈参差状，有时呈贝壳状。断面黄白色，有金属光泽，或棕褐色，可见银白色亮星
气味	无臭，无味

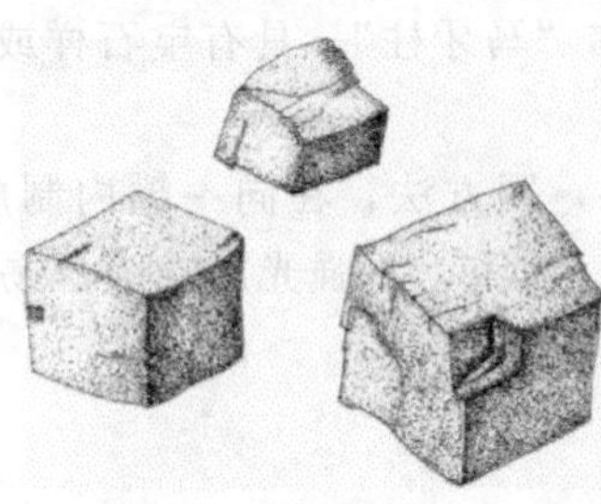
图 16-1 自然铜药材图

【成分】 主含二硫化铁（FeS_2）。

【理化鉴别】 取本品粉末 1g，加稀盐酸 4mL，振摇，滤过，滤液加亚铁氰化钾试液，即生成深蓝色沉淀。

【附注】 矿物学上的自然铜是指较纯净的自然金属铜（Cu），与中药自然铜完全不同。近据考证，认为中药自然铜是多种含铜的矿物或矿物学上的自然铜，而非黄铁矿。

磁 石

又名灵磁石、吸铁石、活磁石。为氧化物类矿物尖晶石族磁铁矿。主产于河北、山东、辽宁、江苏、安徽、广东。开采后除去杂质和铁锈。

【性状鉴别】

项 目	正品磁石性状
形态	呈不规则块状或略呈方形，多具棱角
表面	表面灰黑色或棕褐色，有时表面附有少许棕红色粉末
晶体	晶体常呈八面形，少数为十二面体，具金属光泽，不透明
质地	质坚硬
硬度	5.5～6
相对密度	4.9～5.2
条痕色	黑色
断口	半贝状至不平状
磁性	具磁性，日久磁性渐弱
气味	有土腥气，无味

【成分】 主含四氧化三铁（Fe_3O_4）。

【理化鉴别】 1. 取本品少许，加盐酸溶解后，溶液呈橙黄色，加亚铁氰化钾试液数滴，产生蓝色沉淀。分离，沉淀在稀盐酸中不溶，但加氢氧化钠试液，即分解产生棕色沉淀（铁盐的鉴别反应）。

2.《中国药典》规定，本品含铁（Fe）不得少于 50.0%。

【附注】 磁石采收后，久放会发生氧化，使磁性减退。所以应经常用铁屑或泥土包埋之，以保持其磁性。如已失去磁性，则将其与活磁石放在一起，磁性可渐恢复。现商品将吸铁能力强者称活磁石或灵磁石，质量较好；无吸铁能力的称死磁石或呆磁石，质量次之。

赭 石

又名代赭石、钉头赭石。为氧化物类矿物刚玉族赤铁矿。主产于河北、山西、山东、广东、江苏、四川、河南、湖南等省。采挖后，选取表面有钉头状突起部分的称钉头赭石，除去泥土、杂石。商品分老式钉赭石和新式钉赭石。老式钉赭石为赭褐色，明显有钉，松脆易剥下；新式钉赭石为黑红色，钉极少不明显，坚硬，为不易击碎的生块。

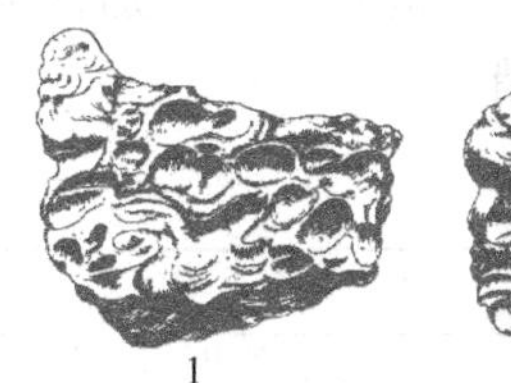

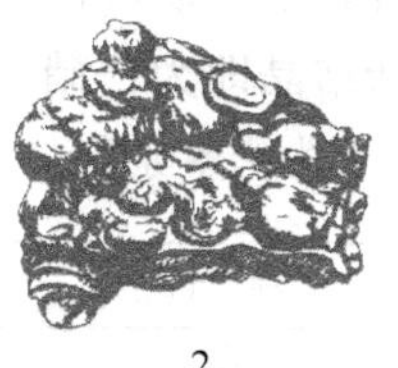

图 16-2　钉头赭石

1—反面；2—正面

【性状鉴别】　钉头赭石见图 16-2。

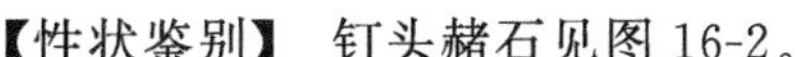

项　目	正品赭石性状
形态	多呈不规则扁平块状
色泽	全体棕红色或铁青色，表面附有少量棕红色粉末，有的有金属光泽
表面质地	一面有圆形乳头状的突起，习称"钉头"；另一面与突起相对应处有同样大小的凹窝。质坚硬，不宜砸碎
硬度	5.5～6
相对密度	5～5.3
断面	显层叠状，且每层均依"钉头"而呈波浪状弯曲，用手抚摸，则有红棕色粉末沾手
条痕色	樱桃红色
气味	气微，味淡

【成分】　主含三氧化二铁（Fe_2O_3）。

【理化鉴别】　1. 取本品粉末 0.1g，置试管中，加入盐酸 2mL，振摇，放置 10min，取上清液 2 滴，加硫氰酸铵试液 2 滴，溶液即显血红色；另取上清液 2 滴，加亚铁氰化钾试液 1～2 滴，即生成蓝色沉淀，再加 25% NaOH 溶液 5～6 滴，沉淀变成棕色。

2.《中国药典》规定，本品含铁（Fe）不得少于 45.0%。

【附注】　赭石由于原矿物不同，分为有钉头赭石和无钉头赭石，前者为赤铁矿的集合体，后者为赤铁矿-水针铁矿的集合体。无钉头赭石表面不具钉头状突起，断面层纹平直。

本节其他药材

品种	来源、主要成分	产　地	主要性状鉴定特征
白矾	为矿物明矾石，经加工提炼而成的结晶。主含含水硫酸铝钾 $KAl(SO_4)_2 \cdot 12H_2O$	甘肃、安徽、山西、湖北、浙江	为不规则结晶体。无色，透明或半透明。表面具细密纵棱，有玻璃样光泽。质硬脆，易砸碎。气微，味微甜而涩
胆矾	为天然的胆矾矿石或为人工制成的含水硫酸铜。主含含水硫酸铜（$CuSO_4 \cdot 5H_2O$）	主产于云南、山西，江西、广东、陕西、甘肃亦产	为不规则的块状结晶体。深蓝色或淡蓝色，微带浅绿。晶体具玻璃样光泽，半透明至透明，在空气中易缓慢风化。质脆，易碎，碎块呈棱柱状。条痕无色或带浅蓝色，断口贝壳状。无臭，味酸涩

第三节　钠、钙、镁及硅类药材

芒　硝

硫酸盐类芒硝族矿物芒硝，经加工精制而成。全国大部分地区均产，多产于海边碱土地区，矿泉、盐场附近及潮湿的山洞中。取天然产的不纯芒硝（俗称土硝或皮硝），加水溶解，放置，使杂质沉淀，滤过，滤液加热浓缩，放冷后析出结晶，即为“朴硝”。再将“朴硝”重新结晶即为芒硝。

【性状鉴别】

项　目	正品芒硝性状
形态	呈棱柱状、长方体或不规则的结晶，两端不整齐
表面	无色透明，具玻璃样光泽，暴露空气中则表面渐风化而覆盖一层白色粉末（无水硫酸钠）
质地	质脆易碎
条痕色	白色
断口	贝壳状
气味	无臭，味苦、咸

【成分】　主含含水硫酸钠（$Na_2SO_4 \cdot 10H_2O$）。

【理化鉴别】《中国药典》规定，含硫酸钠（Na_2SO_4）不得少于 99.0%。含重金属不得过百万分之十，含砷量不得过百万分之十。

【附注】　①朴硝，为较不纯的硫酸钠结晶，一般不作内服用，只供制芒硝。②皮硝，为极不纯的硫酸钠，不入药用。③皮硝与硝石（火硝，为硝酸钾）不同，应注意鉴别。

玄明粉　又名元明粉。为芒硝溶于水中，加萝卜（5%～20%）同煮，过滤，放冷结晶，再将结晶风化而成的无水硫酸钠。呈白色颗粒状结晶性粉末。无臭，味苦、咸。功效与芒硝同；外用治目赤、咽肿、口疮。

石　膏

硫酸盐类矿物硬石膏族石膏。主产于湖北省应城，山东、山西、河南、湖南、云南、贵州、四川等省亦产。采挖后，去净泥土和杂石。

【性状鉴别】　石膏药材图见图 16-3。

项　目	正品石膏性状
形态	为纤维状结晶的聚合体，呈长块状、板块状或不规则形
表面	全体类白色，常附有青灰色或灰黄色片状杂质，有的半透明
质地	体重，质软，手捻能碎
硬度	1.5～2
相对密度	2.3
断面	易纵向断裂，纵断面具绢丝样光泽，并可见纤维样纹理
气味	无臭，味淡

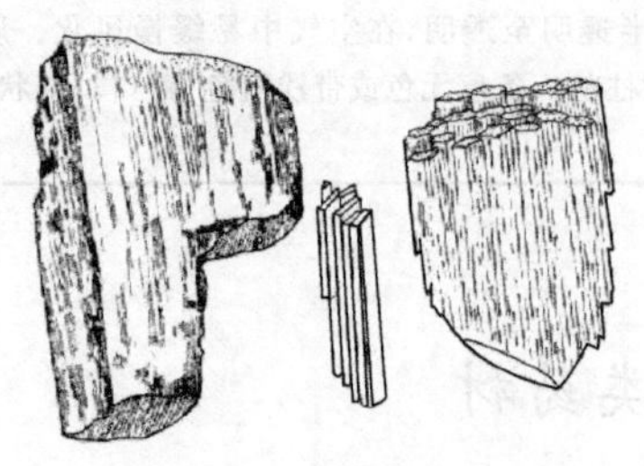

图 16-3　石膏药材图

【成分】　主含含水硫酸钙（$CaSO_4 \cdot 2H_2O$）。

【理化鉴别】　1. 取本品一小块约 2g，置具有小孔软木塞的试管内，灼烧，管壁有水生成，小块变为不透明体。

2.《中国药典》规定，本品含含水硫酸钙（$CaSO_4 \cdot 2H_2O$）不得少于 95.0%。含重金属不得超过百万分之十，含砷量不得过百万分之二。

滑　石

硅酸盐类矿物滑石族滑石，习称“硬滑石”。主产于山东、江苏、陕西、山西、辽宁等省。挖出矿石后，去净泥沙和杂石。

【性状鉴别】

项　目	正品滑石性状
形态	呈扁平形、斜方形或不规则块状
表面	白色、黄白色或淡蓝灰色，有蜡样光泽
质地	质较软而实，用指甲可以刮下白粉，触之有滑润感，无吸湿性，置水中不崩散
条痕色	白色
气味	无臭，无味

【成分】主含含水硅酸镁 [$Mg_3(Si_4O_{10})(OH)_2$] 或（$3MgO \cdot 4SiO_2 \cdot H_2O$）。

【理化鉴别】取本品粉末 0.2g，置铂坩埚中，加等量氟化钙或氟化钠粉末，搅拌，加硫酸 5mL，微热，立即将悬有 1 滴水的铂坩埚盖盖上，稍等片刻，取下坩埚盖，水滴出现白色浑浊。

金礞石

变质岩类蛭石片岩或水黑云母片岩。主产于河南、河北等省。采挖后，除去杂石和泥沙。

【性状鉴别】

项　目	正品金礞石性状
形态	为鳞片状集合体。呈不规则块状或碎片，碎片直径 0.1～0.8cm；块状者直径 2～10cm，厚0.6～1.5cm，无明显棱角
表面	棕黄色或黄褐色，带有金黄色或银白色光泽
质地	质脆易碎，用手捻之，易碎成金黄色闪光小片，具滑腻感
条痕色	土黄色
气味	无臭，味淡

【成分】主含 $(Mg,Fe)_2[(Si,Al)_4O_{10}](OH)_2 \cdot 4H_2O$。

【理化鉴别】取本品碎片少量，置铁片上加热，即层裂或散裂，膨胀 2～5 倍，有的鳞片变成弯曲的蛭虫状；色泽变浅，重量减轻，可浮于水面。

【附注】青礞石为变质岩类黑云母片岩或绿泥石化云母碳酸岩片岩。黑云母片岩主要含铁、镁、铝的硅酸盐，绿泥石化云母碳酸盐片岩主要含铁、镁、铝的硅酸盐及钙、镁的碳酸盐。

本节其他药材

品种	来源、主要成分	产　地	主要性状鉴定特征
紫石英	为氟化物类矿物萤石族萤石。主含氟化钙（CaF_2）	浙江、江苏、辽宁、黑龙江、河北、湖南、湖北、甘肃	为块状或粒状集合体。呈不规则块状，具棱角。紫色或绿色，深浅不匀，条痕白色。半透明至透明，有玻璃样光泽。表面常有裂纹。质坚脆，易击碎。气无，味淡
白石英	为氧化物类矿物石英的矿石。主含二氧化硅（SiO_2）	江苏、广东、湖北、河北、福建、陕西	呈不规则块状，多棱角。全体呈白色或乳白色，有的微带黄色。透明至不透明，具玻璃样光泽或脂肪样光泽。质坚硬而重，砸断面不整齐，边缘较锋利，可刻划玻璃。无臭，无味

第四节　化石与其他类药材

龙　骨

古代哺乳动物如三趾马、犀类、鹿类、牛类、象类等的骨骼化石或象类门齿的化石。前者习称“龙骨”，后者习称“五花龙骨”。主产于山西、内蒙古、陕西、甘肃、河北等省区。采挖后，除去泥土和杂质，将骨与齿分开。骨经风吹后极易破碎，故常用毛边纸粘贴，只露出一两处花色较好的部分，以供鉴别。

【性状鉴别】

品种	项目	正品龙骨性状
龙　骨	形态	呈骨骼状或已破碎呈不规则块状
	表面	白色、灰白色或浅棕色，多较光滑，有的具纵纹裂隙，或棕色条纹和斑点
	质地	质硬，不易破碎
	断面	不平坦，色白或色黄，有的中空，摸之细腻如粉质，在关节处有多数蜂窝状小孔
	气味	无臭，无味。吸湿性强，舔之粘舌
五花龙骨	形态	呈不规则块状；偶可见圆柱状或破开的圆柱状
	颜色	全体呈淡灰白色或淡黄棕色，夹有红、白、黄、蓝、棕、黑深浅粗细不同的花纹
	表面	光滑，略有光泽，有的有小裂隙
	质地	质硬，较酥脆，易片状剥落
	气味	无臭，无味。吸湿性强，舔之粘舌

【成分】　主含碳酸钙（$CaCO_3$）、磷酸钙［$Ca_3(PO_4)_2$］。

【理化鉴别】　取本品粉末约0.5g，加稀盐酸，即泡沸，放出二氧化碳气体。

【附注】　①龙齿为药材龙骨原动物的牙齿化石。呈较完整的齿状或为破碎的块状，分为犬齿及臼齿。犬齿呈圆锥状，先端较细或略弯曲，近尖端处中空。臼齿呈圆柱形或方柱形，略弯曲，一端较细。多有深浅不同的棱。其中呈青灰色或暗棕色者，习称“青龙齿”；呈黄白色者，习称“白龙齿”。有的表面尚具光亮的珐琅质。体重质坚硬。断面粗糙，凹凸不平或有不规则凸起的棱线。无臭，无味，有吸湿性。主含磷酸钙。②龙骨、龙齿属化石类，必须化透才能入药。断面无吸湿性，烧之发烟有异臭者不可供药用。

本节其他药材

品种	来源、主要成分	产地	主要性状鉴定特征
炉甘石	碳酸盐类矿物方解石族菱锌矿。主含碳酸锌（$ZnCO_3$）。煅烧后碳酸锌分解成氧化锌，为治疗目疾的有效成分	广西、四川、湖南	呈不规则块状、圆形或扁平形。表面灰白色、淡红色或黄褐色，凹凸不平，多孔，似蜂窝状，暗淡无光泽，半透明。体轻，质松易碎，条痕白色。断面灰白或淡棕色，有吸湿性。无臭，味微涩
硫黄	自然元素类矿物硫族自然硫或含硫矿物经加工制得。主含硫（S）	山西、河南、山东、湖北、湖南、江苏	呈不规则块状。黄色或略呈黄绿色，表面不平坦，常有细孔。断口呈脂肪样光泽，半透明。质脆易碎，断面常呈针状结晶形，条痕白色或淡黄色。具特异臭气，味淡

思考与练习

1. 何谓晶体、非晶体、透明矿物、半透明矿物、不透明矿物、本色、外色、假色、条痕、条痕色、解理、解理面、断口、脆性、延展性、挠性、弹性、柔性？

2. 掌握矿物类中药材的来源，主要化学成分。

3. 熟悉常用药材的主产地。

4. 掌握常用药材的性状鉴别，熟悉一般药材的性状鉴别，掌握药材的经验鉴别术语。

5. 掌握常用药材的理化鉴别。

6. 熟悉药材的规格。

7. 认识矿物类中药材。

（陈世平）

第十七章　有毒中药粉末的显微鉴定

概　　述

有毒中药粉末的显微鉴定是中药鉴定中的一项重要内容，一般在显微鉴定前先对中药粉末进行粗略的性状鉴定，主要注意粉末的颜色、纤维性、粉性以及是否具有特殊气、味等，但本类药材都具毒性，口尝时要特别小心，取样量要少，尝后应立即吐出、漱口、洗手，以免中毒。

有毒中药粉末所属类别较多，如根类、根茎类、花类、果实种子类等，因而其粉末的显微特征也较复杂，鉴定时主要注意下述几方面：①毛茸，如巴豆果皮上的星状毛，洋金花具有两种类型的腺毛等；②石细胞，如巴豆；③纤维；④导管；⑤结晶，如千金子；⑥色素块；⑦糊粉粒；⑧花粉粒，如洋金花、闹羊花。

常见有毒中药粉末的显微特征

品　种	来　　源	粉末(主要显微特征)
洋金花	茄科植物白花曼陀罗的干燥花。习称“南洋金花”	花粉粒呈类球形,表面具辐射状雕纹 腺毛有两种 　腺头2～5个细胞,腺柄1～2个细胞 　腺头单细胞,柄为2～5个细胞 非腺毛不同部位也不完全相同 　花萼上1～3个细胞组成,具壁疣 　花冠上长至10个细胞,微具壁疣 　花丝基部上短大,1～5个较短细胞组成
闹羊花	杜鹃花科植物羊踯躅的干燥花	非腺毛 　多列性细胞非腺毛——药萼 　单细胞非腺毛——药萼、药瓣 　单细胞乳头状非腺毛——花丝 　多细胞非腺毛——花丝 药粉粒四面体形——四分体
千金子	大戟科植物续随子的干燥成熟果实	淀粉粒极多,单粒、复粒 草酸钙针晶成束或散在 导管以螺纹为主,偶见环纹 木栓细胞偶见,有的含红棕色团块状物
马钱子	马钱科植物马钱及云南马钱的干燥成熟种子	种皮毛茸＋间苯三酚＋浓盐酸→染成红色 表皮细胞分化成单细胞毛茸,壁厚,强烈木化 毛茸上具纵条纹,基部膨大似石细胞,但多折断 　马钱子毛茸不扭曲,毛肋不分散 　云南马钱的毛茸扭曲,毛肋常分散
雪上一枝蒿	毛茛科植物短柄乌头的干燥块根	石细胞　类圆、类长方形,壁薄,胞腔大,壁孔明显 淀粉粒　甚多,单粒、复粒 导管　环纹、螺纹

续表

品　种	来　　源	粉末(主要显微特征)
巴豆	大戟科植物巴豆的干燥成熟果实	星状毛　6～15 个细胞呈放射状,壁厚,层纹、孔沟明显,基部膨大 栅状细胞　棕红色,壁极厚,孔沟极细密,胞腔线形 石细胞　类圆、类长方形,壁孔、层纹明显 纤维状厚壁细胞
白附子	天南星科植物独角莲的干燥块茎,习称"禹白附"	结晶　草酸钙针晶 淀粉粒　甚多,单粒、复粒 导管　环纹、螺纹
天南星	天南星科植物天南星、东北天南星及异叶天南星的干燥块茎	淀粉粒　众多,单粒类圆形、半圆形或不规则形,脐点点状、裂缝状或星状,大粒层纹明显;复粒由 2～8 分粒组成 结晶　草酸钙针晶成束或散在 导管　螺纹或环纹
半夏	天南星科植物半夏的干燥块茎	淀粉粒　众多,类同天南星,但脐点偏斜 结晶　草酸钙针晶成束或散在 导管　螺纹或环纹
水半夏	天南星科植物戟叶犁头尖的干燥块茎	淀粉粒　甚多,单粒圆形、半圆形或多角形,脐点点状,裂缝状或人字形,复粒由 2～5 粒组成 结晶　草酸钙针晶成束或散在
天仙子	茄科植物天仙子(莨菪)的干燥成熟子	表皮细胞　呈不规则波状凸起,壁显透明状层状纹理 胚乳细胞　较大多破碎,含脂肪油和糊粉粒
甘遂	大戟科植物甘遂的干燥根	淀粉粒　甚多,单粒球形或半球形,脐点点状、裂缝状或星状;复粒由 2～8 分粒组成 厚壁细胞　长方形、梭形、类三角形或多角形,壁微木化或非木化
狼毒	大戟科植物月腺大戟或狼毒大戟及瑞香科植物瑞香狼毒的根	淀粉粒　单粒直径 2～14～31μm,长 37μm,复粒由 2～7 分粒组成,半复粒少见 导管　网状具缘纹孔导管,直径 102μm 乳管　无色

(王家国)

第十八章　中成药的显微鉴定

中成药有粉末直接入药者，常由数种、十几种及至数十种粉末药材组成，素有“丸、散、锭、丹，神仙难辨”之说。然而，通过掌握各组成药材的组织粉末特征，完全可以对中成药进行显微鉴定。显微鉴定对于中成药的鉴定，至今仍不失为一种行之有效的方法。

中成药是根据规定的处方，将药材饮片（大多须经炮制）按规定的方法制成丸、散、膏、片等剂型，供病人内服或外用的药物。由于大多数中成药是由药材粉末所组成，所以这些药材的存在与否可用显微鉴定的方法来检验。但由于中成药往往由多种药材的粉末配制而成，其中有的已经过特殊的加工炮制，其原料药材的各个显微特征容易彼此相混，相互干扰，而且在制剂过程中往往还要添加一定的稀释剂、崩解剂、黏合剂等辅料，所以在工作步骤、操作处理和显微特征的分析判断方面，都和单味药材有所不同。现将这些方面的问题分别介绍如下。

一、处方分析

在实验工作开始之前，应当详细阅读该中成药检品的处方及其操作规程，将处方中的全部原料药材以及所用辅料进行分类排队。方法分如下几步。

（1）先按植物性、动物性和矿物性药材分成三大类。

（2）再把植物性药材按药用部位分成小类，如根与根茎类、果实类、种子类、叶类、花类、皮类、藤木类、全草类等，把动物性药材分成全动物类、角类、骨类、贝壳类、分泌物类等，把矿物性药材分成含汞化合物类、含砷化合物类、含碳酸钙等类。

（3）植物性药材各小类中，还可按植物科属排队，如把伞形科果实排在一起，把姜科根茎排在一起等。

（4）有些药材在加工过程中如已失去细胞组织，例如已水煎成膏或蒸馏挥发油而弃去残渣，则不可能用显微方法鉴定，应单独列出。

（5）把各种药材的显微特征罗列出来（可查参考书或取标准药材粉末检查），互相比较，首先找出为某种药材所独有的特征（独特的鉴别特征），然后对几种药材所共有的特征进行比较，找出其区别点，这样就可以得出该中成药中各种原料药材的鉴别特征。

（6）根据处方中各药材的用量比例及各鉴别特征在该药材粉末中含量的比例与突出性，估计各鉴别特征在此中成药中检出的难易程度。

二、检品的预处理

中成药检品在进行外观性状的观察后，由于剂型及具体情况的不同，往往需要进行适当的预处理，以利制成标本片，进行微观检查。

1. 包衣除去　片剂和丸剂的表面往往有包衣，此包衣须与内心（片心或丸心）分开检查。一般可用锋利的小刀将包衣刮净，仔细与内心分开，进行初步检查时，可采用较简便的办法，即将片剂或丸剂切成两半，取内心与包衣各少许，分别进行检查。

常见的包衣材料有滑石（白色）、蔗糖（白色）、朱砂（暗红色）、黄柏（黄色）、雄黄（深黄色）、青黛（深蓝色）、赭石（赭色）、百草霜（黑色）等，有的颜色包衣是用白色衣料加入颜料染色而成。此外，还有金箔衣、银箔衣等。

2. 检品的粉碎　颗粒状或块状制剂，往往需要粉碎。小量检品的粉碎可在研钵中进行，以玻璃研钵较好，因为不易黏附有色物质，且较易洗净。一般宜研成中等细度（不低于60目）的粉末，以免装片时将盖玻片顶起，但如有较坚硬的颗粒，不易研碎，则可用60目筛分出，再研或单独进行检查。

3. 显微特征的浓集　有些检品经过初步检查，发现含有大量的水溶性成分（如蜂蜜、浸膏）、脂溶性成分（如油脂或蜡丸中的腊质）、淀粉或糊化淀粉（如糊丸），直接制片时，某些显微特征被其稀释，难于察见。此时，可采用下列方法，将这些物质除去，以利显微特征的浓集，而便察见。

（1）水溶性成分的除去（蜂蜜、浸膏）

检品→加蒸馏水→研匀→离心→取下层沉淀检查

（2）脂溶性成分的除去（油脂、蜡丸中的蜡质）

检品→加三氯甲烷或石油醚→研匀→离心→取下层沉淀检查

（3）大量淀粉及糊化淀粉的除去

检品→加蒸馏水→研匀→移入小烧杯中煮沸→冷却→离心→取下层沉淀检查

（4）某些无机成分的除去　如复方大黄散由大黄25%、姜10%、轻质碳酸镁32.5%与碳酸镁32.5%组成。加醋酸处理，碳酸盐全部溶解而除去。

需要指出的是，经过上述处理后，某些显微特征可能被溶解而失去，例如经蒸馏水处理后，菊糖和芦荟等特征将会失去；经三氯甲烷或乙醚等有机溶剂处理后，脂肪油、挥发油、冰片等均将溶解而被除去，经热水处理后，作为鉴别特征的淀粉粒与糊化淀粉粒不能察见。因此，在进行上述处理时，应留下一部分未经处理的检品，以供这些特征的详细检查。在处理过程中，某些特殊的微细颗粒可能因沉降不完全而难于检出，也需注意。

现以六味地黄丸、栀子金花丸为例，将在成品中观察到的各组成药材所具有的主要显微特征简述如下。

六味地黄丸

【处方】熟地黄160g、山茱萸（制）80g、牡丹皮60g、山药80g、茯苓60g、泽泻60g。

【制法】以上六味，粉碎成细粉，过筛，混匀。每100g粉末加炼蜜35～50g与适量的水，泛丸，干燥；或加炼蜜80～110g制成小蜜丸或大蜜丸，即得。

【显微鉴别】取样品置显微镜下观察：淀粉粒三角状卵形或矩圆形，直径24～40μm，脐点短缝状或人字形（检山药）。不规则分枝状团块无色，遇水合氯醛液溶化；菌丝无色，直径4～6μm（检茯苓）。薄壁组织灰棕色至黑棕色，细胞多皱缩，内含棕色核状物（检熟地黄）。草酸钙簇晶存在于无色薄壁细胞中，有时整个排列成行（检牡丹皮）。果皮表皮细胞橙黄色，表面观类多角形，垂周壁略连珠状增厚（检山茱萸）。薄壁细胞类圆形，有椭圆形纹孔，集成纹孔群（检泽泻）。

栀子金花丸

【处方】栀子116g、黄芩192g、大黄116g、知母40g、黄连4.8g、黄柏60g、金银花

40g、天花粉 60g。

【制法】以上八味，粉碎成细粉，过筛，混匀，用水泛丸，干燥，即得。

【显微鉴别】取样品置显微镜下观察：韧皮纤维淡黄色，梭形，壁厚，孔沟细（检黄连）。纤维束鲜黄色，壁稍厚，纹孔明显（检黄芩）。纤维束鲜黄色，周围细胞含草酸钙方晶，形成晶纤维，含晶细胞的壁木化增厚（检黄柏）。草酸钙针晶成束或散在，长 26～110μm（检知母）。草酸钙簇晶大，直径 60～140μm（检大黄）。种皮石细胞黄色或淡黄色，多破碎，完整者长多角形、长方形或形状不规则，壁厚，有大的圆形纹孔，胞腔棕红色（检栀子）。花粉粒类球形，直径约 76μm，外壁具刺状雕纹，具 3 个萌发孔（检金银花）。具缘纹孔导管大，多破碎，有的具缘纹孔呈六角形或斜方形，排列紧密（检天花粉）。

思考与练习

1. 中成药显微鉴定中处方分析的方法是什么？
2. 中成药显微鉴定中怎样进行检品的预处理？

（吕　薇）

实验十七　栀子金花丸的鉴定

一、目的要求

1. 掌握中成药质量鉴定的步骤。
2. 掌握栀子金花丸的粉末特征。
3. 掌握检品预处理的操作步骤。

二、显微鉴别

（1）黄连韧皮纤维淡黄色，梭形，壁厚，孔沟细。

（2）黄芩纤维束鲜黄色，壁稍厚，纹孔明显。

（3）黄柏纤维束鲜黄色，周围细胞含草酸钙方晶，形成晶纤维，含晶细胞的壁木化增厚。

（4）知母草酸钙针晶成束或散在，长 26 ～110μm。

（5）大黄草酸钙簇晶大，直径 60～140μm。

（6）栀子种皮石细胞黄色或淡黄色，多破碎，完整者长多角形、长方形或形状不规则，壁厚，有大的圆形纹孔，胞腔棕红色。

（7）金银花花粉粒类球形，直径约 76μm，外壁具刺状雕纹，具 3 个萌发孔。

（8）天花粉具缘纹孔导管大，多破碎，有的具缘纹孔呈六角形或斜方形，排列紧密。

三、作业

绘栀子金花丸主要显微特征图（图 18-1）。

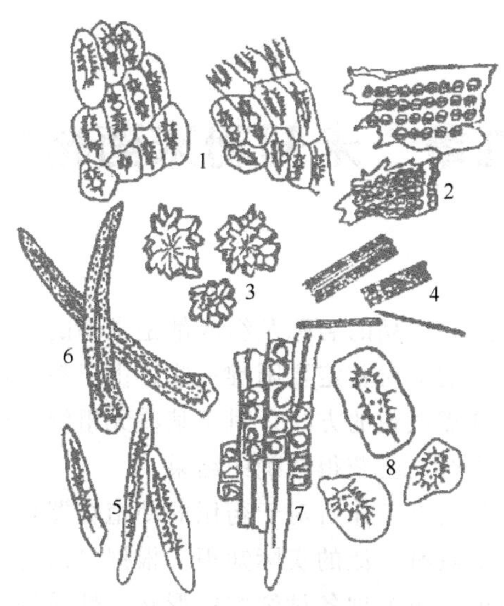

图 18-1　栀子金花丸主要显微特征图

1—栀子种皮石细胞；2—天花粉具缘纹孔导管；3—大黄草酸钙簇晶；4—知母草酸钙针晶；5—黄芩纤维束；6—金银花非腺毛、花粉粒；7—黄柏晶纤维；8—黄连石细胞、韧皮纤维

（吕　薇）

第十九章　未知粉末药材的鉴定

一、定义

未知粉末药材是指粉末药材样品的名称及组成都是未知的。由于样品的名称和组成都属未知，所以鉴定上比已知样品的核对鉴定要困难一些。由于粉末药材已失去了完整药材的固有形态，所以它的鉴定主要依靠微观的方法。对于某些无组织药材，则选用化学方法。一般尽可能把两种方法结合起来进行，已获得精确的结果。

粉末药材的微观分析首先要求工作者对于药用的动植物器官的组织构造、各种药材的显微特征——细胞及其内含物等具有广泛的实际知识。根据显微镜下观察到的各种组织，可以确定药材是由什么器官构成的，再根据各种细胞的形状、性质和内含物特征来确定检品是哪一种药材的粉末。

为了使粉末药材的鉴定工作能够顺利、迅速地进行，并使结果准确起见，应当遵循一定的步骤，这样可以避免由于脱漏某些实验而发生困难，甚至做出错误的结论，或未能检查出粉末中存在的某种物质。

二、步骤

（一）预试

1. 颜色　观察应当在自然光下进行，粉末的颜色如果是绿色的，就可能有叶类及草类药材存在，相反，如果是棕色的，就可能没有叶类及全草类药材存在，如果是白色的，就可能含有大量淀粉、树胶或是富含淀粉的白色药材或矿物药材。如果是黑色的，就可能含有碳素或玄参等，如果颜色不均一，就可能含有两种或两种以上的物质。

2. 气　如果有显著的香气或臭气，就有可能是含有挥发油的药材，例如薄荷、桂皮、姜、冰片、阿魏等均有特殊的香气或臭气；反之，就不含有这些药材。

3. 味　有许多药材具有特殊的味道，例如甘草、薄荷、桂皮、姜等。若有苦味，则可能是含生物碱或某些苷类的药材，如无显著味道，则应使药材在口中多停留一会，充分接触到舌根部，因为甜的感觉在舌尖部而苦的感觉则在舌根。乌头能使口部麻木，生半夏和天南星能刺激喉部，马钱子的苦味极强烈而持久，这些药材都有毒性，取量不可过多，尝时应特别小心，不可咽下，尝后应吐出，并用水漱口。

4. 质地　仔细观察（必要时用放大镜）并在手指间搓捻以决定是纤维性、粉性或其他。多数木类、皮类、根类（非绿色）和全草类药材（多为绿色）具有显著的纤维性。鳞茎、块茎、块根及无组织药材，多不显纤维性，有的药材粉末可见多量的毛茸（如马钱子）或发闪光的结晶（如凤丹皮、茅苍术）。如粉末颗粒大小相差较大，可用适当的筛子将粗细颗粒分开，分别观察。

5. 加水试验　取粉末少许，放在磁板或载玻片上，加水 1～2 滴，用手指调和，如有黏性，则可能有树脂或含多量黏液的药材，如车前子、葶苈子、白及、知母、玉竹等；如形成乳浊液，则可能有树脂，如乳香、没药、藤黄、阿魏等。

6. 加水振摇　如完全溶解，则可能是芦荟、儿茶或其他植物浸膏；如发生持久性泡沫，则可能是含多量皂苷的药材，如远志、桔梗等。

7. 油渍试验　取粉末少许，放在纸间加压，纸上如留油渍，则可能是种子或某些果实类药材如杏仁、火麻仁、伞形科果实等。进一步加热后如油渍扩大为脂肪油；油渍消失为挥发油。

8. 化学实验　取粉末少许，放在白瓷板上，加下列试剂并观察结果。

(1) 加5%NaOH溶液　含蒽醌类的药材如大黄、何首乌等显红色。

(2) 加0.6%（体积分数）H_2SO_4　甘草显黄色，荜澄茄显红色，碳酸钙或含碳酸钙的药材则发生气泡。

(3) 加5% $FeCl_3$溶液　如含鞣质药材，则显蓝黑色或黑绿色，如大黄、地榆、儿茶等。

(4) 加碘液　如为淀粉或含多量淀粉的药材，则显蓝黑色或蓝紫色，琼脂显紫红色。

根据上项预试，应作出初步结论：①某类药材或含某种成分的药材可能存在；②某类药材或含某种成分的药材不存在。

然后在此初步结论的指导下，进行显微鉴定。

(二) 显微鉴定

1. 取粉末少许，封藏在水合氯醛溶液中，加热透化后，先在低倍镜下观察，有哪几种组织和细胞存在，再在高倍镜下观察，普通选择看得清楚且具有代表性的各种细胞画下来。通过这样的观察往往可以确定样品中含哪一类器官的粉末。如有草酸钙结晶，在这个制片中应当能够清楚地看到，脂肪油则常呈油珠状态存在。但树胶、树脂、淀粉粒、糊粉粒、菊糖以及一般水溶性物质都被溶解而不易看到，因此不要在这个制片中去找寻这些细胞内含物。

2. 取粉末少许封藏在间苯三酚和盐酸中，先在低倍镜下观察哪几种细胞被染成红色，说明它们具有木化的细胞壁，再在高倍镜下加以证实，草酸钙结晶及其他细胞内含物在这个制片中常被溶解而不能看到。

3. 取粉末少许封藏在90%酒精中，先在低倍镜下观察，注意哪些物质是前面两个制片中所没有看到的，这些物质是淀粉粒、糊粉粒、树胶、黏液块、菊糖等。在高倍镜下观察并将各种代表性的物质形状画下来。

4. 取上面观察过的酒精制片用蒸馏水冲洗，同时在低倍镜下观察有何变化。如有糊粉粒、树胶、黏液、菊糖结晶、芦荟、儿茶、阿片等，则逐渐变小而溶解，有的黏液、树胶则膨大成无定形块。淀粉粒不溶解而残留，可在高倍镜下观察并画下其代表性的颗粒，必要时，可测量其直径。

5. 取上述用蒸馏水冲洗过的制片，再用碘液冲洗，或另取粉末少许封藏在碘酒中，先在低倍镜下后在高倍镜下观察，以确定有无淀粉粒存在。

6. 如在酒精制片中观察到有类似黏液的块状物质，可另取粉末少许，封藏在墨汁中，在低倍镜及高倍镜下观察，以确证有无黏液存在。

7. 取粉末少许封藏在紫草溶液或苏丹Ⅲ溶液中，在显微镜下观察有无被染红的油珠。

8. 如在上述酒精及墨汁制片中发现有黏液或树胶，则可另取粉末少许，封藏在可拉林钠溶液中，在显微镜下观察这些物质是否被染成红色。

通过上述显微镜下的观察并结合预试的结果，应该可以判断出本样品中含有何种药材的粉末。因此，在上述观察完毕时，应做出初步结论。

(三) 化学试验

为了进一步证实上面所得的结论，应当再做一些必要的化学实验。例如，蒽醌反应、氢氰酸反应、强心苷反应、生物碱反应等。这些试验应当根据初步结论有选择地进行，不必每种都做。例如初步结论认为有番泻叶存在，则应做蒽醌类反应；如有苦杏仁存在，则应做氢氰酸反应；如有马钱子粉末存在，则做硫矾酸的呈色反应等。如果初步结论认为有番泻叶存在，而蒽醌类反应不显著，则有两种可能，一是初步结论错误，或是样品中的蒽醌类成分已被提出，因而所用原料可能是提取番泻叶浸膏留下的残渣。在这种情况下，最好是取真正的番泻叶粉末样品如前进行对照观察及试验，以确定结论是否有误。

三、结论

在结论中应明确指出样品为何种药材的粉末，以及实验过程中有无发现与此结论不符的现象。例如样品为阿拉伯胶粉末而其中掺有少量马铃薯淀粉等。

此报告应附有明确注解的图画。

四、粉末药材制片的注意点

1. 含多量淀粉的药材粉末，如姜的粉末，其中所含的纤维及导管等具有鉴别意义的细胞往往被多量的淀粉粒掩蔽而不易见到，为此可取一部分粉末入试管中加水煮沸，使淀粉粒溶解，放置片刻或用离心机使细胞下沉管底，然后用长形吸管将管底的沉淀物吸出，供制片观察之用。

2. 含多量油类的粉末常妨碍观察，可先进行脱脂。脱脂的方法有二：①取粉末少许入小烧杯中，加三氯甲烷少许搅拌浸渍，滤过，在滤纸上再加少许三氯甲烷洗涤。②取粉末少许放在载玻片的中央，从玻片的一端加一滴三氯甲烷或乙醚，将玻片的这一端微微提高，溶剂即流入粉末，并从另一端流出，如此处理3～4次，大部分油脂即可被脱去。

3. 经过上述处理的粉末如仍不理想，则可制备“粗纤维”供观察之用。取粉末1～2g，入100mL的瓷皿中，加10%硝酸50mL，煮沸30s，立即用细布滤过，并用沸腾的蒸馏水100mL，分次洗涤细布上残渣。将细布绷紧，用刀刮下残液，放入瓷皿中，加2.5%氢氧化钠溶液50mL煮沸30s，如前过滤并用沸腾蒸馏水100mL洗涤。将此“粗纤维”移入小玻管中，加少量水及福尔马林，塞好保存。用时可用吸管吸出少量封藏在水合氯醛溶液、水或稀甘油中观察。经此处理后，细胞壁中的木质素被硝酸破坏，因而不显木化反应。含油甚多的粉末，应先进行脱脂。

4. 颜色很深的粉末，可先进行脱色处理。取粉末少许在小烧杯中或载玻片上，加少许3%过氧化氢溶液（双氧水）浸渍数分钟，待颜色变浅后，除去大部分液体，加新鲜煮沸后放冷的蒸馏水，以吸除粉末中存在的许多气泡，即可供观察之用。

思考与练习

1. 未知粉末药材鉴定的方法有哪些？

2. 未知粉末药材鉴定中预示的方法有哪些？

（吕　薇）

实验十八　未知粉末的鉴定

一、目的要求

1. 掌握的特征。
2. 掌握未知粉末的鉴定的操作步骤。

二、材料及试剂

选择所学药材粉末，分别编号（供学生抽号）。

三、内容及方法

1. 粉末性状

颜色、气味、质地、水试等特征。

根据粉末的性状特征，进行初步推断。

2. 显微鉴定

(1) 按已学方法制片。

(2) 显微镜下观察。

根据显微观察的情况，进行综合分析，得出初步结论或准确结论，如仍有疑问，可进一步作理化鉴定。

3. 理化鉴定

根据分析和初步结论，可分别进行升华试验、显色、沉淀反应，甚至纸层层析等试验。

四、结论

综合各项鉴别所掌握的特征，逐步缩小范围，结合理论知识，最后得出准确的结论。

（吕　薇）

参 考 文 献

1 国家药典委员会．中华人民共和国药典．北京：化学工业出版社，2005
2 李家实．中药鉴定学．上海：上海科学技术出版社，1996
3 王满恩．中药鉴定技术．北京：中国中医药出版社，2003
4 刘晓春．药材商品鉴定技术．北京：化学工业出版社，2004

内 容 提 要

本书为全国医药中等职业技术学校教材之一，分上、下两篇。上篇是中药鉴定基础知识，本着“必需、够用”的原则，扼要介绍了中药性状鉴定的基本操作技能、显微鉴定的基本操作技能、显微特征描述方法及理化鉴定的基本操作技能。下篇是常用中药鉴定技术，记载了200余种常用中药的来源、主产地、采制、性状鉴别、显微鉴别、成分、理化鉴别，包括根类、根茎类、茎木及树脂类、皮类、叶类、全草类、花类、果实种子类、藻菌及地衣类、动物类、矿物类，并介绍了有毒中药粉末的显微鉴定、中成药的显微鉴定、未知粉末药材的鉴定的知识。每章药材鉴定后还附有相关实验及思考练习题。

本书可供医药中等职业学校学生教学使用，也可作为企业、科研单位的参考、培训用书。

全国医药中等职业技术学校教材可供书目

书名	书号	主编	主审	定价
1 中医学基础	7876	石　磊	刘笑非	16.00
2 中药与方剂	7893	张晓瑞	范　颖	23.00
3 药用植物基础	7910	秦泽平	初　敏	25.00
4 中药化学基础	7997	张　梅	杜芳麓	18.00
5 中药炮制技术	7861	李松涛	孙秀梅	26.00
6 中药鉴定技术	7986	吕　薇	潘力佳	28.00
7 中药调剂技术	7894	阎　萍	李广庆	16.00
8 中药制剂技术	8001	张　杰	陈　祥	21.00
9 中药制剂分析技术	8040	陶定阑	朱品业	23.00
10 无机化学基础	7332	陈　艳	黄　如	22.00
11 有机化学基础	7999	梁绮思	党丽娟	24.00
12 药物化学基础	8043	叶云华	张春桃	23.00
13 生物化学	7333	王建新	苏怀德	20.00
14 仪器分析	7334	齐宗韶	胡家炽	26.00
15 药用化学基础（一）（第二版）	04538	常光萍	侯秀峰	22.00
16 药用化学基础（二）	7993	陈　蓉	宋丹青	24.00
17 药用分析技术	7336	霍燕兰	何铭新	30.00
18 药品生物测定技术	7338	汪穗福	张新妹	29.00
19 化学制药工艺	7978	金学平	张　珩	18.00
20 现代生物制药技术	7337	劳文艳	李　津	28.00
21 药品储存与养护技术	7860	夏鸿林	徐荣周	22.00
22 职业生涯规划（第二版）	04539	陆祖庆	陆国民	20.00
23 药事法规与管理（第二版）	04879	左淑芬	苏怀德	28.00
24 医药会计实务（第二版）	06017	董桂真	胡仁昱	15.00
25 药学信息检索技术	8066	周淑琴	苏怀德	20.00
26 药学基础	8865	潘　雪	苏怀德	21.00
27 药用医学基础（第二版）	05530	赵统臣	苏怀德	39.00
28 公关礼仪	9019	陈世伟	李松涛	23.00
29 药用微生物基础	8917	林　勇	黄武军	22.00
30 医药市场营销	9134	杨文章	杨　悦	20.00
31 生物学基础	9016	赵　军	苏怀德	25.00
32 药物制剂技术	8908	刘娇娥	罗杰英	36.00
33 药品购销实务	8387	张　蕾	吴闿云	23.00
34 医药职业道德	00054	谢淑俊	苏怀德	15.00
35 药品 GMP 实务	03810	范松华	文　彬	24.00
36 固体制剂技术	03760	熊野娟	孙忠达	27.00
37 液体制剂技术	03746	孙彤伟	张玉莲	25.00
38 半固体及其他制剂技术	03781	温博栋	王建平	20.00
39 医药商品采购	05231	陆国民	徐　东	25.00
40 药店零售技术	05161	苏兰宜	陈云鹏	26.00
41 医药商品销售	05602	王冬丽	陈军力	29.00
42 药品检验技术	05879	顾　平	董　政	29.00
43 药品服务英语	06297	候居左	苏怀德	20.00
44 全国医药中等职业技术教育专业技能标准	6282	全国医药职业技术教育研究会		8.00